任应秋讲《黄帝内经》灵枢经

主 编 任廷革
副主编 张 帆 任廷苏
编 委 刘晓峰 孙 燕 汤尔群

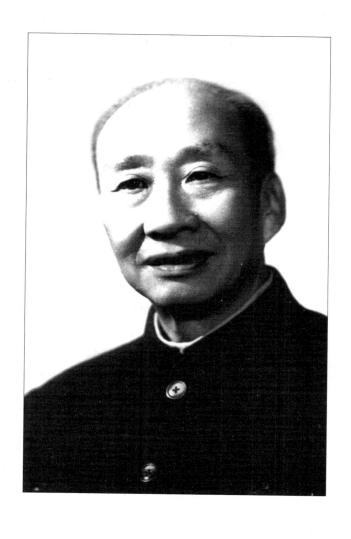

中国中医药出版社
·北京·

图书在版编目（CIP）数据

任应秋讲《黄帝内经》灵枢经 / 任廷革主编.—北京：中国中医药出版社，2014.7（2022.12重印）

ISBN 978-7-5132-1945-7

Ⅰ.①任… Ⅱ.①任… Ⅲ.①《内经》-研究 Ⅳ.①R221

中国版本图书馆CIP数据核字（2014）第129280号

中 国 中 医 药 出 版 社 出 版
北京经济技术开发区科创十三街31号院二区8号楼
邮政编码　100176
传真　010-64405721
三河市同力彩印有限公司印刷
各地新华书店经销

*

开本 710mm×1000mm　1/16　印张 22.75　字数 311 千字
2014年7月第1版　2022年12月第6次印刷
书号　ISBN 978-7-5132-1945-7

*

定价 66.00 元
网址　www.cptcm.com

如有印装质量问题请与本社出版部调换（010-64405510）
版权所有　侵权必究
服务热线　010-64405510
购书热线　010-89535836
微商城网址　https://kdt.im/LIdUGr
官方微博　http://e.weibo.com/cptcm

内容提要

《任应秋讲〈黄帝内经〉》主要根据1978年任应秋在中医首届研究生班上的讲课录音整理而成，包括25篇《素问》文献的全文讲解、《灵枢》大部分文献的提要讲解和提问答疑。对没有讲课录音的部分，依据任应秋主编的《黄帝内经章句索引》进行整理。本书将《黄帝内经》的段落结构及其段意完整地展现给读者，比较系统地反映出任应秋治《内经》的主要方法、成果和学术观点。本书以《内经》系统的文献结构为线索进行整理，有较强的可读性；同时把篇解、全文讲解、分段提要、提问答疑等内容结合起来编排，又使此书具有拓展思维的功能；在书后还收录了任应秋对学习《内经》方法的指导，可供读者参考。适合中医院校师生、中医爱好者阅读参考。

编辑前言

聆听中医大家讲授四大经典
——我们为什么推出《四大经典名家讲话》系列丛书？

中国中医药出版社　刘观涛

对于中医而言，公认的四大经典为《黄帝内经》《伤寒论》《金匮要略》《温病条辨》，这也是大学教科书对中医经典的教学内容。

那么，对中医四大经典的深入学习，成为每位中医人的必修课程。北京四大名医、北平国医学院院长孔伯华先生曾经毫无保留地向世人公布名医的"修炼之路"：从浩如烟海的中医书籍中，精选最为精华的"四大经典"；聆听名家通俗的临床讲话、揣摩名医生动的临证医案，将经典进行纵横关联、条分缕析，就能把"死读书"变成"活解书"。用自己独特的教学方式，孔伯华先生培育出一大批医术高超的中医名家。

为了让读者深入浅出地学习、理解和应用四大经典，早日实现成为名医的理想，我们特选取四位当代杰出的中医大家，分别对四大经典进行紧密结合临床的阐释，并力求精要简捷、通俗生动。于是，《任应秋讲〈黄帝内经〉》、胡希恕《伤寒论通俗讲话》、何任《金匮要略通俗讲话》、刘景源《温病条辨通俗讲话》就成为我们这套《四大经典名家讲话》系列丛书的组成部分。学习和运用经典的重要性，历代名医既反复强调，又在临床中坚持不懈。以现代伤寒临床大家胡希恕为例，他取得众口皆碑的临床卓效，靠的就是原方、原剂量地运用《伤寒论》上的方子，他常说："这个哮喘病人是大柴胡汤合桂枝茯苓丸证，这个肝炎患者是柴胡桂枝干姜汤合当归芍药散证……"很少加减，疗效却很好。刘渡舟高度赞赏："群贤会诊，高手如云，惟先生能独排众议，立方遣药，效果非凡！"

对于学习中医四大经典，聆听名家通俗讲话，我们特别推崇姜佐景在《经方实验录》中的治学与人生境界："明窗净几，焚香盥手，恭展《伤寒论》，凝神细读，恍然见标题曰：'辨太阳病脉证并治上'数大字。窃谓在此寥寥数字中，仲圣垂教之精义，仿佛尽之矣……"

整理者的话

《任应秋讲〈黄帝内经〉》主要是根据1978年任应秋在中医首届研究生班上的讲课录音整理成书的。在整理的过程中，收到不少读者对任应秋主编的《黄帝内经章句索引》相关资料的索取请求，于是将其中的文献解析及结构段意的归纳也一并纳入本书中进行整理，历时两年有余，完成了此书的编撰。

我们收集到的任应秋讲《黄帝内经》（以下简称《内经》）的录音资料中有三种情况，即全文讲解、分段提要讲解和提问答疑，限于这些录音资料，本书包括25篇《素问》文献的全文讲解、《灵枢》大部分文献的提要讲解和提问答疑。对没有讲课录音的部分，依据任应秋主编的《黄帝内经章句索引》进行整理。因此本书把《内经》的段落结构及其段意完整地展现给读者，比较系统地反映出任应秋治《内经》的主要方法、成果和学术观点。限于篇幅，任应秋的《内经十讲》没有纳入，该资料已由人民卫生出版社出版，书名为《任应秋内经研习拓导讲稿》。

本书的"原文"部分，主要以人民卫生出版社1963年出版的《黄帝内经·素问》，人民军医出版社2005年出版的《黄帝内经·素问》新校本、《黄帝内经·灵枢经》新校本等为底本，并根据任应秋讲课时提及的文、句、字等内容进行了新一轮的校勘，务求"原文"在以上版本的基础上得到新的维护。

本书以《内经》系统的文献结构为线索进行整理，有较强的可读性；同时把篇解、全文讲解、分段提要、提问答疑等内容结合起来编排，又使此书具有拓展思维的功能。因篇幅限制，将《任应秋讲〈黄帝内经〉》又分成"素问""灵枢经"，并在"灵枢经"末收录了任应秋对学习《内经》方法的指导，可供读者参考。限于我们的水平和能力，有误之处敬请读者批评指正。

本书对《内经》的学习和研究颇具指导意义，在任应秋诞辰百年之际，我们谨以此书，向著名的中医学家、中医教育家任应秋先生致以深深的敬意。

任廷革

2014年4月

前　言

　　我们是第一次招收研究生，研究院（现中国中医科学院）也好，学院（北京中医药大学）也好，都是第一次，因此承担研究生的教学任务对我们来说也是第一次。

　　在"文革"之前，《内经》作为进修课程进行过一次，那次是突击性质的，搞了4个月。这就是说，讲《内经》这门课，我们缺乏足够的经验，只能是在教学过程中摸索着进行。你们这个研究生班分为两部分，一个班在西苑医院（下简称"西苑班"），另一个班在学校（下简称"学院班"），两个班的教学计划是不一样的。对教员来说，两个班统一起来讲是最好的，可以省点事，但是我们没有这样做。西苑医院的领导提出了具体的讲课方案和教学计划，学院班的教学计划也出来了，这两个教学计划虽然有所不同，但我都同意了，为的是摸索经验，看看两种教学方法的效果分别怎样。有了经验，再来考虑今后《内经》课程究竟如何安排为好，这是要说明的第一点。

　　第二点，在学院班的具体讲授内容中，有关《内经》学习与研究的十个问题，我写成了《内经十讲》（下简称"十个问题"），想把这十个问题穿插在《素问》讲解中进行。至于《内经》的文选，《素问》原文选了25篇，《灵枢》原文选了12篇，共计37篇。

　　关于学习的方法，西苑班强调以自学为主，基本上不讲原篇，在自学的基础上大家提出些问题来，我们一起讨论，求得解答；相关的十个问题，穿插在学习过程中进行讨论。学院班是自学和讲授结合起来进行，还是要发挥大家自学的能力，因为我们只选了37篇文章，对《内经》的一百多篇来说，也就是五分之一，所以还要提倡自学来解决问题。总之我们强调自学，《内经》是中医学基础理论的基础，不发挥自学的精神将其基本消化、全部掌握，今后的中医学研究，尤其是中医学理论的研究，怎么能搞得上去呢？即使有些人今后主要搞教学，只教授这三十几篇也是不行的。所以我们还是希望大家要发挥自学的精神来学习《内经》，在自学中提出问题。我可以坐下来和你们一起讨论，交换意见。

至于教师分工，《灵枢》部分由王玉川老师来讲，我讲《素问》这部分和《内经十讲》。《内经十讲》是我最近写的，看教学的时间怎样，假使时间允许，可以把这十个问题都谈一谈，时间不允许，这十个问题可能还要打点折扣，好在材料已经发给大家了。希望同学们不要完全依靠课堂教学，我的讲授、我的发言只能是供大家参考，因为这只是限于我个人的水平和认识，我的讲授不等于是结论，还要发挥大家的研究精神来共同讨论。

在座的有研究生班的同志，有进修班的同志，还有我们学校的青年教师，你们在授课之前都要先阅读原文，做到心中有数，我讲起来更顺利一些。课程安排是先讲《素问》后讲《灵枢》。《素问》的25篇包括：上古天真论、生气通天论、阴阳应象大论、灵兰秘典论、六节藏象论、五脏生成论、五脏别论、汤液醪醴论、脉要精微论、平人气象论、经脉别论、宣明五气篇、太阴阳明论、热论、评热病论、逆调论、欬论、举痛论、风论、痹论、痿论、厥论、奇病论、调经论、至真要大论。按原文顺序进行，因此请大家课下按此顺序进行阅读和准备。

任应秋

1978 年

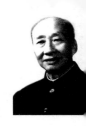

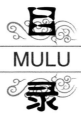

九针十二原第一 ··· 1

第一节　针之效用 ··· 1
第二节　补虚泻实 ··· 1
第三节　补泻手法 ··· 2
第四节　九针功用 ··· 2
第五节　候气取效 ··· 3
第六节　刺贵审气 ··· 3
第七节　十二原穴 ··· 4
第八节　贵得其术 ··· 4

本输第二 ·· 5

第一章　针刺之道 ··· 5
第二章　经脉终始 ··· 5
第一节　手之两阴经的五输穴 ·································· 5
第二节　足之三阴经的五输穴 ·································· 6
第三节　足之三阳经的五输穴及原穴 ···························· 6
第四节　手之三阳经的五输穴及原穴 ···························· 7

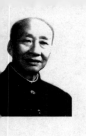

第五节 十二经输穴概要	8
第三章 络脉别处	8
第一节 十脉要腧	8
第二节 五腧刺法	9
第三节 五输所禁	9
第四章 六腑之合	9
第五章 四时刺法	9

小针解第三 11

第一节 小针之要	11
第二节 补泻手法	12
第三节 针效针害	12
第四节 审气候气	12

邪气脏腑病形第四 14

第一章 邪气伤脏腑之病机	14
第一节 邪之中人阴阳有异	14
第二节 精气所会邪气难伤	15
第二章 色脉尺为病形之纲	15
第一节 色脉尺诊	15
第二节 色脉之诊	16
第三节 脉尺之诊	16
第四节 六脉病形	17
第三章 脏腑病形之针刺法	17
第一节 六脉之刺	18
第二节 腑病取合	18

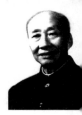

第三节　腑病之刺…………………………………………18

第四节　刺法概要…………………………………………19

根结第五……………………………………………………20

第一章　根结与阴阳………………………………………20

第二章　足脉之根结………………………………………20

第三章　阴阳之多少………………………………………21

第一节　三阳之盛络………………………………………21

第二节　五脏之无气………………………………………21

第四章　虚实之补泻………………………………………22

第一节　辨体质……………………………………………22

第二节　论补泻……………………………………………22

寿夭刚柔第六………………………………………………24

第一节　针刺先务在识阴阳………………………………24

第二节　病有深浅刺有多少………………………………25

第三节　形体气质知其寿夭………………………………25

第四节　营卫寒痹刺有三变………………………………25

官针第七……………………………………………………27

第一节　九针所宜…………………………………………27

第二节　九针所主…………………………………………27

第三节　九针刺法…………………………………………28

第四节　十二刺法…………………………………………28

第五节　深浅手法…………………………………………29

第六节　五脏之刺…………………………………………29

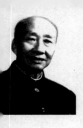

本神第八 ... 30

第一章 神之生理病理 ... 30
第一节 神之基本内容 ... 30
第二节 神之基本功能 ... 31
第三节 神之主要病变 ... 31
第二章 神之病变预后 ... 31
第三章 补泻调神治法 ... 32

终始第九 ... 33

第一章 脏气阴阳之补泻 ... 33
第二章 有余脉证之刺法 ... 34
第三章 针刺补泻候气法 ... 35
第四章 虚实补泻先后刺 ... 36
第五章 分叙诸病之刺法 ... 36
第一节 实痛之刺法 ... 36
第二节 时气之刺法 ... 37
第三节 寒痛之刺法 ... 37
第四节 寒热厥之刺 ... 38
第五节 久病之刺法 ... 38
第六章 得气失气与刺法 ... 38
第一节 论得气 ... 38
第二节 论失气 ... 39
第七章 十二经终之病变 ... 39

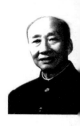

经脉第十 ··· 40

第一章 经脉之生理 ··· 40
第二章 经脉之循行 ··· 42

第一节　手太阴经之循行及证治 ·· 44
第二节　手阳明经之循行及证治 ·· 44
第三节　足阳明经之循行及证治 ·· 45
第四节　足太阴经之循行及证治 ·· 45
第五节　手少阴经之循行及证治 ·· 46
第六节　手太阳经之循行及证治 ·· 46
第七节　足太阳经之循行及证治 ·· 46
第八节　足少阴经之循行及证治 ·· 47
第九节　手厥阴经之循行及证治 ·· 47
第十节　手少阳经之循行及证治 ·· 48
第十一节　足少阳经之循行及证治 ······································ 48
第十二节　足厥阴经之循行及证治 ······································ 49

第三章 经脉之病理 ··· 49
第四章 经络之辨诊 ··· 50
第五章 十五别络脉 ··· 51

经别第十一 ··· 53

第一节　总论经脉之离合出入 ·· 53
第二节　足太阳足少阴之离合 ·· 54
第三节　足少阳足厥阴之离合 ·· 54
第四节　足阳明足太阴之离合 ·· 55
第五节　手太阳手少阴之离合 ·· 55

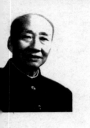

　　第六节　手少阳手厥阴之离合 55
　　第七节　手阳明手太阴之离合 55

经水第十二 56
　　第一节　经脉的深浅远近 57
　　第二节　经脉的解剖而视 57
　　第三节　十二经水拟经脉 58
　　第四节　刺灸当揣人体质 58

经筋第十三 60
　　第一节　足太阳之筋 61
　　第二节　足少阳之筋 61
　　第三节　足阳明之筋 62
　　第四节　足太阴之筋 62
　　第五节　足太阴之筋 63
　　第六节　足厥阴之筋 63
　　第七节　手太阳之筋 63
　　第八节　手少阳之筋 64
　　第九节　手阳明之筋 64
　　第十节　手太阴之筋 64
　　第十一节　手厥阴之筋 65
　　第十二节　手少阴之筋 65

骨度第十四 66
　　第一节　骨度的意义 66
　　第二节　身前骨之长 66

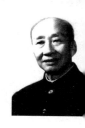

   第三节　身侧骨之长 ·· 67
   第四节　头身骨之宽 ·· 67
   第五节　身后骨之长 ·· 67
   第六节　骨度辨脉度 ·· 67

五十营第十五 ·· 69
   第一节　脉度之长 ·· 69
   第二节　营气之息 ·· 70
   第三节　营运之长 ·· 70

营气第十六 ·· 71

脉度第十七 ·· 73
   第一节　经、络、孙之别 ······································ 73
   第二节　经脉之常变 ·· 73
   第三节　跷脉之起止 ·· 74
   第四节　经脉之功能 ·· 74
   第五节　跷脉之男女 ·· 75

营卫生会第十八 ·· 76
   第一章　营卫所生所会 ·· 76
   第二章　营卫生会有异 ·· 77
   第三章　言营卫之所生 ·· 77
   第一节　宗气导营卫之常与变 ·································· 77
   第二节　营出中焦之常与变 ···································· 78
   第三节　卫出下焦之常与变 ···································· 78

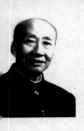

四时气第十九 ······ 80

第一章 四时刺法 ······ 80

第二章 杂病刺法 ······ 81

第一节 刺温疟 ······ 81
第二节 刺风水 ······ 82
第三节 刺飧泄 ······ 82
第四节 刺转筋 ······ 82
第五节 刺徒㽷 ······ 82
第六节 刺著痹 ······ 83
第七节 刺肠中不便 ······ 83
第八节 刺疠风 ······ 83
第九节 刺肠鸣 ······ 84
第十节 刺疝气 ······ 84
第十一节 刺呕胆 ······ 84
第十二节 刺膈塞 ······ 84
第十三节 刺小腹痛肿 ······ 85

第三章 刺法之诊 ······ 85

五邪第二十 ······ 87

第一节 刺在肺之邪 ······ 87
第二节 刺在肝之邪 ······ 87
第三节 刺在脾之邪 ······ 88
第四节 刺在肾之邪 ······ 88
第五节 刺在心之邪 ······ 88

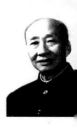

寒热病第二十一 89

- 第一节 寒热病刺法 89
- 第二节 诸痹病刺法 89
- 第三节 诸窍病刺法 90
- 第四节 齿目痛刺法 90
- 第五节 寒热厥刺法 90
- 第六节 痈疽之刺法 91

癫狂病第二十二 93

第一章 癫狂的诊察与刺法 93

- 第一节 癫疾早期表现和刺法 93
- 第二节 癫疾的表现和其治法 94
- 第三节 三种癫病之不治诸症 94
- 第四节 狂病六证表现及刺法 95

第二章 厥逆六证表现之刺 96

热病第二十三 97

- 第一节 偏枯风痱症刺 97
- 第二节 热病诸症刺法 97
- 第三节 喘等诸病刺法 99

厥病第二十四 100

- 第一节 头痛十证刺法 100
- 第二节 心痛七证刺法 101
- 第三节 耳聋等病诊治 101

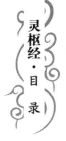

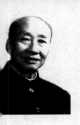

病本第二十五 103

杂病第二十六 105
第一节 厥气四证刺法 105
第二节 杂病十二刺法 105
第三节 腹满三证刺法 106
第四节 心痛六种刺法 106
第五节 五种杂病刺法 106

周痹第二十七 108
第一节 周痹与众痹的鉴别 108
第二节 周痹的病机及刺法 109

口问第二十八 110
第一章 不在经之论的口传 110
第二章 十二种病证之病机 111
第一节 欠气病机和刺法 111
第二节 哕气病机及刺法 111
第三节 唏气病机及刺法 111
第四节 振寒病机及刺法 112
第五节 噫气病机及刺法 112
第六节 嚏气病机及刺法 112
第七节 軃气病机及刺法 112
第八节 泣涕病机及刺法 112
第九节 太息病机及刺法 113

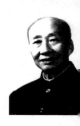

  第十节 涎下病机及刺法 ……………………………… 113

  第十一节 耳鸣病机及刺法 ……………………………… 113

  第十二节 齿舌病机及刺法 ……………………………… 113

 第三章 奇邪走空窍之病机 …………………………………… 114

师传第二十九 ……………………………………………………… 115

 第一章 诊治贵乎顺之道 ……………………………………… 115

  第一节 诊治顺乎情志 ………………………………… 115

  第二节 诊治便乎病人 ………………………………… 116

  第三节 心理疏导之道 ………………………………… 116

 第二章 身形为脏腑外候 ……………………………………… 117

  第一节 五脏之外候 …………………………………… 117

  第二节 六腑之外候 …………………………………… 117

决气第三十 ………………………………………………………… 119

  第一节 精气津液血脉之生理 ………………………… 119

  第二节 精气津液血脉之病变 ………………………… 119

  第三节 精气津液血脉之来源 ………………………… 120

肠胃第三十一 ……………………………………………………… 121

  第一节 口咽之度 ……………………………………… 121

  第二节 胃脘之度 ……………………………………… 121

  第三节 肠之度 ………………………………………… 121

  第四节 消化道之度 …………………………………… 122

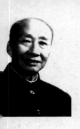

平人绝谷第三十二 123
第一节　胃之水谷容量 123
第二节　肠之水谷容量 123
第三节　胃肠生理功能 124

海论第三十三 125
第一节　十二经与四海关系 125
第二节　四海各有荥输所主 125
第三节　四海虚实调治方法 126

五乱第三十四 127
第一节　经气之常 127
第二节　经气之逆 127
第三节　五乱刺法 128

胀论第三十五 129
第一节　卫气之逆及治法 129
第二节　脏腑胀症及治法 130
第三节　胀之病机与治则 130

五癃津液别第三十六 131
第一节　津液之源 131
第二节　水胀之变 132

五阅五使第三十七 133
第一节　五官五色诊之依据 133

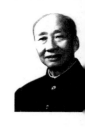

　　第二节　五官五色诊断之法 ································ 133

逆顺肥瘦第三十八 ································ 135
　　第一节　针刺逆顺准绳 ································ 135
　　第二节　清浊阴阳之辨 ································ 135
　　第三节　针刺深浅之据 ································ 136

血络论第三十九 ································ 137
　　第一节　刺血络诸变 ································ 137
　　第二节　诸变之病机 ································ 137
　　第三节　脉盛著针辨 ································ 138

阴阳清浊第四十 ································ 139
　　第一节　清浊相干乱气由生 ································ 139
　　第二节　清浊相依阴阳经别 ································ 139
　　第三节　辨清浊定针刺深浅 ································ 140

阴阳系日月第四十一 ································ 141
　　第一节　手足阴阳系日月 ································ 141
　　第二节　足十二经系纪月 ································ 142
　　第三节　左右手经系纪日 ································ 142
　　第四节　手足五脏系阴阳 ································ 143
　　第五节　手足阴阳之刺法 ································ 143

病传第四十二 ································ 145
　　第一节　医学局限之论 ································ 145

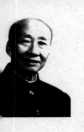

　　第二节　五脏病传之次 ·················· 146

淫邪发梦第四十三 ·················· 148

　　第一节　发梦之由 ·················· 149
　　第二节　有余发梦 ·················· 149
　　第三节　不足发梦 ·················· 149

顺气一日分为四时第四十四 ·················· 150

　　第一节　人气应天顺时之道 ·················· 150
　　第二节　顺应四时五变之刺 ·················· 151
　　第三节　顺应四时脏腑之刺 ·················· 151

外揣第四十五 ·················· 152

　　第一节　论针道 ·················· 152
　　第二节　论诊法 ·················· 153

五变第四十六 ·················· 154

　　第一章　发病之内因 ·················· 154
　　第二章　发病之机理 ·················· 155
　　　第一节　风厥病机 ·················· 155
　　　第二节　消瘅病机 ·················· 156
　　　第三节　寒热病机 ·················· 156
　　　第四节　痹症病机 ·················· 156
　　　第五节　积聚病机 ·················· 156
　　第三章　因形生病论 ·················· 157

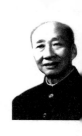

本脏第四十七 ·················· 158
第一章　人体生理功能 ············ 158
第二章　五脏二十五变 ············ 159
第一节　心脏五变 ··············· 159
第二节　肺脏五变 ··············· 160
第三节　肝脏五变 ··············· 160
第四节　脾脏五变 ··············· 160
第五节　肾脏五变 ··············· 160
第三章　五脏五变外候 ············ 161
第一节　心五变外候 ············· 161
第二节　肺五变外候 ············· 161
第三节　肝五变外候 ············· 161
第四节　脾五变外候 ············· 162
第五节　肾五变外候 ············· 162
第六节　五脏五变论 ············· 162
第四章　六腑五脏关系 ············ 162
第一节　脏腑相应 ··············· 163
第二节　大肠外应 ··············· 163
第三节　小肠外应 ··············· 163
第四节　胃之外应 ··············· 163
第五节　胆之外应 ··············· 164
第六节　膀胱外应 ··············· 164
第七节　视外知内 ··············· 164

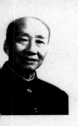

禁服第四十八 ································ 165
第一章　医道禁服宗旨 ···················· 165
第二章　刺法当明经脉 ···················· 166
第三章　制方满约关系 ···················· 166
第四章　寸口人迎脉辨 ···················· 167
第一节　寸口人迎常脉 ················ 168
第二节　人迎之外格脉 ················ 168
第三节　寸口之内关脉 ················ 168
第五章　虚实补泻大则 ···················· 169

五色第四十九 ································ 170
第一章　色诊及脉诊 ······················ 170
第一节　五色诊之分部 ················ 170
第二节　寸口人迎脉诊 ················ 172
第三节　五色诊病间甚 ················ 172
第四节　五色诊病死生 ················ 173
第二章　五色诊方法 ······················ 174
第一节　脏腑肢节在脸之部 ············ 174
第二节　五色主病之辨诊法 ············ 175

论勇第五十 ·································· 176
第一节　体质勇怯与受病 ·················· 176
第二节　体质情志之区别 ·················· 177
第三节　酒悖之勇非真勇 ·················· 178

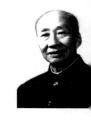

背腧第五十一 179

卫气第五十二 180
第一节 十二经标本与气街 180
第二节 十二经标本之气穴 181
第三节 四气街部位与主治 181

论痛第五十三 183
第一节 耐痛性与体质 183
第二节 病预后与体质 184
第三节 耐药性与体质 184

天年第五十四 185
第一节 先天禀赋 185
第二节 得享天年 185
第三节 生命过程 186
第四节 中寿之因 186

逆顺第五十五 187
第一节 针刺逆顺之理 187
第二节 上中下工之刺 187

五味第五十六 189
第一节 五脏与五味 189
第二节 营卫与五味 189
第三节 五色与五味 190

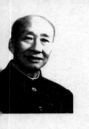

  第四节 五味所宜禁 …………………………………… 190

水胀第五十七 ………………………………………………… 192

  第一节 水肿之表现 …………………………………… 192
  第二节 肤胀之表现 …………………………………… 193
  第三节 鼓胀之表现 …………………………………… 193
  第四节 肠覃之表现 …………………………………… 194
  第五节 石瘕之表现 …………………………………… 194
  第六节 肤胀鼓胀刺 …………………………………… 194

贼风第五十八 ………………………………………………… 196

  第一节 病因认识观 …………………………………… 196
  第二节 力排鬼神说 …………………………………… 196

卫气失常第五十九 …………………………………………… 198

  第一节 气郁之刺法 …………………………………… 198
  第二节 诊断与刺法 …………………………………… 198
  第三节 人体质之别 …………………………………… 199

玉版第六十 …………………………………………………… 200

  第一节 小针之效用 …………………………………… 200
  第二节 小针之局限 …………………………………… 200
  第三节 诸病之五逆 …………………………………… 201
  第四节 针刺之禁忌 …………………………………… 201

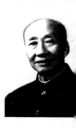

五禁第六十一 ……………………………… 203
第一节　刺法之宜忌 ……………………… 203
第二节　刺法之五禁 ……………………… 203
第三节　刺法之五夺 ……………………… 204
第四节　刺法之五逆 ……………………… 204

动输第六十二 ……………………………… 205
第一节　胃气贯诸动脉 …………………… 205
第二节　手太阴之动输 …………………… 205
第三节　足阳明之动输 …………………… 206
第四节　足少阴之动输 …………………… 206
第五节　经脉气之病变 …………………… 206

五味论第六十三 …………………………… 207
第一章　五味过伤之见症 ………………… 207
第二章　五味过伤之病机 ………………… 207
第一节　酸伤筋之病机 …………………… 207
第二节　咸伤血之病机 …………………… 208
第三节　辛伤气之病机 …………………… 208
第四节　苦伤骨之病机 …………………… 208
第五节　甘伤肉之病机 …………………… 208

阴阳二十五人第六十四 …………………… 209
第一章　不同体质之差异 ………………… 209
第一节　五形体质说 ……………………… 209
第二节　木形人体质 ……………………… 210

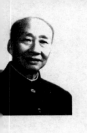

第三节 火形人体质 ……………………………………………… 210

第四节 土形人体质 ……………………………………………… 210

第五节 金形人体质 ……………………………………………… 211

第六节 水形人体质 ……………………………………………… 211

第七节 五形人年忌 ……………………………………………… 211

第二章 阳经之气血盛衰 ………………………………………… 212

第一节 足阳明外候 ……………………………………………… 212

第二节 足少阳外候 ……………………………………………… 212

第三节 足太阳外候 ……………………………………………… 212

第四节 手阳明外候 ……………………………………………… 213

第五节 手少阳外候 ……………………………………………… 213

第六节 手太阳外候 ……………………………………………… 213

第三章 气血阴阳之调治 ………………………………………… 213

第一节 气血盛衰之刺 …………………………………………… 213

第二节 诸经阴阳之刺 …………………………………………… 214

五音五味第六十五 ……………………………………………… 215

第一章 脏腑与五音五味 ………………………………………… 215

第一节 五音与六阳之表 ………………………………………… 215

第二节 五色五味与五脏 ………………………………………… 215

第三节 五音与六阳之表 ………………………………………… 216

第四节 五音又各五之数 ………………………………………… 216

第二章 血气盛衰之外营 ………………………………………… 216

第一节 血气少须不生之理 ……………………………………… 216

第二节 血气多少皆有常数 ……………………………………… 217

百病始生第六十六 218

    第一节 论病因 218

    第二节 论病位 219

    第三节 论病证 219

    第四节 论病机 220

    第五节 论辨治 220

行针第六十七 221

    第一节 叙不同针感 221

    第二节 神动气先行 221

    第三节 神不能先行 221

    第四节 针与气相逢 222

    第五节 针出气独行 222

    第六节 数刺后乃知 222

    第七节 针入而气逆 222

上膈第六十八 223

    第一节 虫病膈逆症 223

    第二节 寒膈之证治 224

忧恚无言第六十九 225

    第一节 失音之病机 225

    第二节 失音之刺法 226

寒热第七十 227

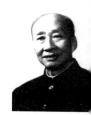

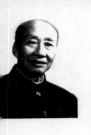

邪客第七十一 229
第一章 不寐证治 229
第二章 天人相应 231
第三章 针道诸论 232
第一节 输穴顺行逆数 232
第二节 手少阴脉无腧 233
第三节 持针纵舍之道 233
第四章 八虚理论 234

通天第七十二 235
第一节 太少阴阳不同体质 236
第二节 不同体质性格各异 236
第三节 不同体质气血各殊 237
第四节 不同体质意识各别 237

官能第七十三 239
第一节 针刺之理 239
第二节 针刺之法 241
第三节 针刺之要 242
第四节 因能任人 243

论疾诊尺第七十四 245
第一章 调尺诊疾 245
第二章 色脉诸诊 247
第一节 目与齿之诊 247
第二节 络脉黄疸诊 247

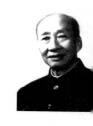

  第三节　诸病之脉诊 248

  第三章　四时病变 248

刺节真邪第七十五 250

  第一章　五节之刺 250

    第一节　五节刺法 250

    第二节　振埃刺法 251

    第三节　发蒙刺法 252

    第四节　去爪刺法 252

    第五节　彻衣刺法 253

    第六节　解惑刺法 253

  第二章　五邪之刺 254

    第一节　五邪内容 254

    第二节　痈邪之刺 254

    第三节　大邪之刺 255

    第四节　小邪之刺 255

    第五节　热邪之刺 256

    第六节　寒邪之刺 256

    第七节　刺邪用针 256

  第三章　解结推引 256

  第四章　真邪之论 259

    第一节　真气与邪气 259

    第二节　虚邪之传变 259

    第三节　虚邪之积留 259

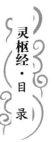

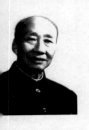

卫气行第七十六 ································· 261
  第一节 卫气阳经之行 ······················· 261
  第二节 卫气行之度数 ······················· 262
  第三节 卫气阴经之行 ······················· 262
  第四节 卫气行之刺法 ······················· 262

九宫八风第七十七 ································· 264
  第一节 太一居九宫之日次 ··················· 264
  第二节 太一游宫所占之变 ··················· 264
  第三节 八风主病及其病机 ··················· 265

九针论第七十八 ··································· 267
  第一章 九为黄钟之数 ······················· 267
  第二章 人病应之九数 ······················· 268
  第三章 明九针之形度 ······················· 269
  第四章 人体气旺之所 ······················· 270
  第五章 针刺宜忌诸端 ······················· 271
    第一节 形志辨治 ······················· 271
    第二节 五脏辨治 ······················· 271
    第三节 气血辨治 ······················· 272

岁露论第七十九 ··································· 273
  第一节 风邪疟邪病人之别 ··················· 273
  第二节 贼风虚邪病人之别 ··················· 274
  第三节 岁露即为八风虚邪 ··················· 276

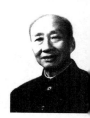

大惑论第八十 ·········· 279
第一章 眩惑 ·········· 279
第二章 诸病 ·········· 281
第一节 论善忘 ·········· 281
第二节 不嗜食 ·········· 282
第三节 目不瞑 ·········· 282
第四节 不得视 ·········· 282
第五节 论多卧 ·········· 282
第六节 论治则 ·········· 283

痈疽第八十一 ·········· 284
第一节 营血与痈疽之变 ·········· 284
第二节 猛疽十九证辨治 ·········· 286
第三节 言痈与疽之鉴别 ·········· 289

附1 《内经》学习答疑 ·········· 291

附2 关于《内经》的学习方法 ·········· 297

附3 《内经》中的唯物辩证法思想 ·········· 315
第一节 《内经》的自然观 ·········· 315
第二节 《内经》的生理观 ·········· 317
第三节 《内经》的疾病观 ·········· 319
第四节 《内经》的治疗观 ·········· 322

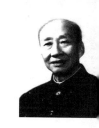

九针十二原第一

（此篇未收集到录音资料，据《黄帝内经章句索引》整理）

篇解：篇中讨论了镵针、圆针、鍉针、锋针、铍针、圆利针、毫针、长针、大针等九针，又叙述二太渊、二大陵、二太冲、二太白、二太溪、一鸠尾、一脖胦等十二原穴，故以"九针十二原"名篇。全篇的主要内容为阐明九针的名数、形状及其功用等，特别是对针刺的效用和应验发挥得极其精深。故第三篇《小针解》及《素问·针解》等，都在着重解释本篇之九针，其意义的深远可以概见。全篇可分作八节。

第一节　针之效用

【原文】黄帝问于岐伯曰：余子万民，养百姓，而收其租税。余哀其不给，而属有疾病。余欲勿使被毒药，无用砭石，欲以微针通其经脉，调其血气，营其逆顺出入之会。令可传于后世，必明为之法。令终而不灭，久而不绝，易用难忘，为之经纪。异其章，别其表里，为之终始。令各有形，先立针经。愿闻其情。

【提要】总言针之效用，以冒全篇。

第二节　补虚泻实

【原文】岐伯答曰：臣请推而次之，令有纲纪，始于一，终于九焉。请言其道。小针之要，易陈而难入，粗守形，上守神，神乎神，客在门，未睹其疾，恶知其原。刺之微，在速迟，粗守关，上守机，机之动，不离

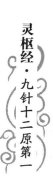

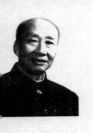

其空，空中之机，清静而微，其来不可逢，其往不可追。知机之道者，不可挂以发（髪），不知机道，扣之不发，知其往来，要与之期，粗之暗乎，妙哉工独有之。往者为逆，来者为顺，明知逆顺，正行无问。逆而夺之，恶得无虚？追而济之，恶得无实？迎之随之，以意和之，针道毕矣。

【提要】言小针之妙用，在于补虚泻实。

第三节　补泻手法

【原文】凡用针者，虚则实之，满则泄之，宛陈则除之，邪胜则虚之。《大要》曰：徐而疾则实，疾而徐则虚。言实与虚，若有若无，察后与先，若存若亡，为虚与实，若得若失。虚实之要，九针最妙，补泻之时，以针为之。泻曰必持内之，放而出之，排阳得针，邪气得泄。按而引针，是谓内温，血不得散，气不得出也。补曰随之，随之意，若妄之，若行若按，如蚊虻止，如留如还，去如弦绝，令左属右，其气故止，外门已闭，中气乃实，必无留血，急取诛之。持针之道，坚者为宝，正指直刺，无针左右，神在秋毫，属意病者，审视血脉者，刺之无殆。方刺之时，必在悬阳，及与两卫，神属勿去，知病存亡。血脉者，在腧横居，视之独澄，切之独坚。

【提要】阐述针刺补泻的手法。

第四节　九针功用

【原文】九针之名，各不同形。一曰镵针，长一寸六分；二曰圆针，长一寸六分；三曰鍉针，长三寸半；四曰锋针，长一寸六分；五曰铍针，长四寸，广二分半；六曰圆利针，长一寸六分；七曰毫针，长三寸六分；八曰长针，长七寸；九曰大针，长四寸。镵针者，头大末锐，去泻阳气；圆针者，针如卵形，揩摩分间，不得伤肌肉，以泻分气；鍉针者，锋如黍粟之锐，主按脉勿陷，以致其气；锋针者，刃三隅，以发痼疾；铍针者，末如剑锋，以取大脓；圆利针者，大如厘，且圆且锐，中身微大，以取暴气；毫针者，尖如蚊虻喙，静以徐往，微以久留之而养，以取痛痹；长针

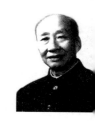

者，锋利身薄，可以取远痹；大针者，尖如梃，其锋微圆，以泻机关之水也。九针毕矣。

【提要】叙述九针的名数形状，以及九针不同的功用。

第五节　候气取效

【原文】夫气之在脉也，邪气在上，浊气在中，清气在下。故针陷脉则邪气出，针中脉则浊气出，针太深则邪气反沉，病益。故曰：皮肉筋脉，各有所处，病各有所宜，各不同形，各以任其所宜。无实无虚，损不足而益有余，是谓甚病，病益甚取五脉者死，取三脉者恇，夺阴者死，夺阳者狂，针害毕矣。刺之而气不至，无问其数；刺之而气至，乃去之，勿复针。针各有所宜，各不同形，各任其所，为刺之要。气至而有效，效之信，若风之吹云，明乎若见苍天，刺之道毕矣。

【提要】先言针害，次言针效，针之效用最在"候气"。

第六节　刺贵审气

【原文】黄帝曰：愿闻五脏六腑所出之处。岐伯曰：五脏五腧，五五二十五腧；六腑六腧，六六三十六腧。经脉十二，络脉十五，凡二十七气，以上下。所出为井，所溜为荥，所注为腧，所行为经，所入为合，二十七气所行，皆在五腧也。节之交，三百六十五会，知其要者，一言而终，不知其要，流散无穷。所言节者，神气之所游行出入也，非皮肉筋骨也。睹其色，察其目，知其散复；一其形，听其动静，知其邪正。右主推之，左持而御之，气至而去之。凡将用针，必先诊脉，视气之剧易，乃可以治也。五脏之气已绝于内，而用针者反实其外，是谓重竭，重竭必死，其死也静，治之者，辄反其气，取腋与膺。五脏之气已绝于外，而用针者反实其内，是谓逆厥，逆厥则必死，其死也躁，治之者，反取四末。刺之害中而不去，则精泄；害中而去，则致气。精泄则病益甚而恇，致气则生为痈疡。

【提要】阐明刺法贵在审气，凡知五脏、观形色、重诊脉等，无一不

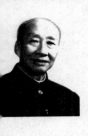

是在辨气之虚实逆顺也。

第七节　十二原穴

【原文】五脏有六腑，六腑有十二原，十二原出于四关，四关主治五脏，五脏有疾，当取之十二原。十二原者，五脏之所以禀三百六十五节气味也。五脏有疾也，应出十二原，十二原各有所出，明知其原，睹其应，而知五脏之害矣。阳中之少阴，肺也，其原出于太渊，太渊二；阳中之太阳，心也，其原出于大陵，大陵二；阴中之少阳，肝也，其原出于太冲，太冲二；阴中之至阴，脾也，其原出于太白，太白二；阴中之太阴，肾也，其原出于太溪，太溪二；膏之原，出于鸠尾，鸠尾一；肓之原，出于脖胦，脖胦一。凡此十二原者，主治五脏六腑之有疾者也。胀取三阳，飧泄取三阴。

【提要】叙述十二原穴。

第八节　贵得其术

【原文】今夫五脏之有疾也，譬犹刺也，犹污也，犹结也，犹闭也。刺虽久，犹可拔也；污虽久，犹可雪也；结虽久，犹可解也；闭虽久，犹可决也。或言久疾之不可取者，非其说也。夫善用针者，取其疾也，犹拔刺也，犹雪污也，犹解结也，犹决闭也。疾虽久，犹可毕也。言不可治者，未得其术也。刺诸热者，如以手探汤；刺寒清者，如人不欲行。阴有阳疾者，取之下陵、三里，正往无殆，气下乃止，不下复始也。疾高而内者，取之阴之陵泉；疾高而外者，取之阳之陵泉也。

【提要】疗效是临床之本，贵在得其术。

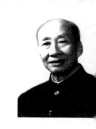

本输第二

（此篇录音资料仅限于答疑，其他据《黄帝内经章句索引》整理）

篇解：叙述了十二经脉气穴之所在，以明脏腑之气所以能相互灌输之理，故名"本输"，"本"者，气穴各本于经也。全篇主要讨论了五个问题：十二经脉终始；络脉别处；五输所留；六腑所合；四时出入。全篇可分作五章。

第一章　针刺之道

【原文】黄帝问于岐伯曰：凡刺之道，必通十二经络之所终始，络脉之所别处，五腧之所留，六腑之所与合，四时之所出入，五脏之所溜处，阔数之度，浅深之状，高下所至，愿闻其解。岐伯曰：请言其次也。

【提要】主要提出十二经脉始终、络脉别处、五脏所溜、六腑所合、四时出入等问题，为全篇的总挈。

第二章　经脉终始

【原文】从"肺出于少商"至"上合于手者也"。
【提要】叙十二经终始，五脏所溜即在其中。此章可分作五节。

第一节　手之两阴经的五输穴

【原文】肺出于少商，少商者，手大指端内侧也，为井木；溜于鱼际，

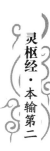

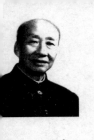

鱼际者，手鱼也，为荥；注于太渊，太渊，鱼后一寸陷者中也，为腧；行于经渠，经渠，寸口中也，动而不居，为经；入于尺泽，尺泽，肘中之动脉也，为合；手太阴经也。心出于中冲，中冲，手中指之端也，为井木；流于劳宫，劳宫，掌中中指本节之内间也，为荥；注于大陵，大陵，掌后两骨之间方下者也，为腧；行于间使，间使之道，两筋之间，三寸之中也，有过则至，无过则止，为经；入于曲泽，曲泽，肘内廉下陷者之中也，屈而得之，为合；手少阴也。

【提要】叙手之两阴经（手太阴、手少阴）之五输穴。

第二节　足之三阴经的五输穴

【原文】肝出于大敦，大敦者，足大指之端及三毛之中也，为井木；溜于行间，行间，足大指间也，为荥；注于太冲，太冲，行间上二寸陷者之中也，为腧；行于中封，中封，内踝之前一寸半陷者之中，使逆则宛，使和则通，摇足而得之，为经；入于曲泉，曲泉，辅骨之下大筋之上也，屈膝而得之，为合；足厥阴也。脾出于隐白，隐白者，足大指之端内侧也，为井木；溜于大都，大都，本节之后下陷者之中也，为荥；注于太白，太白，腕骨之下也，为腧；行于商丘，商丘，内踝之下陷者之中也，为经；入于阴之陵泉，阴之陵泉，辅骨之下陷者之中也，伸而得之，为合；足太阴也。肾出于涌泉，涌泉者，足心也，为井木；溜于然谷，然谷，然骨之下者也，为荥；注于太溪，太溪，内踝之后，跟骨之上陷中者也，为腧；行于复溜，复溜，上内踝二寸，动而不休，为经；入于阴谷，阴谷，辅骨之后大筋之下小筋之上也，按之应手，屈膝而得之，为合；足少阴经也。

【提要】叙足之三阴经（足厥阴、足太阴、足少阴）的五输穴。

第三节　足之三阳经的五输穴及原穴

【原文】膀胱出于至阴，至阴者，足小指之端也，为井金；溜于通谷，通谷，本节之前外侧也，为荥；注于束骨，束骨，本节之后陷者中也，为

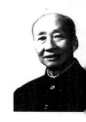

腧；过于京骨，京骨，足外侧大骨之下，为原；行于昆仑，昆仑，在外踝之后跟骨之上，为经；入于委中，委中，腘中央，为合，委而取之；足太阳也。胆出于窍阴，窍阴者，足小指次指之端也，为井金；溜于侠溪，侠溪，足小指次指之间也，为荥；注于临泣，临泣，上行一寸半陷者中也，为腧；过于丘墟，丘墟，外踝之前下陷者中也，为原；行于阳辅，阳辅，外踝之上，辅骨之前，及绝骨之端也，为经；入于阳之陵泉，阳之陵泉，在膝外陷者中也，为合，伸而得之；足少阳也。胃出于厉兑，厉兑者，足大指内次指之端也，为井金；溜于内庭，内庭，次指外间也，为荥；注于陷谷，陷谷者，上中指内间上行二寸陷者中也，为腧；过于冲阳，冲阳，足跗上五寸陷者中也，为原，摇足而得之；行于解溪，解溪，上冲阳一寸半陷者中也，为经；入于下陵，下陵，膝下三寸，胻骨外三里也，为合；复下三里三寸为巨虚上廉，复下上廉三寸为巨虚下廉也；大肠属上，小肠属下，足阳明胃脉也，大肠小肠，皆属于胃是，足阳明也。

【提要】叙足之三阳经（足太阳、足少阳、足阳明）的五输穴及原穴。

第四节　手之三阳经的五输穴及原穴

【原文】三焦者，上合手少阳，出于关冲，关冲者，手小指次指之端也，为井金；溜于液门，液门，小指次指之间也，为荥；注于中渚，中渚，本节之后陷者中也，为腧；过于阳池，阳池，在腕上陷者之中也，为原；行于支沟，支沟，上腕三寸，两骨之间陷者中也，为经；入于天井，天井，在肘外大骨之上陷者中也，为合，屈肘而得之；三焦下腧，在于足大指之前，少阳之后，出于腘中外廉，名曰委阳，是太阳络也，手少阳经也。三焦者，足少阳、太阴之所将，太阳之别也，上踝五寸，别入贯腨肠，出于委阳，并太阳之正，入络膀胱，约下焦，实则闭癃，虚则遗溺，遗溺则补之，闭癃则泻之。手太阳小肠者，上合于太阳，出于少泽，少泽，小指之端也，为井金；溜于前谷，前谷，在手外廉本节前陷者中也，为荥；注于后溪，后溪者，在手外侧本节之后也，为腧；过于腕骨，腕骨，在手外侧

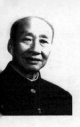

腕骨之前，为原；行于阳谷，阳谷，在锐骨之下陷者中也，为经；入于小海，小海，在肘内大骨之外，去端半寸陷者中也，伸臂而得之，为合；手太阳经也。太阳上合手阳明，出于商阳，商阳，大指次指之端也，为井金；溜于本节之前二间，为荥；注于本节之后三间，为腧；过于合谷，合谷，在大指歧骨之间，为原；行于阳溪，阳溪，在两筋间陷者中也，为经；入于曲池，在肘外辅骨陷者中，屈臂而得之，为合；手阳明也。

【提要】叙手之三阳经（手少阳、手太阳、手阳明）的五输穴及原穴。

第五节 十二经输穴概要

【原文】是谓五脏六腑之腧，五五二十五腧，六六三十六腧也。六腑皆出足之三阳，上合于手者也。

【提要】总结十二经之腧。

第三章 络脉别处

【原文】从"缺盆之中，任脉也"至"五腧之禁也"。

【提要】叙临近腧穴之部位、刺法，及所禁之穴，可分作三节。

第一节 十脉要腧

【原文】缺盆之中，任脉也，名曰天突一；次任脉侧之动脉，足阳明也，名曰人迎二；次脉手阳明也，名曰扶突三；次脉手太阳也，名曰天窗四；次脉足少阳也，名曰天容五；次脉手少阳也，名曰天牖六；次脉足太阳也，名曰天柱七；次脉颈中央之脉，督脉也，名曰风府八；腋内动脉，手太阴也，名曰天府；腋下三寸手心主也，名曰天池。

足阳明夹喉之动脉也，其腧在膺中；手阳明次在其腧外，不至曲颊一寸；手太阳当曲颊；足少阳在耳下曲颊之后；手少阳出耳后上加完骨之上；足太阳夹项大筋之中发（髪）际。

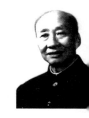

【提要】十脉临近要腧的分布部位。

第二节　五腧刺法

【原文】刺上关者，呿不能欠；刺下关者，欠不能呿；刺犊鼻者，屈不能伸；刺两关者，伸不能屈。

【提要】叙上关、下关、犊鼻、内关、外关刺法。

第三节　五输所禁

【原文】阴尺动脉在五里，五腧之禁也。

【提要】叙五输之禁。

第四章　六腑之合

【原文】肺合大肠，大肠者，传道之腑。心合小肠，小肠者，受盛之腑。肝合胆，胆者，中精之腑。脾合胃，胃者，五谷之腑。肾合膀胱，膀胱者，津液之腑也。少阳属肾，肾上连肺，故将两脏。三焦者，中渎之腑也，水道出焉，属膀胱，是孤之腑也。是六腑之所与合者。

【提要】叙六腑之所合。

第五章　四时刺法

【原文】春取络脉诸荥大经分肉之间，甚者深取之，间者浅取之；夏取诸腧孙络肌肉皮肤之上；秋取诸合，余如春法；冬取诸井诸腧之分，欲深而留之。此四时之序，气之所处，病之所舍，脏之所宜。转筋者，立而取之，可令遂已。痿厥者，张而刺之，可令立快也。

【提要】叙诸输分主四时，故四时之刺各有浅深。

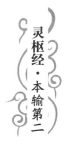

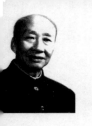

答 疑

问：怎样理解"少阳属肾，肾上连肺，故将两脏"？

有人专门写了一篇文章，认为这里的"少阳"要改成"少阴"，我是不同意这种改法的，否则《灵枢·本脏》提出的"肾合，三焦膀胱者"又应该怎样改呢？

所谓"少阳属肾"的"少阳"是指"三焦"，三焦之脉上布于胸中与肺联系，下布于膀胱与膀胱联系，膀胱是肾之合，二者互为表里，这是肾、膀胱、三焦、肺之间的关系。"三焦"是中渎之府，"膀胱"是津液之府，"肾"这个水脏统领三焦、膀胱这两个水腑，故曰"故将两脏"。"两脏"实际上是"两腑"，《内经》中很多地方"脏""腑"不分，是宏观的一种提法而已。"肾合，三焦膀胱者"就是"肾"脏统领"三焦""膀胱"两腑的意思。"肾"为什么能够统领两腑呢？因为肾中有真阳，膀胱之水和三焦之水要有肾的阳气才得以气化，所以只能是"肾将两腑"，而不是膀胱或者是三焦"将肾"，因此这里的"少阳"是不能改成"少阴"的。

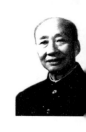

小针解第三

（此篇未收集到录音资料，据《黄帝内经章句索引》整理）

篇解：本篇主要是在诠释《九针十二原》中"小针之要"一段文字的意义，因名"小针解"。《素问·针解》与本篇小同。全篇可分作四节。

第一节　小针之要

【原文】所谓易陈者，易言也。难入者，难著于人也。粗守形者，守刺法也。上守神者，守人之血气有余不足，可补泻也。神客者，正邪共会也。神者，正气也；客者，邪气也。在门者，邪循正气之所出入也。未睹其疾者，先知邪正何经之疾也。恶知其原者，先知何经之病，所取之处也。刺之微在数迟者，徐疾之意也。粗守关者，守四肢而不知血气正邪之往来也。上守机者，知守气也。机之动，不离其空中者，知气之虚实，用针之徐疾也。空中之机，清静以微者，针已得气，密意守气勿失也。其来不可逢者，气盛不可补也。其往不可追者，气虚不可泻也。不可挂以发（髪）者，言气易失也。扣之不发者，言不知补泻之意也，血气已尽而气不下也。知其往来者，知气之逆顺盛虚也。要与之期者，知气之可取之时也。粗之闇者，冥冥不知气之微密也。妙哉！工独有之者，尽知针意也。往者为逆者，言气之虚而小，小者，逆也。来者为顺者，言形气之平，平者，顺也。明知逆顺正行无问者，言知所取之处也。迎而夺之者，泻也；追而济之者，补也。

【提要】言小针的妙用，在于补虚泻实。

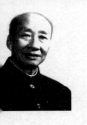

第二节 补泻手法

【原文】所谓虚则实之者,气口虚而当补之也。满则泄之者,气口盛而当泻之也。宛陈则除之者,去血脉也。邪胜则虚之者,言诸经有盛者,皆泻其邪也。徐而疾则实者,言徐内而疾出也。疾而徐则虚者,言疾内而徐出也。言实与虚,若有若无者,言实者有气,虚者无气也。察后与先若亡若存者,言气之虚实,补泻之先后也,察其气之已下与常存也。为虚与实,若得若失者,言补者佖然若有得也,泻则怳然若有失也。

【提要】叙针刺补泻的手法。

第三节 针效针害

【原文】夫气之在脉也,邪气在上者,言邪气之中人也高,故邪气在上也。浊气在中者,言水谷皆入于胃,其精气上注于肺,浊溜于肠胃,言寒温不适,饮食不节,而病生于肠胃,故命曰浊气在中也。清气在下者,言清湿地气之中人也,必从足始,故曰清气在下也。针陷脉,则邪气出者,取之上。针中脉,则浊气出者,取之阳明合也。针太深,则邪气反沉者,言浅浮之病,不欲深刺也,深则邪气从之入,故曰反沉也。皮肉筋脉,各有所处者,言经络各有所主也。取五脉者死,言病在中,气不足,但用针尽大泻其诸阴之脉也。取三阳之脉者惟,言尽泻三阳之气,令病人恇然不复也。夺阴者死,言取尺之五里五往者也。夺阳者狂,正言也。

【提要】言针效与针害。

第四节 审气候气

【原文】睹其色,察其目,知其散复,一其形,听其动静者,言上工知相五色于目,有知调尺寸小大缓急滑涩,以言所病也。知其邪正者,知论虚邪与正邪之风也。右主推之,左持而御之者,言持针而出入也。气至而去之者,言补泻气调而去之也。调气在于终始。一者,持心也。节之交

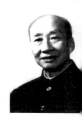

三百六十五会者,络脉之渗灌诸节者也。所谓五脏之气,已绝于内者,脉口气内绝不至,反取其外之病处与阳经之合,有留针以致阳气,阳气至则内重竭,重竭则死矣。其死也,无气以动,故静。所谓五脏之气,已绝于外者,脉口气外绝不至,反取其四末之输,有留针以致其阴气,阴气至则阳气反入,入则逆,逆则死矣。其死也,阴气有余,故躁。所以察其目者,五脏使五色循明,循明则声章,声章者,则言声与平生异也。

【提要】言刺法贵在审气、候气。

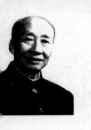

邪气脏腑病形第四

（此篇未收集到录音资料，据《黄帝内经章句索引》整理）

【篇解】全篇前半论邪气，后半论病形，而无不关系于脏腑，故以"邪气脏腑病形"名之。总的精神在阐发邪气之伤于脏腑有浅有深，而表现出的病形便各有不同，因而针刺之法亦各其治矣。全篇可分作三章。

第一章 邪气伤脏腑之病机

【原文】"黄帝问于岐伯曰：邪气之中人也奈何？"至"寒不能胜之也"。

【提要】发明邪气伤脏腑之病机。此章可分作二节。

第一节 邪之中人阴阳有异

【原文】黄帝问于岐伯曰：邪气之中人也奈何？岐伯答曰：邪气之中人高也。黄帝曰：高下有度乎？岐伯曰：身半以上者，邪中之也。身半以下者，湿中之也。故曰：邪之中人也，无有常，中于阴则溜于腑，中于阳则溜于经。黄帝曰：阴之与阳也，异名同类，上下相会，经络之相贯，如环无端。邪之中人，或中于阴，或中于阳，上下左右，无有恒常，其故何也？岐伯曰：诸阳之会，皆在于面。中人也，方乘虚时及新用力，若饮食汗出，腠理开而中于邪。中于面，则下阳明；中于项，则下太阳；中于颊，则下少阳；其中于膺背两胁，亦中其经。黄帝曰：其中于阴，奈何？岐伯答曰：中于

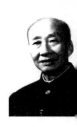

阴者，常从臂胻始，夫臂与胻，其阴皮薄，其肉淖泽，故俱受于风，独伤其阴。黄帝曰：此故伤其脏乎？岐伯答曰：身之中于风也，不必动脏，故邪入于阴经，则其脏气实，邪气入而不能客，故还之于腑，故中阳则溜于经，中阴则溜于腑。黄帝曰：邪之中人脏奈何？岐伯曰：愁忧恐惧则伤心，形寒寒饮则伤肺，以其两寒相感，中外皆伤，故气逆而上行。有所堕坠，恶血留内，若有所大怒，气上而不下，积于胁下，则伤肝。有所击仆，若醉入房，汗出当风，则伤脾。有所用力举重，若入房过度，汗出浴水，则伤肾。黄帝曰：五脏之中风奈何？岐伯曰：阴阳俱感，邪乃得往。黄帝曰：善哉。

【提要】言邪之中人阴阳有异。

第二节　精气所会邪气难伤

【原文】黄帝问于岐伯曰：首面与身形也，属骨连筋，同血合于气耳。天寒则裂地凌冰，其卒寒，或手足懈惰，然而其面不衣，何也？岐伯答曰：十二经脉，三百六十五络，其血气皆上于面而走空窍，其精阳气上走于目而为睛，其别气走于耳而为听，其宗气上出于鼻而为臭，其浊气出于胃，走唇舌而为味。其气之津液，皆上熏于面，而皮又厚，其肉坚，故天气甚，寒不能胜之也。

【提要】言精气之所会处，则邪气难伤。

第二章　色脉尺为病形之纲

【原文】"黄帝曰：邪之中人"至"微涩为不月，沉痔"。
【提要】从邪气说到病形，并以色、脉、尺为病形之纲。此章可分作四节。

第一节　色脉尺诊

【原文】黄帝曰：邪之中人，其病形何如？岐伯曰：虚邪之中身也，洒淅动形，正邪之中人也微，先见于色，不知于身，若有若无，若亡若存，

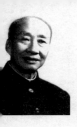

有形无形，莫知其情。黄帝曰：善哉。黄帝问于岐伯曰：余闻之，见其色，知其病，命曰明；按其脉，知其病，命曰神；问其病，知其处，命曰工。余愿闻见而知之，按而得之，问而极之，为之奈何？岐伯答曰：夫色、脉与尺之相应也，如桴鼓影响之相应也，不得相失也，此亦本末根叶之出候也，故根死则叶枯矣。色脉形肉，不得相失也，故知一则为工，知二则为神，知三则神且明矣。

【提要】提出色、脉、尺以概病形，而为全章的总冒。

第二节　色脉之诊

【原文】黄帝曰：愿卒闻之。岐伯答曰：色青者，其脉弦也；赤者，其脉钩也；黄者，其脉代也；白者，其脉毛；黑者，其脉石；见其色而不得其脉，反得其相胜之脉，则死矣；得其相生之脉，则病已矣。黄帝问于岐伯曰：五脏之所生变化之病形何如？岐伯答曰：先定其五色五脉之应，其病乃可别也。

【提要】以叙病形之色为主，兼叙其脉。

第三节　脉尺之诊

【原文】黄帝曰：色脉已定，别之奈何？岐伯说：调其脉之缓急、小大、滑涩，而病变定矣。黄帝曰：调之奈何？岐伯答曰：脉急者，尺之皮肤亦急；脉缓者，尺之皮肤亦缓；脉小者，尺之皮肤亦减而少气；脉大者，尺之皮肤亦贲而起；脉滑者，尺之皮肤亦滑；脉涩者，尺之皮肤亦涩。凡此变者，有微有甚，故善调尺者，不待于寸，善调脉者，不待于色，能参合而行之者，可以为上工，上工十全九；行二者，为中工，中工十全七；行一者，为下工，下工十全六。

【提要】兼叙病形之脉和尺。

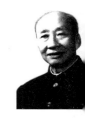

第四节　六脉病形

【原文】黄帝曰：请问脉之缓急、小大、滑涩之病形何如？岐伯曰：臣请言五脏之病变也。心脉急甚者为瘛疭；微急为心痛引背，食不下；缓甚为狂笑；微缓为伏梁；在心下上下行，时唾血；大甚为喉吤；微大为心痹引背，善泪出；小甚为善哕；微小为消瘅；滑甚为善渴；微滑为心疝引脐，小腹鸣；涩甚为瘖；微涩为血溢、维厥、耳鸣、颠疾。肺脉急甚为癫疾；微急为肺寒热、怠惰、欬唾血，引腰背胸，若鼻息肉不通；缓甚为多汗；微缓为痿瘘、偏风，头以下汗出不可止；大甚为胫肿；微大为肺痹，引胸背，起恶日光；小甚为泄；微小为消瘅；滑甚为息贲上气；微滑为上下出血；涩甚为呕血；微涩为鼠瘘，在颈支腋之间，下不胜其上，其应善酸矣。肝脉急甚者为恶言；微急为肥气在胁下，若覆杯；缓甚为善呕；微缓为水瘕痹也；大甚为内痈，善呕衄；微大为肝痹，阴缩，欬引小腹；小甚为多饮；微小为消瘅；滑甚为㿉疝；微滑为遗溺；涩甚为溢饮；微涩为瘛挛筋痹。脾脉急甚为瘛疭；微急为膈中，食饮入而还出，后沃沫；缓甚为痿厥；微缓为风痿，四肢不用，心慧然若无病；大甚为击仆；微大为疝气，腹里大，脓血在肠胃之外；小甚为寒热；微小为消瘅；滑甚为㿉癃；微滑为虫毒蛔蝎腹热；涩甚为肠㿉；微涩为内㿉，多下脓血。肾脉急甚为骨癫疾；微急为沉厥奔豚，足不收，不得前后；缓甚为折脊；微缓为洞，洞者，食不化，下嗌还出；大甚为阴痿；微大为石水，起脐以下至小腹腄腄然，上至胃脘，死不治；小甚为洞泄；微小为消瘅；滑甚为癃㿉；微滑为骨痿，坐不能起，起则目无所见；涩甚为大痈；微涩为不月，沉痔。

【提要】分析六脉之病形。

第三章　脏腑病形之针刺法

【原文】"黄帝曰：病之六变者"至"以顺为逆也"。

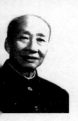

【提要】叙脏腑病形的刺法。此章可分作四节。

第一节 六脉之刺

【原文】黄帝曰：病之六变者，刺之奈何？岐伯答曰：诸急者多寒，缓者多热，大者多气少血，小者血气皆少，滑者阳气盛，微有热，涩者多血少气，微有寒。是故刺急者，深内而久留之；刺缓者，浅内而疾发针，以去其热；刺大者，微泻其气，无出其血；刺滑者，疾发针而浅内之，以泻其阳气而去其热；刺涩者，必中其脉，随其逆顺而久留之，必先按而循之，已发针，疾按其痏，无令其血出，以和其脉；诸小者，阴阳形气俱不足，勿取以针，而调以甘药也。

【提要】总言六种脉象之刺。

第二节 腑病取合

【原文】黄帝曰：余闻五脏六腑之气，荥腧所入为合，令何道从入，入安连过，愿闻其故。岐伯答曰：此阳脉之别入于内，属于腑者也。黄帝曰：荥腧与合，各有名乎？岐伯答曰：荥腧治外经，合治内腑。黄帝曰：治内腑奈何？岐伯曰：取之于合。黄帝曰：合各有名乎？岐伯答曰：胃合于三里，大肠合入于巨虚上廉，小肠合入于巨虚下廉，三焦合入于委阳，膀胱合入于委中央，胆合入于阳陵泉。黄帝曰：取之奈何？岐伯答曰：取之三里者，低跗；取之巨虚者，举足；取之委阳者，屈伸而索之；委中者，屈而取之；阳陵泉者，正竖膝，予之齐下，至委阳之阳取之；取诸外经者，揄申而从之。

【提要】言刺六腑之病当取之于"合"穴。

第三节 腑病之刺

【原文】黄帝曰：愿闻六腑之病。岐伯答曰：面热者，足阳明病；鱼络血者，手阳明病；两跗之上脉竖陷者，足阳明病，此胃脉也。大肠病者，

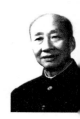

肠中切痛而鸣濯濯，冬日重感于寒即泄，当脐而痛，不能久立，与胃同候，取巨虚上廉。胃病者，腹䐜胀，胃脘当心而痛，上支两胁，膈咽不通，食饮不下，取之三里也。小肠病者，小腹痛，腰脊控睾而痛，时窘之后当耳前热，若寒甚，若独肩上热甚，及手小指次指之间热，若脉陷者，此其候也，手太阳病也，取之巨虚下廉。三焦病者，腹气满，小腹尤坚，不得小便，窘急溢则水留，即为胀，候在足太阳之外大络，大络在太阳少阳之间，亦见于脉，取委阳。膀胱病者，小腹偏肿而痛，以手按之，即欲小便而不得，肩上热，若脉陷，及足小指外廉及胫踝后皆热，若脉陷，取委中央。胆病者，善太息，口苦，呕宿汁，心下澹澹，恐人将捕之，嗌中吤吤然，数唾，在足少阳之本末，亦视其脉之陷下者，灸之，其寒热者，取阳陵泉。

【提要】言六腑病形之刺。

第四节 刺法概要

【原文】黄帝曰：刺之有道乎？岐伯答曰：刺此者必中气穴，无中肉节。中气穴，则针染于巷；中肉节，即皮肤痛；补泻反则病益笃。中筋则筋缓，邪气不出，与其真相搏乱而不去，反还内著，用针不审，以顺为逆也。

【提要】言刺法概要。

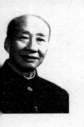

根结第五

（此篇未收集到录音资料，据《黄帝内经章句索引》整理）

篇解：根结者，言三阴三阳的经气各有所"起"各有所"归"也，凡经气之所由起为"根"，经气之所从归为"结"，是名"根结"。但本篇并非专言"根结"，还论及阴阳多少、虚实补泻等内容。故全篇主要内容有三：根结、阴阳、补泻。全篇可分作四章。

第一章　根结与阴阳

【原文】岐伯曰：天地相感，寒暖相移，阴阳之道，孰少孰多？阴道偶，阳道奇，发于春夏，阴气少，阳气多，阴阳不调，何补何泻？发于秋冬，阳气少，阴气多，阴气盛而阳气衰，故茎叶枯槁，湿雨下归，阴阳相移，何泻何补？奇邪离经，不可胜数，不知根结，五脏六腑，折关败枢，开阖而走，阴阳大失，不可复取。九针之玄要在终始，故能知终始，一言而毕，不知终始，针道咸绝。

【提要】提出根结、阴阳、补泻三大问题，为全篇总冒。

第二章　足脉之根结

【原文】太阳根于至阴，结于命门，命门者，目也；阳明根于厉兑，结于颡大，颡大者钳耳也；少阳根于窍阴，结于窗笼，窗笼者，耳中也。

太阳为开，阳明为阖，少阳为枢。故开折则肉节渎而暴病起矣，故暴病者取之太阳，视有余不足，渎者皮肉宛膲而弱也；阖折则气无所止息而痿疾起矣，故痿疾者，取之阳明，视有余不足，无所止息者，真气稽留，邪气居之也；枢折即骨繇而不安于地，故骨繇者，取之少阳，视有余不足，骨繇者节缓而不收也，所谓骨繇者摇故也，当穷其本也。太阴根于隐白，结于太仓；少阴根于涌泉，结于廉泉；厥阴根于大敦，结于玉英，络于膻中。太阴为开，厥阴为阖，少阳为枢。故开折则仓廪无所输膈洞，膈洞者取之太阴，视有余不足，故开折者气不足而生病也；阖折即气绝而喜悲，悲者取之厥阴，视有余不足；枢折则脉有所结而不通，不通者取之少阴，视有余不足，有结者皆取之不足。

【提要】论足三阳、足三阴的根结。

第三章　阴阳之多少

【原文】"足太阳根于至阴"至"乍数乍疎也"。

【提要】叙阴阳之多少。此章可分作二节。

第一节　三阳之盛络

【原文】足太阳根于至阴，溜于京骨，注于昆仑，入于天柱、飞扬也；足少阳根于窍阴，溜于丘墟，注于阳辅，入于天容、光明也；足阳明根于厉兑，溜于冲阳，注于下陵，入于人迎、丰隆也；手太阳根于少泽，溜于阳谷，注于少海，入于天窗、支正也；手少阳根于关冲，溜于阳池，注于支沟，入于天牖、外关也；手阳明根于商阳，溜于合谷，注于阳溪，入于扶突、偏历也。此所谓十二经者，盛络皆当取之。

【提要】叙手足三阳之盛络，是阳多之极致。

第二节　五脏之无气

【原文】一日一夜五十营，以营五脏之精，不应数者，名曰狂生，所

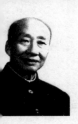

谓五十营者，五脏皆受气。持其脉口，数其至也，五十动而不一代者，五脏皆受气；四十动一代者，一脏无气；三十动一代者，二脏无气；二十动一代者，三脏无气；十动一代者，四脏无气；不满十动一代者，五脏无气。予之短期，要在终始。所谓五十动而不一代者，以为常也。以知五脏之期，予之短期者，乍数乍踈也。

【提要】叙五脏之无气，乃阴少之极致。

第四章 虚实之补泻

【原文】"黄帝曰：《逆顺五体》者"至"而后取之也"。

【提要】言虚实补泻之法。此章可分作二节。

第一节 辨体质

【原文】黄帝曰：《逆顺五体》者，言人骨节之大小，肉之坚脆，皮之厚薄，血之清浊，气之滑涩，脉之长短，血之多少，经络之数，余已知之矣，此皆布衣匹夫之士也。夫王公大人，血食之君，身体柔脆，肌肉软弱，血气慓悍滑利，其刺之徐疾浅深多少，可得同之乎？岐伯答曰：膏粱菽藿之味，何可同也？气滑即出疾，其气涩则出迟，气悍则针小而入浅，气涩则针大而入深，深则欲留，浅则欲疾。以此观之，刺布衣者深以留之，刺大人者微以徐之，此皆因气慓悍滑利也。

【提要】言膏粱菽藿致病之治不同，即寓有虚实补泻之意。

第二节 论补泻

【原文】黄帝曰：形气之逆顺奈何？岐伯曰：形气不足，病气有余，是邪胜也，急泻之；形气有余，病气不足，急补之；形气不足，病气不足，此阴阳气俱不足也，不可刺之，刺之则重不足，重不足则阴阳俱竭，血气皆尽，五脏空虚，筋骨髓枯，老者绝灭，壮者不复矣；形气有余，病气有余，此谓阴阳俱有余也，急泻其邪，调其虚实。故曰：有余者泻之，不足者补之，此之谓也。故曰：刺不知逆顺，真邪相搏。满而补之，则阴阳四溢，肠胃充郭，肝肺内䐜，阴阳相错；虚而泻之，则经脉空虚，血气竭枯，肠胃㒨辟，皮肤薄著，毛腠夭膲，予之死期。故曰：用针之要，在于知调阴与阳，调阴与阳，精气乃光，合形与气，使神内藏。故曰：上工平气，中工乱脉，下工绝气危生。故曰下工不可不慎也。必审五脏变化之病，五脉之应，经络之实虚，皮之柔粗，而后取之也。

【提要】叙补泻之法。

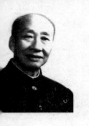

任应秋 讲《黄帝内经》二

寿夭刚柔第六

（此篇未收集到录音资料，据《黄帝内经章句索引》整理）

【篇解】：本篇首先提出"人之生也，有刚有柔"之问，后又专论寿夭之形气，合两者而言之，故名"寿夭刚柔"。全篇的主要内容，则在阐发行针之时，当审察形气之强弱盛衰而易其刺也。可分作四节。

第一节　针刺先务在识阴阳

【原文】黄帝问于少师曰：余闻人之生也，有刚有柔，有弱有强，有短有长，有阴有阳，愿闻其方。少师答曰：阴中有阴，阳中有阳。审知阴阳，刺之有方，得病所始，刺之有理，谨度病端，与时相应，内合于五脏六腑，外合于筋骨皮肤，是故内有阴阳，外亦有阴阳。在内者，五脏为阴，六腑为阳；在外者，筋骨为阴，皮肤为阳。故曰，病在阴之阴者，刺阴之荥输；病在阳之阳者，刺阳之合；病在阳之阴者，刺阴之经；病在阴之阳者，刺络脉。故曰病在阳者名曰风，病在阴者名曰痹，病阴阳俱病名曰风痹。病有形而不痛者，阳之类也；无形而痛者，阴之类也。无形而痛者，其阳完而阴伤之也，急治其阴，无攻其阳；有形而不痛者，其阴完而阳伤之也，急治其阳，无攻其阴；阴阳俱动，乍有形乍无形，加以烦心，命曰阴胜其阳，此谓不表不里，其形不久。

【提要】言形气的刚柔强弱、病变的风痹痛痦，皆不外乎阴阳的变化，故针刺当以审知阴阳为先务。

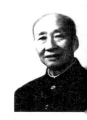

第二节　病有深浅刺有多少

【原文】黄帝问于伯高曰：余闻形气，病之先后外内之应，奈何？伯高答曰：风寒伤形，忧恐忿怒伤气。气伤脏，乃病脏；寒伤形，乃应形；风伤筋脉，筋脉乃应。此形气外内之相应也。黄帝曰：刺之奈何？伯高答曰：病九日者，三刺而已；病一月者，十刺而已。多少远近，以此衰之。久痹不去身者，视其血络，尽出其血。黄帝曰：外内之病，难易之治，奈何？伯高答曰：形先病而未入脏者，刺之半其日；脏先病而形乃应者，刺之倍其日。此月内难易之应也。

【提要】言病有内外深浅之别，刺有多少难易之殊。

第三节　形体气质知其寿夭

【原文】黄帝问于伯高曰：余闻形有缓急，气有盛衰，骨有大小，肉有坚脆，皮有厚薄，其以立寿夭奈何？伯高答曰：形与气相任则寿，不相任则夭；皮与肉相果则寿，不相果则夭；血气经络胜形则寿，不胜形则夭。黄帝曰：何谓形之缓急？伯高答曰：形充而皮肤缓者则寿，形充而皮肤急者则夭。形充而脉坚大者顺也，形充而脉小以弱者气衰，衰则危矣。若形充而颧不起者骨小，骨小则夭矣。形充而大肉䐃坚而有分者肉坚，肉坚则寿矣；形充而大肉无分理不坚者肉脆，肉脆则夭矣。此天之生命，所以立形定气而视寿夭者。必明乎此立形定气，而后以临病人，决死生。黄帝曰：余闻寿夭，无以度之。伯高答曰：墙基卑，高不及其地者，不满三十而死；其有因加疾者，不及二十而死也。黄帝曰：形气之相胜，以立寿夭奈何？伯高答曰：平人而气胜形者寿；病而形肉脱，气胜形者死，形胜气者危矣。

【提要】言因人之形体气质而知其寿夭。

第四节　营卫寒痹刺有三变

【原文】黄帝曰：余闻刺有三变，何谓三变？伯高答曰：有刺营者，

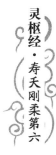

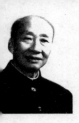

有刺卫者，有刺寒痹之留经者。黄帝曰：刺三变者奈何？伯高答曰：刺营者出血，刺卫者出气，刺寒痹者内热。黄帝曰：营卫寒痹之为病奈何？伯高答曰：营之生病也，寒热少气，血上下行；卫之生病也，气痛时来时去，怫忾贲响，风寒客于肠胃之中；寒痹之为病也，留而不去，时痛而皮不仁。黄帝曰：刺寒痹内热奈何？伯高答曰：刺布衣者，以火焠之；刺大人者，以药熨之。黄帝曰：药熨奈何？伯高答曰：用淳酒二十升，蜀椒一升，干姜一斤，桂心一斤，凡四种，皆㕮咀，渍酒中，用绵絮一斤，细白布四丈，并内酒中，置酒马矢煴中，盖封涂，勿使泄。五日五夜，出布绵絮，曝干之，干复渍，以尽其汁。每渍必晬其日，乃出干。干，并用滓与绵絮，复布为复巾，长六七尺，为六七巾，则用之生桑炭炙巾，以熨寒痹所刺之处，令热入至于病所，寒复炙巾以熨之，三十遍而止。汗出以巾拭身，亦三十遍而止。起步内中，无见风。每刺必熨，如此病已矣，此所谓内热也。

【提要】刺营者刺其阴，刺卫者刺其阳，刺寒痹者温其经，是为刺有三变。

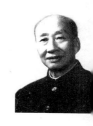

官针第七

（此篇未收集到录音资料，据《黄帝内经章句索引》整理）

篇解：如篇首云"九针之宜，各有所为，长短大小，各有所施"，即言九针各有所主之义。此外，全篇着重阐发诸种不同的刺法，即所谓九变、十二节、五刺等，无一而非刺法也。全篇可分作六节。

第一节　九针所宜

【原文】凡刺之要，官针最妙。九针之宜，各有所为，长短大小，各有所施也，不得其用，病弗能移。疾浅针深，内伤良肉，皮肤为痈；病深针浅，病气不泻，支为大脓；病小针大，气泻太甚，疾必为害；病大针小，气不泄泻，亦复为败。失针之宜，大者泻，小者不移。已言其过，请言其所施。

【提要】从正反两个方面概述九针各有所宜之大意，以冒全篇。

第二节　九针所主

【原文】病在皮肤无常处者，取以镵针于病所，肤白勿取；病在分肉间，取以圆针于病所；病在经络痼痹者，取以锋针；病在脉气少当补之者，取以鍉针于井荥分输；病为大脓者，取以铍针；病痹气暴发者，取以圆利针；病痹气痛而不去者，取以毫针；病在中者，取以长针；病水肿不能通关节者，取以大针；病在五脏固居者，取以锋针，泻于井荥分输，取以四时。

【提要】分言九针各有所主。

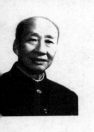

第三节 九针刺法

【原文】凡刺有九,以应九变。一曰输刺,输刺者,刺诸经荥输脏腧也;二曰远道刺,远道刺者,病在上,取之下,刺腑腧也;三曰经刺,经刺者,刺大经之结络经分也;四曰络刺,络刺者,刺小络之血脉也;五曰分刺,分刺者,刺分肉之间也;六曰大泻刺,大泻刺者,刺大脓以铍针也;七曰毛刺,毛刺者,刺浮痹皮肤也;八曰巨刺,巨刺者,左取右,右取左;九曰焠刺,焠刺者,刺燔针则取痹也。

【提要】分述九种刺法之所主治。

第四节 十二刺法

【原文】凡刺有十二节,以应十二经。一曰偶刺,偶刺者,以手直心若背,直痛所,一刺前,一刺后,以治心痹,刺此者,傍针之也;二曰报刺,报刺者,刺痛无常处也上下行者,直内无拔针,以左手随病所按之,乃出针复刺之也;三曰恢刺,恢刺者,直刺傍之,举之前后,恢筋急,以治筋痹也;四曰齐刺,齐刺者,直入一,傍入二,以治寒气小深者,或曰三刺,三刺者,治痹气小深者也;五曰扬刺,扬刺者,正内一,傍内四,而浮之,以治寒气之搏大者也;六曰直针刺,直针刺者,引皮乃刺之,以治寒气之浅者也;七曰输针,输刺者,直入直出,稀发针而深之,以治气盛而热者也;八曰短刺,短刺者,刺骨痹,稍摇而深之,致针骨所,以上下摩骨也;九曰浮刺,浮刺者,傍入而浮之,以治肌急而寒者也;十曰阴刺,阴刺者,左右率刺之,以治寒厥,中寒厥,足踝后少阴也;十一曰傍针刺,傍针刺者,直刺傍刺各一,以治留痹久居者也;十二曰赞刺,赞刺者,直入直出,数发针而浅之出血,是谓治痈肿也。

【提要】分叙十二种刺法之各有所主。

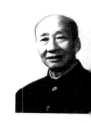

第五节　深浅手法

【原文】脉之所居，深不见者，刺之微内针而久留之，以致其空脉气也。脉浅者勿刺，按绝其脉乃刺之，无令精出，独出其邪气耳。所谓三刺则谷气出者，先浅刺绝皮，以出阳邪；再刺则阴邪出者，少益深，绝皮致肌肉，未入分肉间也；已入分肉之间，则谷气出。故《刺法》曰：始刺浅之，以逐邪气而来血气；后刺深之，以致阴气之邪；最后刺极深之，以下谷气。此之谓也。故用针者，不知年之所加，气之盛衰，虚实之所起，不可以为工也。

【提要】叙浅深刺的手法。

第六节　五脏之刺

【原文】凡刺有五，以应五脏。一曰半刺，半刺者，浅内而疾发针，无针伤肉，如拔毛状，以取皮气，此肺之应也；二曰豹文刺，豹文刺者，左右前后针之，中脉为故，以取经络之血者，此心之应也；三曰关刺，关刺者，直刺左右，尽筋上，以取筋痹，慎无出血，此肝之应也，或曰渊刺，一曰岂刺；四曰合谷刺，合谷刺者，左右鸡足，针于分肉之间，以取肌痹，此脾之应也；五曰输刺，输刺者，直入直出，深内之至骨，以取骨痹，此肾之应也。

【提要】叙五种刺法之应五脏，以及用针手法。

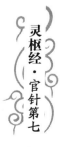

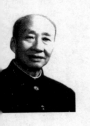

本神第八

（此篇未收集到录音资料，据《黄帝内经章句索引》整理）

篇解： 全篇着重阐发神志的生理和病变，故开首即有"先本于神"之语，用以名篇。从生理言，精气为神之本，凡魂、魄、意、志、思、智、虑，皆为神也，并分主于五脏。从病变言，则怵惕思虑愁忧不解、悲哀动中、喜乐无极、盛怒不止等，无不伤人之神志。而神志之变虽多，其要不外乎虚之与实两个方面，故"以知其气之虚实，谨而调之"实为调治神志病变的基本法则。全篇可分作三章。

第一章 神之生理病理

【原文】从"黄帝问于岐伯曰：凡刺之法"至"神荡惮而不收"。

【提要】总叙神的生理病理。此章可分作三节。

第一节 神之基本内容

【原文】黄帝问于岐伯曰：凡刺之法，先必本于神。血、脉、营、气、精神，此五脏之所藏也，至其淫泆离藏则精失、魂魄飞扬、志意恍乱、智虑去身者，何因而然乎？天之罪与？人之过乎？何谓德、气、生、精、神、魂、魄、心、意、志、思、智、虑？请问其故。

【提要】提出魂、魄、意、志、思、智、虑等，为神志的基本内容。

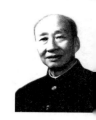

第二节 神之基本功能

【原文】岐伯答曰：天之在我者德也，地之在我者气也，德流气薄而生者也。故生之来谓之精，两精相搏谓之神，随神往来者谓之魂，并精而出入者谓之魄，所以任物者谓之心，心有所忆谓之意，意之所存谓之志，因志而存变谓之思，因思而远慕谓之虑，因虑而处物谓之智。

【提要】阐明神志的基本功能。

第三节 神之主要病变

【原文】故智者之养生也，必顺四时而适寒暑，和喜怒而安居处，节阴阳而调刚柔，如是，则僻邪不至，长生久视。是故怵惕思虑者，则伤神，神伤则恐惧流淫而不止；因悲哀动中者，竭绝而失生；喜乐者，神惮散而不藏；愁忧者，气闭塞而不行；盛怒者，迷惑而不治；恐惧者，神荡惮而不收。

【提要】叙述神志的病变。

第二章 神之病变预后

【原文】心，怵惕思虑则伤神，神伤则恐惧自失，破䐃脱肉，毛悴色夭，死于冬；脾，愁忧而不解则伤意，意伤则悗乱，四肢不举，毛悴色夭，死于春；肝，悲哀动中则伤魂，魂伤则狂忘不精，不精则不正当人，阴缩而挛筋，两胁骨不举，毛悴色夭，死于秋；肺，喜乐无极则伤魄，魄伤则狂，狂者意不存，人皮革焦，毛悴色夭，死于夏；肾，盛怒而不止则伤志，志伤则喜忘其前言，腰脊不可以俛仰屈伸，毛悴色夭，死于季夏；恐惧而不解则伤精，精伤则骨酸痿厥，精时自下。是故五脏主藏精者也，不可伤，伤则失守而阴虚，阴虚则无气，无气则死矣。是故用针者，察观病人之态，以知精神魂魄之存亡，得失之意，五者以伤，针不可以治之也。

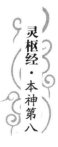

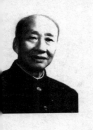

【提要】分言五脏神志的病变及其死期。

第三章　补泻调神治法

【原文】肝藏血，血舍魂，肝气虚则恐，实则怒；脾藏营，营舍意，脾气虚则四肢不用，五脏不安，实则腹胀、经溲不利；心藏脉，脉舍神，心气虚则悲，实则笑不休；肺藏气，气舍魄，肺气虚则鼻塞不利少气，实则喘喝胸盈仰息；肾藏精，精舍志，肾气虚则厥，实则胀，五脏不安。必审五脏之病形，以知其气之虚实，谨而调之也。

【提要】神志的病变有虚实，故补虚泻实为调神大法。

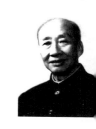

终始第九

（此篇录音资料仅限于提要，其他据《黄帝内经章句索引》整理）

篇解：马莳云："《终始》本古经篇名，而伯乃述之。故前《根结》篇有云：'九针之玄，要在终始'，此又曰'毕于终始'，故知其为古经篇名也。按首无起句，当同前篇，俱为岐伯言也。"（《黄帝内经灵枢注证发微》）本篇中备述经脉为病之阴阳虚实，以及针刺治法之先后补泻，并于经气特加阐发，经病之极可致气终，故针刺为治贵在得气也。全篇可分作七章。

【讲解】"终始"是古代研究经脉针法的一篇文献，此篇的精神是在发挥《终始》这篇古代文献中有关于经脉为病之阴阳虚实及用针先后的方法，如哪种情况该先补后泻，哪种病该先泻后补等。文献中还强调了"气"的问题，"营"行脉中"卫"行脉外，因此经脉之病总是营气、卫气的病变，病到了伤"气"的程度就变得难以治疗。用针刺这种治疗方法，关键是要"得气"，针下若能得气，说明尽管病情严重但是经气还存在，预后就好，若针下不能得气，疗效就差。

第一章 脏气阴阳之补泻

【原文】凡刺之道，毕于终始，明知终始，五脏为纪，阴阳定矣。阴者主脏，阳者主腑，阳受气于四末，阴受气于五脏。故泻者迎之，补者随之，知迎知随，气可令和。和气之方，必通阴阳，五脏为阴，六腑为阳，

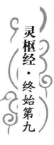

33

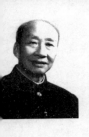

传之后世，以血为盟，敬之者昌，慢之者亡，无道行私，必得夭殃。谨奉天道，请言终始，终始者，经脉为纪，持其脉口人迎，以知阴阳有余不足，平与不平，天道毕矣。所谓平人者不病，不病者，脉口人迎应四时也，上下相应而俱往来也，六经之脉不结动也，本末之寒温之相守司也，形肉血气必相称也，是谓平人。少气者，脉口人迎俱少而不称尺寸也。如是者，则阴阳俱不足，补阳则阴竭，泻阴则阳脱。如是者，可将以甘药，不愈，可饮以至剂。如此者弗灸，不已者，因而泻之，则五脏气坏矣。

【提要】总叙脏气"平"与"不平"，以及阴阳补泻之大意。

【讲解】"平"即正常，"不平"是不正常。不正常又有盛、衰两个方面，有余者盛也属实证，不足者衰也属虚证，因此于针刺就有补泻之别，虚则补之、实则泻之。若阴阳都不足，则要阴阳俱补，不能再用泻法，甚至于不能再用针，要用甘温的药物补阳、养阴。若对阴阳俱不足者，不但没有用灸法，反而还用针法泻之，就会导致"五脏气坏矣"。针与灸虽然是各有补泻之法，但"针"更适应于泻，而"灸"更适用于补。总之此章是从阴阳偏盛偏衰来讨论补泻治法的。

第二章　有余脉证之刺法

【原文】人迎一盛，病在足少阳，一盛而躁，病在手少阳；人迎二盛，病在足太阳，二盛而躁，病在手太阳；人迎三盛，病在足阳明，三盛而躁，病在手阳明；人迎四盛，且大且数，名曰溢阳，溢阳为外格。脉口一盛，病在足厥阴，厥阴一盛而躁，在手心主；脉口二盛，病在足少阴，二盛而躁，在手少阴；脉口三盛，病在足太阴，三盛而躁，在手太阴；脉口四盛，且大且数者，名曰溢阴，溢阴为内关，内关不通，死不治。人迎与太阴脉口俱盛四倍以上，名曰关格，关格者，与之短期。人迎一盛，泻足少阳而补足厥阴，二泻一补，日一取之，必切而验之，疏取之上，气和乃止；人迎二盛，泻足太阳补足少阴，二泻一补，二日一取之，必切而验之，疏取

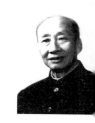

之上，气和乃止；人迎三盛，泻足阳明而补足太阴，二泻一补，日二取之，必切而验之，疎取之上，气和乃止。脉口一盛，泻足厥阴而补足少阳，二补一泻，日一取之，必切而验之，疎而取上，气和乃止；脉口二盛，泻足少阴而补足太阳，二补一泻，二日一取之，必切而验之，疎取之上，气和乃止；脉口三盛，泻足太阴而补足阳明，二补一泻，日二取之，必切而验之，疎取之上，气和乃止。所以日二取之者，太阳主胃，大富于谷气，故可日二取之也。人迎与脉口俱盛三倍以上，命曰阴阳俱溢，如是者不开，则血脉闭塞，气无所行，流淫于中，五脏内伤。如此者，因而灸之，则变易而为它病矣。

【提要】叙述有余的脉证及针刺手法，即实证的治法。

第三章　针刺补泻候气法

【原文】凡刺之道，气调而止，补阴泻阳，音气益彰，耳目聪明，反此者，血气不行。所谓气至而有效者，泻则益虚，虚者脉大如其故而不坚也，坚如其故者，适虽言故，病未去也。补则益实，实者脉大如其故而益坚也，夫如其故而不坚者，适虽言快，病未去也。故补则实，泻则虚，痛虽不随针，病必衰去。必先通十二经脉之所生病，而后可得传于终始矣。故阴阳不相移，虚实不相倾，取之其经。凡刺之属，三刺至谷气，邪僻妄合，阴阳易居，逆顺相反，沉浮异处，四时不得，稽留淫泆，须针而去。故一刺则阳邪出，再刺则阴邪出，三刺则谷气至，谷气至而止。所谓谷气至者，已补而实，已泻而虚，故以知谷气至也。邪气独去者，阴与阳未能调，而病知愈也。故曰：补则实，泻则虚，痛虽不随针，病必衰去矣。

【提要】叙针刺补泻候气之法。

【讲解】讨论的是"得气"问题，不管是"补"还是"泻"，都必须要获取针感才会有疗效。

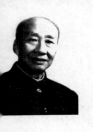

第四章 虚实补泻先后刺

【原文】阴盛而阳虚，先补其阳，后泻其阴而和之。阴虚而阳盛，先补其阴，后泻其阳而和之。三脉动于足大指之间，必审其实虚。虚而泻之，是谓重虚，重虚病益甚。凡刺此者，以指按之，脉动而实且疾者，疾泻之，虚而徐者，则补之，反此者，病益甚。其动也，阳明在上，厥阴在中，少阴在下。膺腧中膺，背腧中背，肩膊虚者，取之上。重舌，刺舌柱以铍针也。手屈而不伸者，其病在筋，伸而不屈者，其病在骨，在骨守骨，在筋守筋。补须一方实，深取之，稀按其痏，以极出其邪气；一方虚，浅刺之，以养其脉，疾按其痏，无使邪气得入。邪气来也紧而疾，谷气来也徐而和。脉实者深刺之，以泄其气；脉虚者，浅刺之，使精气无泻出，以养其脉，独出其邪气。

【提要】叙阴阳虚实补泻先后之刺法，实证用泻法要深刺，虚证用补法要浅刺。

【讲解】这章主要讲的是针刺方法。文中讲通过针感判断是邪气还是正气，故曰"邪气来也紧而疾，谷气来也徐而和"，其实在切脉时也是如此，脉来"徐而和"是有胃气的脉象，脉来"紧而疾"是邪气盛的表现。

第五章 分叙诸病之刺法

【原文】从"刺诸痛者"至"刺道毕矣"。

【提要】分叙实痛、时气、寒痛、寒热痹、久病等之刺，可分作五节。

第一节 实痛之刺法

【原文】刺诸痛者，其脉皆实。故曰：从腰以上者，手太阴阳明皆主之；从腰以下者，足太阴阳明皆主之。病在上者下取之，病在下者高取之，

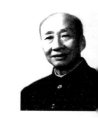

病在头者取之足，病在足者取之腘。病生于头者头重，生于手者臂重，生于足者足重。治病者，先刺其病所从生者也。

【提要】论诸痛实证的刺法。

【讲解】"先刺其病所从生者也"是此节的主要精神所在，即要从病"本"来治，故"病在上者下取之，病在下者高取之，病在头者取之足，病在腰（原作'足'，据《甲乙》改作'腰'）者取之腘"。

第二节 时气之刺法

【原文】春气在毛，夏气在皮肤，秋气在分肉，冬气在筋骨，刺此病者各以其时为齐。故刺肥人者，以秋冬之齐；刺瘦人者，以春夏之齐。

【提要】四时邪气病人的刺法。

【讲解】"各以其时为齐"，"齐"是"剂"之意，是说要按照不同的季节气候选用不同的穴位，以及深浅补泻的刺法。

第三节 寒痛之刺法

【原文】病痛者阴也，痛而以手按之不得者阴也，深刺之。病在上者阳也，病在下者阴也。痒者阳也，浅刺之。病先起阴者，先治其阴而后治其阳；病先起阳者，先治其阳而后治其阴。

【提要】寒痛的刺法。

【讲解】这节主要是讲刺"寒痛证"，"阴"即为寒邪，寒邪侵于筋脉筋骨之间凝滞不散，"痛而以手按之不得者阴也"，说明病邪深在，前一个"阴"是指寒证，后一个"阴"是指病邪深在，所以要深刺之。"痒者阳也"，一般辨"痒"在气分"痛"在血分，"痒"主邪气在表，所以要浅刺。"病先起阴者，先治其阴而后治其阳；病先起阳者，先治其阳而后治其阴"，"先病"为本，"后病"为标，治疗是要先治其本。

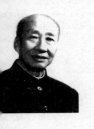

第四节 寒热厥之刺

【原文】刺热厥者,留针反为寒;刺寒厥者,留针反为热。刺热厥者,二阴一阳;刺寒厥者,二阳一阴。所谓二阴者,二刺阴也;一阳者,一刺阳也。

【提要】寒热厥的刺法。

第五节 久病之刺法

【原文】久病者邪气入深,刺此病者,深内而久留之,间日而复刺之,必先调其左右,去其血脉,刺道毕矣。

【提要】久病的刺法。

【讲解】对顽疾久病,针刺要深,留针要久,因其邪气深在故也。

第六章 得气失气与刺法

【原文】从"凡刺之法"至"是谓失气也"。

【提要】叙明刺法的得气与失气。可分作二节。

第一节 论得气

【原文】凡刺之法,必察其形气,形肉未脱,少气而脉又躁,躁厥者,必为缪刺之,散气可收,聚气可布。深居静处,占神往来,闭户塞牖,魂魄不散,专意一神,精气之分,毋闻人声,以收其精,必一其神,令志在针,浅而留之,微而浮之,以移其神,气至乃休。男内女外,坚拒勿出,谨守勿内,是谓得气。

【提要】论得气。

【讲解】这节主要讲"得气"问题。医者要精神高度集中,细细体会。"男内女外"是说针刺后的调养问题,男子要忌内,女子要忌外,好好调养。

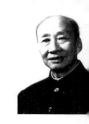

第二节 论失气

【原文】凡刺之禁：新内勿刺，新刺勿内；已醉勿刺，已刺勿醉；新怒勿刺，已刺勿怒；新劳勿刺，已刺勿劳；已饱勿刺，已刺勿饱；已饥勿刺，已刺勿饥；已渴勿刺，已刺勿渴。大惊大恐，必定其气，乃刺之；乘车来者，卧而休之，如食顷乃刺之；出行来者，坐而休之，如行十里顷，乃刺之。凡此十二禁者，其脉乱气散，逆其营卫，经气不次，因而刺之，则阳病入于阴，阴病出为阳，则邪气复生，粗工勿察，是谓伐身，形体淫泺，乃消脑髓，津液不化，脱其五味，是谓失气也。

【提要】论失气及十二禁。

第七章　十二经终之病变

【原文】太阳之脉，其终也，戴眼、反折、瘈疭，其色白，绝皮乃绝汗，绝汗则终矣。少阳终者，耳聋，百节尽纵，目系绝，目系绝一日半则死矣，其死也，色青白乃死。阳明终者，口目动作，喜惊、妄言，色黄，其上下之经盛而不行则终矣。少阴终者，面黑、齿长而垢，腹胀闭塞，上下不通而终矣。厥阴终者，中热，嗌干、喜溺、心烦，甚则舌卷、卵上缩而终矣。太阴终者，腹胀闭不得息，气噫、善呕，呕则逆，逆则面赤，不逆则上下不通，上下不通则面黑，皮毛燋而终矣。

【提要】论十二经终之症，可参考《素问·诊要经终论》。

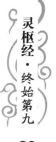

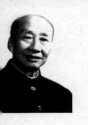

经脉第十

（此篇录音资料仅限于提要，其他据《黄帝内经章句索引》整理）

篇解：马莳云："按此篇言十二经之脉，故以'经脉'名篇。……凡《内经》全书之经络，皆自此而推之耳。"（《黄帝内经灵枢注证发微》）全篇从生理言，包括十二经脉、十二经别等内容；从病变言，包括十二经脉所生病证，以及三阴三阳气绝死证；从诊断言，则有人迎、寸口虚实之诊；从治法言，则有针灸补泻之治。全篇可分作五章。

【讲解】这是《内经》讲"经脉"最为完整的一篇文献，除了经脉的循行之外，还涉及了病证、诊断、治法等内容。从生理角度，系统地提出了十二经脉、十二经别；从病理角度，列举了十二经脉的主要病证、三阴三阳气绝气终的病证等；从诊断方面来看，文献讨论了人迎诊、寸口诊；从治法方面来看，对各经针灸补泻的治法都涉及了。所以这一篇文献不单纯讲经脉循行，应该是包括经脉的生理、病证、诊断、治疗等系统内容。

原文就不细讲了，大家很容易懂。对每一经的循行和病证大家要熟悉，比如手太阴肺应该出现些什么症状，足太阳膀胱应该有些什么症状出现，这关系到临床辨证，大家应该弄清楚。

第一章 经脉之生理

【原文】雷公问于黄帝曰：禁脉之言，凡刺之理，经脉为始，营其所行，制其度量，内次五脏，外别六腑，愿尽闻其道。黄帝曰：人始生，先

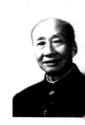

成精，精成而脑髓生，骨为干，脉为营，筋为刚，肉为墙，皮肤坚而毛发长，谷入于胃，脉道以通，血气乃行。雷公曰：愿卒闻经脉之始也。黄帝曰：经脉者，所以能决死生，处百病，调虚实，不可不通。

【提要】这节解释了什么是经脉，并阐述了经脉的重要性，所以"不可不通"。

【讲解】"经脉"的概念是什么？有什么功用？要理解好这些问题。原文中有"禁脉之言"，这个"脉"字应该改为"服"，即"禁服之言"，是指《灵枢·禁服》这篇文献，此处若为"禁脉之言"就不好理解了。

"凡刺之理，经脉为始"，是说要掌握针刺这一技术，首先要搞明白经脉理论，这是针刺的基础。"营其所行"，要知道经脉在人体是如何运行的、如何分布的，如哪些经脉从头到足，哪些经脉从足到腹，哪些经脉从腹到手，哪些经脉从胸走手等等，这就是"营其所行"的意思。还要"制其度量"，在《灵枢·骨度》篇中，专门讲经脉之长短，在人体运行需要多少个时刻，这些都是"度量"的范畴。"内次五脏，外别六腑"，这是讲经脉的表里关系。

"人始生，先成精，精成而脑髓生，骨为干，脉为营，筋为刚，肉为墙，皮肤坚而毛发长，谷入于胃，脉道以通，血气乃行。"在人体中，"精"是最重要的物质基础，精成后发展为脑髓，脑髓可灌溉五脏，故五脏均藏精。"骨为干"，人体要靠骨架来作为支撑。"脉为营"，把人体所需要的营养输送到各个组织器官要靠经脉。"筋为刚，肉为墙"，筋把大小肢体联系起来，即"为刚"之意，肌肉就像墙一样把人的身体支架包裹起来。"皮肤坚而毛发长"，肉之外有皮肤和毛发，整个人体就这样构造起来了。"谷入于胃，脉道以通，血气乃行"，通过胃，水谷精微化成营气、卫气，"营"行脉中，"卫"行脉外，所以"脉道以通，血气乃行。"

"雷公曰：愿卒闻经脉之始也。"经脉到底是什么呢？"黄帝曰：经脉者，所以能决死决生，处百病，调虚实，不可不通。""经脉"理论是一门"不可不通"的知识，临床的诊断与治疗需要经脉的知识。所谓"能

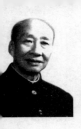

决死生"者,十二经脉之绝气是"决死",十二经脉的循行是"决生",即在生理上"经脉"沟通了脏与腑,在病理上,无论寒热虚实都可以通过"经脉"反映出来。下面还提出"人迎"脉与"寸口"脉的关系,从人迎、寸口来观察,也能"决死生"。不管是内伤还是外感,病邪都要通过经脉表现出来,在表、在里、在脏、在腑,都不能离开经脉来谈。所以下面在讨论每条经脉的循行时都列举了相关的病证表现,因为经脉是百病的处所,此即"处百病"的意思。有了经脉的理论知识,就可以通过经脉来"调虚实",虚则补、实则泻,从哪里来调,还是要从"经脉"来调,例如用药要看"归经",针灸治疗更要循经而治。

总之,第一章主要阐述了"经脉"对人体的重要性。

第二章 经脉之循行

【原文】从"肺手太阴之脉"至"寸口反小于人迎也"。

【提要】分叙经脉的循行、病证及其诊治。可分作十二节。

【讲解】第二章分述各经脉的循行。先讲经脉的循行,接着讲相应的病证表现,每一经都是这样表达的。《难经》据此提出每一经都有"是动"病、"所生"病,例如大肠经,"是动则病齿痛,颈肿","是主津液所生病者,目黄,口干,鼽衄,喉痹,肩前臑痛,大指次指痛不用……"什么叫"是动"病?什么叫"所生"病?《难经·二十二难》文中云:"经言是动者,气也;所生病者,血也。"就是说不管内伤、外感,病之中期、晚期,凡是其邪在气分,则为该经的"是动"病,凡其邪在血分,则为该经的"所生"病,这是《难经》的解释。

《难经》的这种发挥有没有道理呢?还是要依据《灵枢·经脉》所述来解答。先看"所生"病。《灵枢·经脉》所述是有规律的,在"所生"病中,凡是心、肝、脾、肺、肾五脏的所生病均为本脏所生。至于六腑就不一样了,如"大肠"不是主大肠所生病,而是主津液所生病者,胃是主

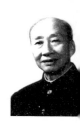

血所生病者，胆经是主骨所生病，《难经》与此认识一致；小肠是主液所生病，膀胱是主筋所生病，心包络是主脉所生病，三焦是主气所生病，《难经》与此说法就不一致了。五脏"所生"病就是其本脏的病变，至于六腑"所生"病，有主血所生的，有主气所生的，有主津液所生的，有主脉所生的，有主骨所生的。由此看来，《难经》对于"所生"病均为"血也"的解释没有什么根据，至少《灵枢·经脉》中没有这层意思。历史上有的医学家不认同《难经》的这种观点，我也认为《难经》的这个说法没有什么意义，尤其是没有临床意义。

再看"是动"病。这个"动"是"变动"之意，是相对经脉的正常循行而言，经脉受到病邪的侵袭，就叫做"是动"病变。如肺病变就会出现"肺胀满，膨膨而喘咳，缺盆中痛"，肺主气，肺气不降则胀满，满则胸痛，缺盆位于胸部嘛；"甚则交两手而瞀，此为臂厥"，"瞀"是"麻木"之意，"臂厥"是因为两臂之气厥逆，两臂之气即为肺气，肺之气系于肩背，肩背是心肺的所主部位，所以临床上心肺的病变都会出现肩背的疼痛。后面所云"主肺所生病者"，与前面没有分别的意义，这些表现都是肺脏不能宣发肃降引起的，而不是所谓的"血分"的问题。咳、上气、喘咳、烦心、胸满、臑臂内前廉痛、掌中热、肩背痛等，是肺之经脉所在，为肺气盛而有余的表现；"汗出中风，小便数而欠"，小便的问题与肺主"治节"有关，肺为水之上源，肺不能治节则小便数，"欠"是肺气不宣的表现；肺气虚，则肩背痛寒，少气不足以息，呼吸都短了，溺色变，为此诸病。由此看来，"是动"病是气分的病变，肺本身主气，"所生"病还是气分的病变，看不到血分的问题。所以，是动病、所生病没有区别的必要，认为"是动"病是一种性质，"所生"病又是一种性质，《难经》的这种解释没有足够的依据支持。

治疗仍然是"盛则泻之，虚则补之，热则疾之，寒则留之，陷下则灸之，不盛不虚，以经取之"。但可以看出古人认为"针"和"灸"还是有区别的，虚证者多用灸的办法，不盛不虚者则循经取穴而调之。

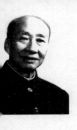

关于诊断，文献云："盛者，寸口大三倍于人迎；虚者，则寸口反小于人迎也。"由此可见"寸口脉"和"人迎脉"有做比较的意义。

第一节　手太阴经之循行及证治

【原文】肺手太阴之脉，起于中焦，下络大肠，还循胃口，上膈，属肺，从肺系横出腋下，下循臑内，行少阴心主之前，下肘中，循臂内上骨下廉，入寸口，上鱼，循鱼际，出大指之端；其支者，从腕后直出次指内廉，出其端。是动则病肺胀满，膨膨而喘欬，缺盆中痛，甚则交两手而瞀，此为臂厥；是主肺所生病者，欬、上气、喘渴、烦心、胸满，臑臂内前廉痛厥，掌中热；气盛有余，则肩背痛风寒，汗出中风，小便数而欠；气虚则肩背痛寒，少气不足以息，溺色变。为此诸病，盛则泻之，虚则补之，热则疾之，寒则留之，陷下则灸之，不盛不虚，以经取之。盛者，寸口大三倍于人迎；虚者，则寸口反小于人迎也。

【提要】肺经的循行、病证及其诊治。

第二节　手阳明经之循行及证治

【原文】大肠手阳明之脉，起于大指次指之端，循指上廉，出合谷两骨之间，上入两筋之中，循臂上廉，入肘外廉，上臑外前廉，上肩，出髃骨之前廉，上出于柱骨之会上，下入缺盆，络肺，下膈，属大肠；其支者，从缺盆上颈，贯颊，入下齿中，还出夹口，交人中，左之右，右之左，上夹鼻孔。是动则病齿痛，颈肿；是主津液所生病者，目黄、口干、鼽衄、喉痹，肩前臑痛，大指次指痛不用；气有余则当脉所过者热肿，虚则寒栗不复。为此诸病，盛则泻之，虚则补之，热则疾之，寒则留之，陷下则灸之，不盛不虚，以经取之。盛者，人迎大三倍于寸口；虚者，人迎反小于寸口也。

【提要】大肠经的循行、病证及其诊治。

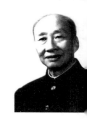

第三节 足阳明经之循行及证治

【原文】胃足阳明之脉，起于鼻之交頞中，旁纳太阳之脉，下循鼻外，入上齿中，还出夹口，环唇，下交承浆，却循颐后下廉，出大迎，循颊车，上耳前，过客主人，循发（髪）际，至额颅；其支者，从大迎前下人迎，循喉咙，入缺盆，下膈，属胃，络脾；其直者，从缺盆下乳内廉，下夹脐，入气街中；其支者，起于胃口下，循腹里，下至气街中而合，以下髀关，抵伏兔，下膝膑中，下循胫外廉，下足跗，入中指内间；其支者，下廉三寸而别，下入中指外间；其支者，别跗上，入大指间，出其端。是动则病洒洒振寒，善呻、数欠、颜黑，病至则恶人与火，闻木声则惕然而惊，心欲动，独闭户塞牖而处，甚则欲上高而歌，弃衣而走，贲响腹胀，是为骭厥；是主血所生病者，狂疟温淫，汗出、鼽衄、口 、唇胗、颈肿、喉痹、大腹水肿、膝膑肿痛，循膺、乳、气街、股、伏兔、骭外廉、足跗上皆痛，中指不用；气盛则身以前皆热，其有余于胃，则消谷善饥，溺色黄，气不足则身以前皆寒栗，胃中寒则胀满。为此诸病，盛则泻之，虚则补之，热则疾之，寒则留之，陷下则灸之，不盛不虚，以经取之。盛者，人迎大三倍于寸口；虚者，人迎反小于寸口也。

【提要】胃经的循行、病证及其诊治。

第四节 足太阴经之循行及证治

【原文】脾足太阴之脉，起于大指之端，循指内侧白肉际，过核骨后，上内踝前廉，上踹内，循胫骨后，交出厥阴之前，上膝股内前廉，入腹，属脾，络胃，上膈，夹咽，连舌本，散舌下；其支者，复从胃，别上膈，注心中。是动则病舌本强，食则呕、胃脘痛、腹胀、善噫，得后与气，则快然如衰，身体皆重；是主脾所生病者，舌本痛，体不能动摇，食不下，烦心，心下急痛，溏、瘕、泄、水闭、黄疸，不能卧，强立股膝内肿厥，足大指不用。为此诸病，盛则泻之，虚则补之，热则疾之，寒则留之，陷下则灸之，不盛不虚，

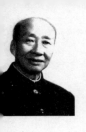

以经取之。盛者，寸口大三倍于人迎；虚者，寸口反小于人迎。

【提要】脾经的循行、病证及其诊治。

第五节　手少阴经之循行及证治

【原文】心手少阴之脉，起于心中，出属心系，下膈，络小肠；其支者，从心系上夹咽，系目系；其直者，复从心系却上肺，下出腋下，下循臑内后廉，行太阴心主之后，下肘内，循臂内后廉，抵掌后锐骨之端，入掌内后廉，循小指之内，出其端。是动则病嗌干、心痛、渴而欲饮，是为臂厥；是主心所生病者，目黄、胁痛，臑臂内后廉痛厥，掌中热痛。为此诸病，盛则泻之，虚则补之，热则疾之，寒则留之，陷下则灸之，不盛不虚，以经取之。盛者，寸口大再倍于人迎；虚者，寸口反小于人迎也。

【提要】心经的循行、病证及其诊治。

第六节　手太阳经之循行及证治

【原文】小肠手太阳之脉，起于小指之端，循手外侧上腕，出踝中，直上循臂骨下廉，出肘内侧两筋之间，上循臑外后廉，出肩解，绕肩胛，交肩上，入缺盆，络心，循咽，下膈，抵胃，属小肠；其支者，从缺盆循颈上颊，至目锐眦，却入耳中；其支者，别颊上䪼，抵鼻，至目内眦，斜络于颧。是动则病嗌痛，颔肿，不可以顾，肩似拔，臑似折；是主液所生病者，耳聋、目黄、颊肿，颈、颔、肩、臑、肘、臂外后廉痛。为此诸病，盛则泻之，虚则补之，热则疾之，寒则留之，陷下则灸之，不盛不虚，以经取之。盛者，人迎大再倍于寸口；虚者，人迎反小于寸口也。

【提要】小肠经的循行、病证及其诊治。

第七节　足太阳经之循行及证治

【原文】膀胱足太阳之脉，起于目内眦，上额，交巅；其支者，从巅至耳上循；其直者，从巅入络脑，还出别下项，循肩髆内，夹脊，抵腰中，

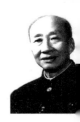

入循膂，络肾，属膀胱；其支者，从腰中下夹脊，贯臀，入腘中；其支者，从髆内左右，别下贯胛，夹脊内，过髀枢，循髀外，从后廉下合腘中，以下贯踹内，出外踝之后，循京骨，至小指外侧。是动则病冲头痛，目似脱，项如拔，脊痛，腰似折，髀不可以曲，腘如结，踹如裂，是为踝厥；是主筋所生病者，痔、疟、狂、癫疾、头囟项痛，目黄、泪出、鼽衄，项、背、腰、尻、腘、踹、脚皆痛，小指不用。为此诸病，盛则泻之，虚则补之，热则疾之，寒则留之，陷下则灸之，不盛不虚，以经取之。盛者，人迎大再倍于寸口；虚者，人迎反小于寸口也。

【提要】膀胱经的循行、病证及其诊治。

第八节　足少阴经之循行及证治

【原文】肾足少阴之脉，起于小指之下，斜走足心，出于然谷之下，循内踝之后，别入跟中，以上踹内，出腘内廉，上股内后廉，贯脊，属肾，络膀胱；其直者，从肾上贯肝膈，入肺中，循喉咙，夹舌本；其支者，从肺出络心，注胸中。是动则病饥不欲食，面如漆柴，欬唾则有血，喝喝而喘，坐而欲起，目䀮䀮如无所见，心如悬若饥状，气不足则善恐，心惕惕如人将捕之，是为骨厥；是主肾所生病者，口热、舌干、咽肿、上气、嗌干及痛、烦心、心痛，黄疸，肠澼，脊股内后廉痛，痿厥，嗜卧，足下热而痛。为此诸病，盛则泻之，虚则补之，热则疾之，寒则留之，陷下则灸之，不盛不虚，以经取之。灸则强食生肉，缓带披发（髪），大杖重履而步。盛者，寸口大再倍于人迎；虚者，寸口反小于人迎也。

【提要】肾经的循行、病证及其诊治。

第九节　手厥阴经之循行及证治

【原文】心主手厥阴心包络之脉，起于胸中，出属心包络，下膈，历络三焦；其支者，循胸出胁，下腋三寸，上抵腋下，循臑内，行太阴、少阴之间，入肘中，下臂，行两筋之间，入掌中，循中指，出其端；其支者，

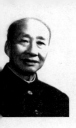

别掌中，循小指次指，出其端。是动则病手心热，臂肘挛急，腋肿，甚则胸胁支满，心中憺憺大动，面赤、目黄、喜笑不休；是主脉所生病者，烦心、心痛、掌中热。为此诸病，盛则泻之，虚则补之，热则疾之，寒则留之，陷下则灸之，不盛不虚，以经取之。盛者，寸口大一倍于人迎；虚者，寸口反小于人迎也。

【提要】心包经的循行、病证及其诊治。

第十节　手少阳经之循行及证治

【原文】三焦手少阳之脉，起于小指次指之端，上出两指之间，循手表腕，出臂外两骨之间，上贯肘，循臑外上肩，而交出足少阳之后，入缺盆，布膻中，散落心包，下膈，循属三焦；其支者，从膻中上出缺盆，上项，系耳后直上，出耳上角，以屈下颊至䪼；其支者，从耳后入耳中，出走耳前，过客主人前，交颊，至目锐眦。是动则病耳聋浑浑焞焞、嗌肿、喉痹；是主气所生病者，汗出、目锐眦痛、颊痛、耳后、肩臑、肘臂外皆痛，小指次指不用。为此诸病，盛则泻之，虚则补之，热则疾之，寒则留之，陷下则灸之，不盛不虚，以经取之。盛者，人迎大一倍于寸口；虚者，人迎反小于寸口也。

【提要】三焦经的循行、病证及其诊治。

第十一节　足少阳经之循行及证治

【原文】胆足少阳之脉，起于目锐眦，上抵头角，下耳后，循颈行手少阳之前，至肩上，却交出手少阳之后，入缺盆；其支者，从耳后入耳中，出走耳前，至目锐眦后；其支者，别锐眦，下大迎，合于手少阳抵于䪼，下加颊车，下颈合缺盆，以下胸中，贯膈，络肝，属胆，循胁里，出气街，绕毛际，横入髀厌中；其直者，从缺盆下腋，循胸，过季胁，下合髀厌中，以下循髀阳，出膝外廉，下外辅骨之前，直下抵绝骨之端，下出外踝之前，循足跗上，入小指次指之间；其支者，别跗上，入大指之间，循大指歧骨

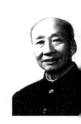

内出其端,还贯爪甲,出三毛。是动则病口苦、善太息,心胁痛不能转侧,甚则面微有尘,体无膏泽,足外反热,是为阳厥;是主骨所生病者,头痛颔痛、目锐眦痛、缺盆中肿痛、腋下肿,马刀侠瘿,汗出振寒,疟,胸胁肋髀膝外至胫绝骨外髁前及诸节皆痛,小指次指不用。为此诸病,盛则泻之,虚则补之,热则疾之,寒则留之,陷下则灸之,不盛不虚,以经取之。盛者,人迎大一倍于寸口;虚者,人迎反小于寸口也。

【提要】胆经的循行、病证及其诊治。

第十二节 足厥阴经之循行及证治

【原文】肝足厥阴之脉,起于大指丛毛之际,上循足跗上廉,去内踝一寸,上踝八寸,交出太阴之后,上腘内廉,循股阴入毛中,过阴器,抵小腹,夹胃,属肝,络胆,上贯膈,布胁肋,循喉咙之后,上入颃颡,连目系,上出额,与督脉会于巅;其支者,从目系下颊里,环唇内;其支者,复从肝别贯膈,上注肺。是动则病腰痛不可以俯仰,丈夫㿉疝,妇人少腹肿,甚则嗌干、面尘、脱色;是主肝所生病者,胸满、呕逆、飧泄、狐疝、遗溺、闭癃。为此诸病,盛则泻之,虚则补之,热则疾之,寒则留之,陷下则灸之,不盛不虚,以经取之。盛者,寸口大一倍于人迎;虚者,寸口反小于人迎也。

【提要】肝经的循行、病证及其诊治。

第三章 经脉之病理

【原文】手太阴气绝,则皮毛焦,太阴者,行气温于皮毛者也,故气不荣则皮毛焦,皮毛焦则津液去皮节,津液去皮节者则爪枯毛折,毛折者则毛先死,丙笃丁死,火胜金也。手少阴气绝则脉不通,脉不通则血不流,血不流则髦色不泽,故其面黑如漆柴者,血先死,壬笃癸死,水胜火也。足太阴气绝者则脉不荣肌肉,唇舌者肌肉之本也,脉不荣则

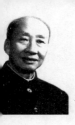

肌肉软,肌肉软则舌萎人中满,人中满则唇反,唇反者肉先死,甲笃乙死,木胜土也。足少阴气绝则骨枯,少阴者冬脉也,伏行而濡骨髓者也,故骨不濡则肉不能著也,骨肉不相亲则肉软却,肉软却故齿长而垢、发无泽,发无泽者骨先死,戊笃己死,土胜水也。足厥阴气绝则筋绝,厥阴者肝脉也,肝者筋之合也,筋者聚于阴气,而脉络于舌本也,故脉弗荣则筋急,急则引舌与卵,故唇青舌卷卵缩则筋先死,庚笃辛死,金胜木也。五阴气俱绝则目系转,转则目运,目运者为志先死,志先死则远一日半死矣;六阳气绝,则阴与阳相离,离则腠理发泄,绝汗乃出,故旦占夕死,夕占旦死。

【提要】叙三阴三阳气绝病证和死候。

【讲解】所谓"气绝"即精气断绝,此章讲述了每一经的精气断绝会出现的症状,以及临死前的表现。

第四章 经络之辨诊

【原文】经脉十二者,伏行分肉之间,深而不见,其常见者,足太阴过于外踝之上,无所隐故也。诸脉之浮而常见者,皆络脉也。六经络手阳明少阳之大络,起于五指间,上合肘中。饮酒者,卫气先行皮肤,先充络脉,络脉先盛,故卫气已平,营气乃满,而经脉大盛。脉之卒然动者,皆邪气居之,留于本末;不动则热,不坚则陷且空,不与众同,是以知其何脉之动也。雷公曰:何以知经脉之与络脉异也?黄帝曰:经脉者常不可见也,其虚实也,以气口知之,脉之见者,皆络脉也。雷公曰:细子无以明其然也。黄帝曰:诸络脉皆不能经大节之间,必行绝道而出,入复合于皮中,其会皆见于外。故诸刺络脉者,必刺其结上,甚血者虽无结,急取之以泻其邪而出其血,留之发为痹也。凡诊络脉,脉色青则寒且痛,赤则有热;胃中寒,手鱼之络多青矣;胃中有热,鱼际络赤;其暴黑者,留久痹也;其有赤、有黑、有青者,寒热气也;其青短者,少气也。凡刺寒热者

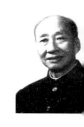

皆多血络，必间日而一取之，血尽而止，乃调其虚实；其小而短者少气，甚者泻之则闷，闷甚则仆不得言，闷则急坐之也。

【提要】经与络之辨及其刺诊之法。

第五章　十五别络脉

【原文】手太阴之别，名曰列缺，起于腕上分间，并太阴之经直入掌中，散入于鱼际；其病实则手锐掌热，虚则欠㱿，小便遗数，取之去腕半寸，别走阳明也。手少阴之别，名曰通里，去腕一寸半，别而上行，循经入于心中，系舌本，属目系；其实则支膈，虚则不能言，取之掌后一寸，别走太阳也。手心主之别，名曰内关，去腕二寸，出于两筋之间，循经以上系于心，包络心系；实则心痛，虚则为头强，取之两筋间也。手太阳之别，名曰支正，上腕五寸，内注少阴，其别者，上走肘，络肩髃；实则节弛肘废，虚则生肬，小者如指痂疥，取之所别也。手阳明之别，名曰偏历，去腕三寸，别入太阴，其别者，上循臂，乘肩髃，上曲颊偏齿，其别者，入耳合于宗脉；实则龋聋，虚则齿寒痹隔，取之所别也。手少阳之别，名曰外关，去腕二寸，外绕臂，注胸中，合心主；病实则肘挛，虚则不收，取之所别也。足太阳之别，名曰飞扬，去踝七寸，别走少阴；实则鼽窒，头背痛，虚则鼽衄，取之所别也。足少阳之别，名曰光明，去踝五寸，别走厥阴，下络足跗；实则厥，虚则痿躄，坐不能起，取之所别也。足阳明之别，名曰丰隆，去踝八寸，别走太阴，其别者，循胫骨外廉，上络头项，合诸经之气，下络喉嗌；其病气逆则喉痹瘁瘖，实则狂巅，虚则足不收，胫枯，取之所别也。足太阴之别，名曰公孙，去本节之后一寸，别走阳明，其别者，入络肠胃；厥气上逆则霍乱，实则肠中切痛，虚则鼓胀，取之所别也。足少阴之别，名曰大钟，当踝后绕跟，别走太阳，其别者，并经上走于心包，下外贯腰脊；其病气逆则烦闷，实则闭癃，虚则腰痛，取之所别者也。足厥阴之别，名曰蠡沟，去内踝五寸，别走少阳，其别者，径胫

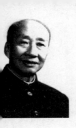

上睾,结于茎;其病气逆则睾肿卒疝,实则挺长,虚则暴痒,取之所别也。任脉之别,名曰尾翳,下鸠尾,散于腹;实则腹皮痛,虚则痒搔,取之所别也。督脉之别,名曰长强,夹膂上项,散头上,下当肩胛左右,别走太阳,入贯膂;实则脊强,虚则头重,高摇之,夹脊之有过者,取之所别也。脾之大络,名曰大包,出渊腋下三寸,布胸胁;实则身尽痛,虚则百节尽皆纵,此脉若罗络之血者,皆取之脾之大络脉也。凡此十五络者,实则必见,虚则必下,视之不见,求之上下,人经不同络,脉异所别也。

【提要】叙十五别络。

【讲解】文中云:"实则必见,虚则必下,视之不见,求之上下,人经不同络,脉异所别也。"这里有个断句问题,有的版本断在"人经不同",这里不能断,应该是"人经不同络,脉亦所别也",即人的"经脉"不同于"络脉",即脉有经脉、络脉之别。

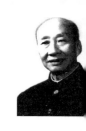

经别第十一

（此篇录音资料仅限于提要，其他据《黄帝内经章句索引》整理）

篇解：全篇着重阐发十二经脉上下离合、内外出入的状况，与第十篇言经脉的首尾循行、上下起止自有分别，故名"经别"，"别"犹"另"也，犹言经脉之另一义也。因本篇旨在说明经脉的离合，故从手足四肢叙述，虽此略彼详，究因内容各别也。全篇可分作七节。

【讲解】十二经脉，不是个别的、散在的，更不是孤立存在的，十二经脉相互之间有离合、表里关系。此篇与"经脉"篇的意义不同，这里是把十二经脉的离合关系、表里关系联系起来讲的，这一概念也是必须要掌握的。

第一节　总论经脉之离合出入

【原文】黄帝问于岐伯曰：余闻人之合于天道也，内有五脏，以应五音、五色、五时、五味、五位也；外有六腑，以应六律，六律建阴阳诸经，而合之十二月、十二辰、十二节、十二经水、十二时、十二经脉者。此五脏六腑之所以应天道。夫十二经脉者，人之所以生，病之所以成，人之所以治，病之所以起，学之所始，工之所止也，粗之所易，上之所难也。请问其离合出入奈何？岐伯稽首再拜曰：明乎哉问也！此粗之所过，上之所息也，请卒言之。

【提要】提出经脉的离、合、出、入问题。

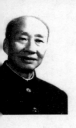

第二节　足太阳足少阴之离合

【原文】足太阳之正，别入于腘中，其一道下尻五寸，别入于肛，属于膀胱，散之肾，循膂，当心入散；直者，从膂上出于项，复属于太阳，此为一经也。足少阴之正，至腘中，别走太阳而合，上至肾，当十四椎，出属带脉；直者，系舌本，复出于项，合于太阳，此为一合。成以诸阴之别，皆为正也。

【提要】足太阳经与足少阴经的离合。

【讲解】此节最后一句"成以诸阴之别，皆为正也"，这句话可以涵盖下面的五段，即下面之"五合"也都如此。什么意思呢？"别"是太阳阳经经脉可以别入到阴经，即每一条阳经都有一条阴经来配合，成为"一合"，如足太阳配以足少阴，这样一阴一阳的配合才是正常的，故曰"皆为正也"。

每一经都谈"正"，足太阳之正，足少阴之正，……不管是阳经还是阴经都曰"正"，什么意思呢？就是说十二经脉本经都属"正经"，所谓"十二正经"就是这样来的。所谓"经"都是正经，不要理解为足太阳是正经，足少阴就不是了，阴经和阳经都是正经。"正"是用来与奇经八脉相分别的，有奇有正嘛。这种阴经阳经间的配合是要有脉络来交互的，即通过彼此络属的络脉联系起来。有的医家解释这种阴阳的配合是一正一负，我认为不存在这个意思，十二经都是正经，之所以称为"正"是与奇经八脉相区别，只是"奇""正"之别。

第三节　足少阳足厥阴之离合

【原文】足少阳之正，绕髀入毛际，合于厥阴；别者，入季胁之间，循胸里属胆，散之上肝贯心，以上夹咽，出颐颔中，散于面，系目系，合少阳于外眦也。足厥阴之正，别跗上，上至毛际，合于少阳，与别俱行，此为二合也。

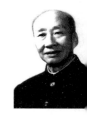

【提要】足少阳经与足厥阴经的离合。

第四节　足阳明足太阴之离合

【原文】足阳明之正,上至髀,入于腹里,属胃,散之脾,上通于心,上循咽出于口,上颏頞,还系目系,合于阳明也。足太阴之正,上至髀,合于阳明,与别俱行,上结于咽,贯舌中,此为三合也。

【提要】足阳明经与足太阴经的离合。

第五节　手太阳手少阴之离合

【原文】手太阳之正,指地,别于肩解,入腋走心,系小肠也。手少阴之正,别入于渊腋两筋之间,属于心,上走喉咙,出于面,合目内眦,此为四合也。

【提要】手太阳经与手少阴经的离合。

第六节　手少阳手厥阴之离合

【原文】手少阳之正,指天,别于巅,入缺盆,下走三焦,散于胸中也。手心主之正,别下渊腋三寸,入胸中,别属三焦,出循喉咙,出耳后,合少阳完骨之下,此为五合也。

【提要】手少阳经与手厥阴经的离合。

第七节　手阳明手太阴之离合

【原文】手阳明之正,从手循膺乳,别于肩髃,入柱骨下,走大肠,属于肺,上循喉咙,出缺盆,合于阳明也。手太阴之正,别入渊腋少阴之前,入走肺,散之太阳,上出缺盆,循喉咙,复合阳明,此六合也。

【提要】手阳明经与手太阴经的离合。

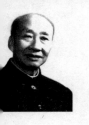

经水第十二

（此篇录音资料仅限于提要，其他据《黄帝内经章句索引》整理）

篇解：所谓"经水"即言经脉，其意不过拟议远近、浅深、多少之象耳。文中"八尺之士……其死可解剖而视之"的记述十分可贵，反映了中医学在古代的医学实践，在这里以此反证其以经脉比作经水的客观依据。言"经水"是欲探知经脉的生理功能，从经脉之大小、血之多少来决定针刺的浅深，具有一定科学意义。全篇可分作四节。

【讲解】把人体的十二经配比为自然界的十二水，这是古人取象比类的一种方法，但此处之比喻具体的意义不大，特别是对于临床更是如此。为什么要这样比类呢？自然界存在的十二水，有远有近、有多有少、有长有短、有深有浅，十二经脉同样存在着这样的差异，有的经脉长，有的经脉短，有的经脉气血多，有的经脉气血少，如手经就比较短，足经都比较长，尤其是足太阳经就特别长。三阴三阳气血各有多少，此篇也涉及这个问题，这就是曰"经水"的意义。

文献中说："夫十二经水者，其有大小、深浅、广狭、远近各不同，五脏六腑之高下、小大，受谷之多少亦不等，相应奈何？夫经水者，受水而行之；五脏者，合神气魂魄而藏之；六腑者，受谷而行之，受气而扬之；经脉者，受血而营之。"正因为经脉之间有这个分别，所以针刺才有浅深之法，有的宜深刺，有的宜浅刺，有的宜多刺，有的宜少刺，有的灸可宜多，有的灸可宜少，这是因为与每一经之阴阳气血相关的缘故。

文献中云："若夫八尺之士，皮肉在此，外可度量切循而得之，其死

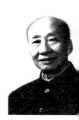

可解剖而视之，其脏之坚脆，腑之大小，谷之多少，脉之长短，血之清浊，气之多少，十二经之多血少气，与其少血多气，与其皆多血气，与其皆少血气，皆有大数。"这个"大数"是怎么知道的呢？"外可度量切循而得之，其死可解剖而视之"，是说人活着可以度量，死了还可以解剖观察，这在当时是非常宝贵的医学思想。

第一节　经脉的深浅远近

【原文】黄帝问于岐伯曰：经脉十二者，外合于十二经水，而内属于五脏六腑。夫十二经水者，其有大小、深浅、广狭、远近各不同，五脏六腑之高下、小大，受谷之多少亦不等，相应奈何？夫经水者，受水而行之；五脏者，合神气魂魄而藏之；六腑者，受谷而行之，受气而扬之；经脉者，受血而营之。合而以治奈何？刺之深浅，灸之壮数，可得闻乎？

【提要】了解经脉的深浅远近，目的在便于确定刺之深浅，以及灸之壮数。

第二节　经脉的解剖而视

【原文】岐伯答曰：善哉问也！天至高，不可度，地至广，不可量，此之谓也。且夫人生于天地之间，六合之内，此天之高，地之广也，非人力之所能度量而至也。若夫八尺之士，皮肉在此，外可度量切循而得之，其死可解剖而视之，其脏之坚脆，腑之大小，谷之多少，脉之长短，血之清浊，气之多少，十二经之多血少气，与其少血多气，与其皆多血气，与其皆少血气，皆有大数。其治以针艾，各调其经气，固其常有合乎。

【提要】略谓欲知经脉的长短大小，最好是通过解剖的方法，解剖的目的就在于准确地知道"其脏之坚脆，腑之大小，谷之多少，脉之长短，血之清浊，气之多少，十二经之多血少气……"。

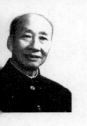

第三节　十二经水拟经脉

【原文】黄帝曰：余闻之，快于耳不解于心，愿卒闻之。岐伯答曰：此人之所以参天地而应阴阳也，不可不察。足太阳外合清水，内属膀胱，而通水道焉；足少阳外合于渭水，内属于胆；足阳明外合于海水，内属于胃；足太阴外合于湖水，内属于脾；足少阴外合于汝水，内属于肾；足厥阴外合于渑水，内属于肝；手太阳外合于淮水，内属于小肠，而水道出焉；手少阳外合于漯水，内属于三焦；手阳明外合于江水，内属于大肠；手太阴外合于河水，内属于肺；手少阴外合济水，内属于心；手心主外合于漳水，内属于心包。凡此五脏六腑十二经水者，外有源泉而内有所禀，此皆内外相贯，如环无端，人经亦然。故天为阳，地为阴，腰以上为天，腰以下为地。故海以北者为阴，湖以北者为阴中之阴，漳以南者为阳，河以北至漳者为阳中之阴，漯以南至江者为阳中之太阳，此一隅之阴阳也，所以人与天地相参也。

【提要】以十二经脉比拟十二经水。

【讲解】人与天地相参，是说人与自然界有共同之处，这个精神可以理解。但具体到十二水没有很大的意义，比如"足太阳外合清水"，足太阳经与清水没有什么具体的关系，但是这一比喻有抽象的意义，那就是每一经脉的形态、特点都不同。

第四节　刺灸当揣人体质

【原文】黄帝曰：夫经水之应经脉也，其远近浅深，水血之多少，各不同，合而以刺之，奈何？岐伯答曰：足阳明，五脏六腑之海也，其脉大血多气盛，热壮刺此者不深弗散，不留不泻也。足阳明刺深六分，留十呼；足太阳深五分，留七呼；足少阳深四分，留五呼；足太阴深三分，留四呼；足少阴深二分，留三呼；足厥阴深一分，留二呼。手之阴阳，其受气之道近，其气之来疾，其刺深者皆无过二分，其留皆无过一呼。其少长、大小、

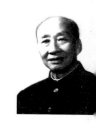

肥瘦,以心撩之,命曰法天之常,灸之亦然。灸而过此者得恶火,则骨枯脉涩;刺而过此者,则脱气。黄帝曰:夫经脉之小大,血之多少,肤之厚薄,肉之坚脆,及腘之大小,可为量度乎?岐伯答曰:其可为度量者,取其中度也,不甚脱肉而血气不衰也。若失度之人,瘠瘦而形肉脱者,恶可以度量刺乎。审切循扪按,视其寒温盛衰而调之,是谓因适而为之真也。

【提要】言刺灸之法,虽随经脉之长短大小而有浅深多少之定准,惟仍当揣人之少长肥瘦而意为增损之,这是"以心撩之"的主要精神。

【讲解】针刺的方法虽然是随着经脉的长短、深浅之不同而有深刺、浅刺之异,但是还是要结合患者的具体情况决定针法,如年轻、年长、体质胖瘦等,这是很有道理的。"若失度之人,瘠瘦而形肉脱者,恶可以度量刺乎",是说若一个人特别瘦弱,仍用一般的针刺方法是不行的。文中说:"其少长、大小、肥瘦,以心撩之,命曰法天之常,灸之亦然。"所谓"以心撩之"是说要做到心中有数,"撩之"是"搞清楚"之意。这最后一节的精神是非常可贵的。

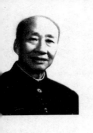

经筋第十三

（此篇录音资料仅限于提要，其他据《黄帝内经章句索引》整理）

篇解：十二经脉各有其"筋"，故曰"经筋"。经筋者所以联缀百骸、维络周身，各有定处。虽所行之部多与经脉同，而所结所盛之位独以四肢豁谷之间为最，故皆起于四肢指爪之间，而后盛于辅骨，结于肘腕，繁于膝关，联于肌肉，上于颈项，终于头面。手足三阳之筋行于外，其性多刚；手足三阴之筋行于内，其性多柔。而足三阴阳明之筋，又皆聚于阴器，故曰"前阴者，宗筋之所聚"。而一身之筋又为肝之所主，而曰"罢极之本也"。筋之为病，多起于寒热，成于燥湿，其见症则拘急、缓纵、肢转痿痛、俛仰屈伸，而以痛、痉、痿、废、口僻、眦急为重也。全篇可分作十二节。

【讲解】十二经的筋脉与络脉的运行不一样，筋脉最发达于四肢，在肘、腕、膝等关节之筋脉最大，因为关节越大需要的筋脉越多。十二筋脉的循行与十二经脉也不同，十二经脉都络属于脏腑，筋脉不络属脏腑而以四肢为主体。筋脉还有个特点是会于"前阴"，前阴为宗筋之所会嘛。虽然十二经脉各有筋脉，但主持筋脉者在"肝"，肝为"罢极"之本，筋脉不能维系了就会出现"罢极"问题。筋脉的病变特点是或拘挛、或纵缓、或痿废、或屈伸不利、或疼痛，甚至抽搐、口眼歪斜、痉挛等也都是筋脉的病变表现。

"经筋"出现的病证表现与经脉的见症大不一样，都集中在关节、肢体方面，以"痹症"为主要表现。治疗要用燔针劫刺，还要"以知为数"，

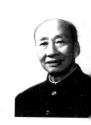

要让患者有明显的针感。"以痛为输",这个"痛"是"病变"之意,即哪个地方不舒服就针或灸那个地方。这些论述虽然出现在第一节中,但适应于下列每一节。

至于"十二经筋"的痹症为什么分为孟、仲、季,大家可以参考《灵枢·阴阳系日月》,其所述的意思大致相同,不过《灵枢·阴阳系日月》十二经是指"足经"而言,足三阳、足三阴有左右之分,来配系十二个月,此篇以手足十二经筋来配系孟、仲、季,两者意思是差不多的,也还可以从阴阳盛衰的角度来理解。

以下十二节内容,均先讲循行,次叙病证,再谈治疗,但与前面《经脉》篇讨论的具体内容不同,因"经筋"与脏腑无络属关系,其病证也就简单得多。

第一节 足太阳之筋

【原文】足太阳之筋,起于足小指上,结于踝,邪上结于膝,其下,循足外侧,结于踵,上循跟,结于腘;其别者,结于踹外,上腘中内廉,与腘中并上结于臀,上夹脊上项;其支者,别入结于舌本;其直者,结于枕骨,上头,下颜,结于鼻;其支者,为目上网,下结于頄;其支者,从腋后外廉,结于肩髃;其支者,入腋下,上出缺盆,上结于完骨;其支者,出缺盆,邪上出于頄。其病小指肢,跟肿痛,腘挛,脊反折,项筋急,肩不举,腋支,缺盆中纽痛,不可左右摇。治在燔针劫刺,以知为数,以痛为输,名曰仲春痹。

【提要】足太阳之筋的循行、病证和刺法。

第二节 足少阳之筋

【原文】足少阳之筋,起于小指次指,上结外踝,上循胫外廉,结于膝外廉;其支者,别起外辅骨,上走髀,前者结于伏兔之上,后者结于尻;其直者,上乘䏚季胁,上走腋前廉,系于膺乳,结于缺盆;直者,上出腋,

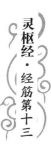

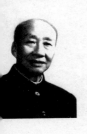

贯缺盆，出太阳之前，循耳后，上额角，交巅上，下走颔，上结于頄；支者，结于目眦为外维。其病小指次指肢转筋，引膝外转筋，膝不可屈伸，腘筋急，前引髀，后引尻，即上乘䏚季胁痛，上引缺盆、膺乳颈维筋急，从左之右，右目不开，上过右角，并跷脉而行，左络于右，故伤左角，右足不用，命曰维筋相交。治在燔针劫刺，以知为数，以痛为输，名曰孟春痹也。

【提要】足少阳之筋的循行、病证和刺法。

第三节 足阳明之筋

【原文】足阳明之筋，起于中三指，结于跗上，邪外上加于辅骨，上结于膝外廉，直上结于髀枢，上循胁，属脊；其直者，上循骭，结于膝；其支者，结于外辅骨，合少阳；其直者，上循伏兔，上结于髀，聚于阴器，上腹而布，至缺盆而结，上颈，上夹口，合于頄，下结于鼻，上合于太阳，太阳为目上网，阳明为目下网；其支者，从颊结于耳前。其病足中指肢胫转筋，脚跳坚，伏兔转筋，髀前肿，㿉疝，腹筋急，引缺盆及颊，卒口僻，急者目不合，热则筋纵，目不开；颊筋有寒，则急引颊移口，有热则筋弛纵缓，不胜收故僻。治之以马膏，膏其急者，以白酒和桂，以涂其缓者，以桑钩钩之，即以生桑炭置之坎中，高下以坐等，以膏熨急颊，且饮美酒，啖美炙肉，不饮酒者，自强也，为之三拊而已。治在燔针劫刺，以知为数，以痛为输，名曰季春痹也。

【提要】足阳明之筋的循行、病证和刺法。

第四节 足太阴之筋

【原文】足太阴之筋，起于大指之端内侧，上结于内踝；其直者，络于膝内辅骨，上循阴股，结于髀，聚于阴器，上腹，结于脐，循腹里，结于肋，散于胸中；其内者，着于脊。其病足大指肢，内踝痛，转筋痛，膝内辅骨痛，阴股引髀而痛，阴器纽痛，上引脐、两胁痛，引膺中、脊内痛。治在燔针劫刺，以知为数，以痛为输，命曰孟秋痹也。

【提要】足太阴之筋的循行、病证和刺法。

第五节 足太阴之筋

【原文】足少阴之筋,起于小指之下,并足太阴之筋,邪走内踝之下,结于踵,与太阳之筋合而上结于内辅之下,并太阴之筋而上循阴股,结于阴器,循脊内夹膂,上至项,结于枕骨,与足太阳之筋合。其病足下转筋,及所过而结者皆痛及转筋;病在此者主痫瘈及痉,在外者不能俛,在内者不能仰;故阳病者腰反折不能俛,阴病者不能仰。治在燔针劫刺,以知为数,以痛为输,在内者熨引饮药。此筋折纽,纽发数甚者,死不治,名曰仲秋痹也。

【提要】足太阴之筋的循行、病证和刺法。

第六节 足厥阴之筋

【原文】足厥阴之筋,起于大指之上,上结于内踝之前,上循胫,上结内辅之下,上循阴股,结于阴器,络诸筋。其病足大指肢,内踝之前痛,内辅痛,阴股痛转筋,阴器不用,伤于内则不起,伤于寒则阴缩入,伤于热则纵挺不收。治在行水清阴气;其病转筋者,治在燔针劫刺。以知为数,以痛为输,命曰季秋痹也。

【提要】足厥阴之筋的循行、病证和刺法。

第七节 手太阳之筋

【原文】手太阳之筋,起于小指之上,结于腕,上循臂内廉,结于肘内锐骨之后,弹之应小指之上,入结于腋下;其支者,后走腋后廉,上绕肩胛,循颈出走太阳之前,结于耳后完骨;其支者,入耳中;直者,出耳上,下结于颔,上属目外眦。其病小指肢,肘内锐骨后廉痛,循臂阴入腋下,腋下痛,腋后廉痛,绕肩胛引颈而痛,应耳中鸣痛,引颔目瞑,良久乃得视,颈筋急则为筋瘘颈肿。寒热在颈者,治在燔针劫刺之,以知为数,

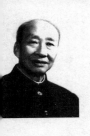

以痛为输,其为肿者,复而锐之。本支者,上曲牙,循耳前,属目外眦,上颌,结于角,其痛当所过者,肢转筋。治在燔针劫刺,以知为数,以痛为输,名曰仲夏痹也。

【提要】手太阳之筋的循行、病证和刺法。

第八节　手少阳之筋

【原文】手少阳之筋,起于小指次指之端,结于腕,上循臂,结于肘,上绕臑外廉,上肩走颈,合手太阳;其支者,当曲颊入系舌本;其支者,上曲牙,循耳前,属目外眦,上乘颔,结于角。其病当所过者即肢转筋,舌卷。治在燔针劫刺,以知为数,以痛为输,名曰季夏痹也。

【提要】手少阳之筋的循行、病证和刺法。

第九节　手阳明之筋

【原文】手阳明之筋,起于大指次指之端,结于腕,上循臂,上结于肘外,上臑,结于髃;其支者,绕肩胛,夹脊;直者,从肩髃上颈;其支者,上颊,结于頄;直者,上出手太阳之前,上左角,络头,下右颔。其病当所过者肢痛及转筋,肩不举,颈不可左右视。治在燔针劫刺,以知为数,以痛为输,名曰孟夏痹也。

【提要】手阳明之筋的循行、病证和刺法。

第十节　手太阴之筋

【原文】手太阴之筋,起于大指之上,循指上行,结于鱼后,行寸口外侧,上循臂,结肘中,上臑内廉,入腋下,出缺盆,结肩前髃,上结缺盆,下结胸里,散贯贲,合贲下,抵季胁。其病当所过者肢转筋痛,甚成息贲,胁急吐血。治在燔针劫刺,以知为数,以痛为输,名曰仲冬痹也。

【提要】手太阴之筋的循行、病证和刺法。

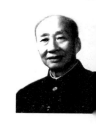

第十一节 手厥阴之筋

【原文】手心主之筋,起于中指,与太阴之筋并行,结于肘内廉,上臂阴,结腋下,下散前后夹胁;其支者,入腋,散胸中,结于贲。其病当所过者肢转筋,前及胸痛息贲。治在燔针劫刺,以知为数,以痛为输,名曰孟冬痹也。

【提要】手厥阴之筋的循行、病证和刺法。

第十二节 手少阴之筋

【原文】手少阴之筋,起于小指之内侧,结于锐骨,上结肘内廉,上入腋,交太阴,夹乳里,结于胸中,循臂,下系于脐。其病内急,心承伏梁,下为肘网;其病当所过者肢转筋,筋痛。治在燔针劫刺,以知为数,以痛为输。其成伏梁唾血脓者,死不治。经筋之病,寒则反折筋急,热则筋弛纵不收,阴痿不用。阳急则反折,阴急则俯不伸。焠刺者,刺寒急也,热则筋纵不收,无用燔针。名曰季冬痹也。足之阳明,手之太阳,筋急则口目为僻,眦急不能卒视,治皆如方也。

【提要】手少阴之筋的循行、病证和刺法。

【讲解】最后一句:"足之阳明,手之太阳,筋急则口目为僻,眦急不能卒视,治皆如右方也。"从描述的症状分析仍属中风病,基本上是足阳明、手太阳的问题,因为阳明经脉、太阳经脉系于目眦,应该归纳到前面足阳明经筋、手太阳经筋的病证中去。

"治皆如右方",前面所有"经筋"的病证都没有提到"口眼歪斜"的表现,而这些症状仍属"筋脉"的病变,因为属于阳明、太阳两经之病,所以还是要像治阳明、太阳那样去治疗。

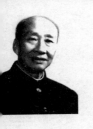

骨度第十四

（此篇录音资料仅限于提要，其他据《黄帝内经章句索引》整理）

【篇解】骨度，指全身骨骼之长短、大小、广狭等度数而言，非多寡之数也。文中虽有三百六十五骨节之说，但系神气游行出入而言，亦非多寡之数也。全篇可分作六节。

第一节 骨度的意义

【原文】黄帝问于伯高曰：脉度言经脉之长短，何以立之？伯高曰：先度其骨节之大小、广狭、长短，而脉度定矣。黄帝曰：愿闻众人之度，人长七尺五寸者，其骨节之大小长短各几何？伯高曰：头之大骨围二尺六寸，胸围四尺五寸，腰围四尺二寸。

【提要】言骨度之义，并及头身骨的横度。

【讲解】广狭、长短，这是"骨度"的具体内容，之所以要讨论"骨度"，是因为要知道"脉度"，即以"骨度"作为标准来度量"脉度"，这是"骨度"的意义所在。"骨度"有什么样的标准呢？"先度其骨节之大小、广狭、长短"，以此来作为标准，"骨度"有了，脉的长短大小也就有了。

第二节 身前骨之长

【原文】发所覆者，颅至项尺二寸，发以下至颐长一尺，君子终折。结喉以下至缺盆中长四寸，缺盆以下至𩩲骬长九寸，过则肺大，不满则肺小。

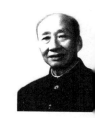

髃骭以下至天枢长八寸，过则胃大，不及则胃小。天枢以下至横骨长六寸半，过则回肠广长，不满则狭短。横骨长六寸半，横骨上廉以下至内辅之上廉长一尺八寸，内辅之上廉以下至下廉长三寸半，内辅下廉下至内踝长一尺三寸，内踝以下至地长三寸，膝腘以下至跗属长一尺六寸，跗属以下至地长三寸，故骨围大则太过，小则不及。

【提要】叙身前骨之长度。

第三节　身侧骨之长

【原文】角以下至柱骨长一尺，行腋中不见者长四寸，腋以下至季胁长一尺二寸，季胁以下至髀枢长六寸，髀枢以下至膝中长一尺九寸，膝以下至外踝长一尺六寸，外踝以下至京骨长三寸，京骨以下至地长一寸。

【提要】叙身侧骨之长度。

第四节　头身骨之宽

【原文】耳后当完骨者广九寸，耳前当耳门者广一尺三寸，两颧之间相去七寸，两乳之间广九寸半，两髀之间广六寸半。足长一尺二寸，广四寸半。

【提要】叙头身骨之宽度。

第五节　身后骨之长

【原文】肩至肘长一尺七寸，肘至腕长一尺二寸半，腕至中指本节长四寸，本节至其末长四寸半，项发（髪）以下至背骨长二寸半，膂骨以下至尾骶二十一节长三尺，上节长一寸四分分之一，奇分在下，故上七节至于膂骨九寸八分分之七。

【提要】叙身后骨之长度。

第六节　骨度辨脉度

【原文】此众人骨之度也，所以立经脉之长短也。是故视其经脉之在

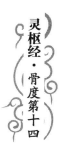

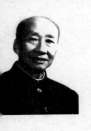

于身也，其见浮而坚，其见明而大者，多血；细而沉者，多气也。

【提要】言立骨度以辨经脉之度。

【讲解】这最后一节再次强调为什么要知道"骨度"。"骨度"也好，"脉度"也好，"五十营"也好，就《内经》中所有的数字，我曾经请教过科学院度量衡研究所的几位老先生，他们是研究古代度量衡的专家，他们认为《内经》中的尺寸是汉代的，他们曾把其中的尺寸都折合成了现代的尺寸，可惜现在这些资料都没有了，在"文革"中被毁了，如果我现在再来搞这项研究，时间、精力已经不允许了，就交给你们来研究吧，还是要依靠科学院的力量。据我掌握的资料，汉代的尺寸如果折合成现代的尺寸，尺寸越小者越准确，尺寸越大者误差越大，这个结论还没有论证过，还不知道是什么原因造成的。

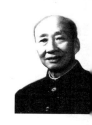

五十营第十五

（此篇录音资料仅限于提要，其他据《黄帝内经章句索引》整理）

篇解：营气运行于人身，一昼夜凡五十度为一周，故曰"五十营"。文中，惟"五十营"概以一万三千五百息，与正常人一昼夜约二万四千至二万六千的息数相较，差距甚大，恐有错简也。全篇可分作三节。

【讲解】关于"五十营"，这里有一个问题，一昼一夜行五十营，按呼吸来计算是一万三千五百息，这个数字与现在的差别很大，现在正常人一天的呼吸次数一般是两万多，这里说一昼夜的呼吸是一万三千五百息，起码有一万次的差别，不知道是文献的差错，还是什么其他的原因造成了这个误差。一呼一吸，脉来四至，这基本上又是对的，说明这个总数应该是准的，一万三千五百息，到底为什么和现在差别这么大，现在也查不清楚了，可能还是文字上的错误，如果是二万三千五百息，就差不多了。

对此篇文献要知道三个数字：第一节中的"十六丈二尺"，是全身经脉的长度；第二节中"一万三千五百息"，是一般人一天的呼吸次数，这个数字是有问题的；第三节中的"八百一十丈"，是指五十营循行的长度。

第一节 脉度之长

【原文】黄帝曰：余愿闻五十营奈何？岐伯答曰：天周二十八宿，宿三十六分，人气行一周，千八分。日行二十八宿，人经脉上下、左右、前后二十八脉，周身十六丈二尺，以应二十八宿。

【提要】言脉度的长度。

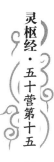

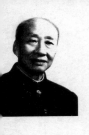

【讲解】脉度的总长度是"十六丈二尺",是指十二经脉的总长度,即"日行二十八宿"的总长度是十六丈二尺。

第二节　营气之息

【原文】漏水下百刻,以分昼夜。故人一呼,脉再动,气行三寸,一吸,脉亦再动,气行三寸,呼吸定息,气行六寸。十息,气行六尺,日行二分。二百七十息,气行十六丈二尺,气行交通于中,一周于身,下水二刻,日行二十五分。五百四十息,气行再周于身,下水四刻,日行四十分。二千七百息,气行十周于身,下水二十刻,日行五宿二十分。一万三千五百息,气行五十营于身,水下百刻,日行二十八宿。漏水皆尽,脉终矣。

【提要】言营气一昼夜五十周于身,凡一万三千五百息。

【讲解】"漏水皆尽"是指古代计时铜壶的水滴尽为一百刻。

第三节　营运之长

【原文】所谓交通者,并行一数也,故五十营备,得尽天地之寿矣,凡行八百一十丈也。

【提要】总概五十营运行的长度为八百一十丈。

【讲解】所谓"交通者"是指第二节中"二百七十息,气行十六丈二尺,气行交通于中"的"交通"。"并行"是说二十八脉的并行,营气行于二十八脉。"故五十营备,得尽天地之寿矣",是说营气在人体完整地运行五十周,就完成了一天的生理循环。"天地"是指三阴三阳五脏六腑。"寿"就是数,即阴阳之数,一共环行八百一十丈,"八百一十丈"就是五十个"十六丈二尺",即营气五十周于全身的长度。

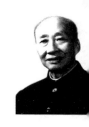

营气第十六

（此篇录音资料仅限于提要，其他据《黄帝内经章句索引》整理）

篇解：本篇言营气运行之次，始于手太阴，经手阳明、足阳明、足太阴、手少阴、手太阳、足太阳、足少阴、手厥阴、手少阳、足少阳、足厥阴、督脉、任脉，复还于手太阴，是为十四经营气之序也。全篇可不分章节。

【原文】黄帝曰：营气之道，内谷为宝。谷入于胃，乃传之肺，流溢于中，布散于外，精专者行于经隧，常营无已，终而复始，是谓天地之纪。故气从太阴出，注手阳明，上行注足阳明，下行至跗上，注大指间，与太阴合，上行抵髀；从脾注心中，循手少阴，出腋下臂，注小指，合手太阳，上行乘腋出䪼内，注目内眦，上巅，下项，合足太阳，循脊下尻，下行注小指之端，循足心，注足少阴，上行注肾；从肾注心，外散于胸中，循心主脉出腋下臂，出两筋之间，入掌中，出中指之端，还注小指次指之端，合手少阳，上行注膻中，散于三焦；从三焦注胆，出胁注足少阳，下行至跗上，复从跗注大指间，合足厥阴，上行至肝；从肝上注肺，上循喉咙，入颃颡之窍，究于畜门。其支别者，上额，循巅，下项中，循脊入骶，是督脉也，络阴器，上过毛中，入脐中，上循腹里，入缺盆，下注肺中，复出太阴。此营气之所行也，逆顺之常也。

【讲解】营气运行从手太阴开始，故曰"气从太阴出"，手阳明是第二，足阳明是第三，足太阴是第四，手少阴是第五，手太阳是第六，足太阳是第七，足少阴是第八，手厥阴心主是第九，手少阳是第十，足少阳是第十一，足厥阴是第十二。"究于畜门"，"畜门"是指上呼吸道，喉头

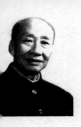

上通鼻窍，包括会厌。"其支别者，上额，循巅，下项中，循脊入骶，是督脉也"，是说营气由足厥阴交于"督脉"。从督脉，"络阴器，上过毛中，入脐中，上循腹里，入缺盆"，这是"任脉"，由"督脉"交"任脉"，"下注肺中，复出太阴"，这就是营气运行的次序。

"营气之道，内谷为宝。谷入于胃，乃传之肺"，这几句话可以理解为营气的来源。"内谷"是"饮食"之意，营气是由水谷精微生成，是"谷"入于胃来的；然后散精于肺，故曰"乃传之肺"。营气运行就是从手太阴肺起，到足厥阴终，通过督脉、任脉，十四条经脉就这样运行一周，故曰"此营气之所行也，逆顺之常也"，"逆顺"就指手足阴阳上下而言。

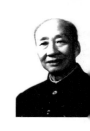

脉度第十七

（此篇录音资料仅限于提要，其他据《黄帝内经章句索引》整理）

篇解：脉度，计全身经脉之长度也。二十八脉，通长一十六丈二尺，而为周身经隧之总数。篇中除叙"脉度"而外，对于经脉内溉脏腑、外濡腠理之常变发挥尤多，而于蹻脉之起止亦有敷陈也。全篇可分作五节。

第一节 经、络、孙之别

【原文】黄帝曰：愿闻脉度。岐伯答曰：手之六阳，从手至头长五尺，五六三丈；手之六阴，从手至胸中三尺五寸，三六一丈八尺，五六三尺，合二丈一尺；足之六阳，从足上至头八尺，六八四丈八尺；足之六阴，从足至胸中六尺五寸，六六三丈六尺，五六三尺，合三丈九尺；蹻脉从足至目七尺五寸，二七一丈四尺，二五一尺，合一丈五尺；督脉、任脉各四尺五寸，二四八尺，二五一尺，合九尺。凡都合一十六丈二尺，此气之大经隧也。经脉为里，支而横者为络，络之别者为孙，盛而血者疾诛之，盛者泻之，虚者饮药以补之。

【提要】论脉度，兼及经脉、络脉、孙脉之辨。

第二节 经脉之常变

【原文】五脏常内阅于上七窍也。故肺气通于鼻，肺和则鼻能知臭香矣；心气通于舌，心和则舌能知五味矣；肝气通于目，肝和则目能辨五色矣；脾气通于口，脾和则口能知五谷矣；肾气通于耳，肾和则耳能闻五音

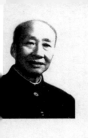

矣。五脏不和，则七窍不通，六腑不合，则留为痈。故邪在腑则阳脉不和，阳脉不和则气留之，气留之则阳气盛矣；阳气太盛则阴不利，阴脉不利则血留之，血留之则阴气盛矣。阴气太盛，则阳气不能荣也，故曰关；阳气太盛，则阴气弗能荣也，故曰格；阴阳俱盛，不得相荣，故曰关格。关格者，不得尽期而死也。

【提要】言经脉内溉脏腑、外濡腠理的常变。

【讲解】经脉内通脏腑，外通腠理，营气五十周于身，脏腑由经脉得到营养，这是常态。"故邪在腑则阳脉不和，阳脉不和则气留之，气留之则阳气盛矣。阳气太盛则阴不利，阴脉不利则血留之，血留之则阴气盛矣"，这是讲"变"，即经脉阴阳的偏盛偏衰。回过头来看开头这句"五脏常内阅于上七窍也"，就是说，可以观察七窍的常与变而内阅脏腑之常与变。

第三节　跷脉之起止

【原文】黄帝曰：跷脉安起安止，何气荣水？岐伯答曰：跷脉者，少阴之别，起于然骨之后，上内踝之上，直上循阴股入阴，上循胸里入缺盆，上出人迎之前，入頄（同"䪼"），属目内眦，合于太阳、阳跷而上行，气并相还，则为濡目，气不荣则目不合。

【提要】叙跷脉之起止。

【讲解】阴跷起于少阴，阳跷起于太阳，跷脉本身没有单独的经脉，他们都依附在少阴、太阳的经脉上。

第四节　经脉之功能

【原文】黄帝曰：气独行五脏，不荣六腑，何也？岐伯答曰：气之不得无行也，如水之流，如日月之行不休，故阴脉荣其脏，阳脉荣其腑，如环之无端，莫知其纪，终而复始。其流溢之气，内溉脏腑，外濡腠理。

【提要】补叙阴脉营脏、阳脉营腑之生理意义。

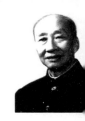

第五节　跷脉之男女

【原文】黄帝曰：跷脉有阴阳，何脉当其数？岐伯曰：男子数其阳，女子数其阴，当数者为经，其不当数者为络也。

【提要】补叙跷脉男女之异。

【讲解】跷脉在男女身上还有所不同，意思是说跷脉有阴数、阳数之分。男为阳，所以男子以"当数"的阳跷为经，以"不当数"的阴跷为络；女为阴，所以女子以"当数"的阴跷为经，以"不当数"的阳跷为络。"数"是"计算"之意，"经"者当计，"络"者不计。

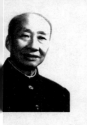

营卫生会第十八

（此篇录音资料仅限于提要，其他据《黄帝内经章句索引》整理）

篇解： 篇中论营气、卫气之所生、所会，故以"营卫生会"名篇。营卫的"生""会"是指两种功能，"生"是"产生"之意，"会"是"交会"之意，营气有所"生"有所"会"，卫气也有所"生"有所"会"。例如，"营出中焦，卫出下焦"，"清者为营，浊者为卫"，此言营卫之所由"生"也；"营在脉中，卫在脉外，营周不休，五十而复大会，阴阳相贯，如环无端"，此言营卫之所由"会"也。生、会之义大略如此。全篇可分作三章。

第一章　营卫所生所会

【原文】黄帝问于岐伯曰：人焉受气？阴阳焉会？何气为营？何气为卫？营安从生？卫于焉会？老壮不同气，阴阳异位，愿闻其会。岐伯答曰：人受气于谷，谷入于胃，以传与肺，五脏六腑，皆以受气，其清者为营，浊者为卫，营在脉中，卫在脉外，营周不休，五十度而复大会，阴阳相贯，如环无端。卫气行于阴二十五度，行于阳二十五度，分为昼夜，故气至阳而起，至阴而止。故曰：日中而阳陇，为重阳；夜半而阴陇，为重阴。故太阴主内，太阳主外，各行二十五度，分为昼夜。夜半为阴陇，夜半后而为阴衰，平旦阴尽而阳受气矣。日中而阳陇，日西而阳衰，日入阳尽而阴受气矣。夜半而大会，万民皆卧，命曰合阴，平旦阴尽而阳受气，如是无已，与天地同纪。

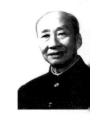

【提要】阐明营卫所由生之源及所由会之时。

第二章 营卫生会有异

【原文】黄帝曰：老人之不夜瞑者，何气使然？少壮之人，不昼瞑者，何气使然？岐伯答曰：壮者之气血盛，其肌肉滑，气道通，营卫之行，不失其常，故昼精而夜瞑。老者之气血衰，其肌肉枯，气道涩，五脏之气相搏，其营气衰少，而卫气内伐，故昼不精，夜不瞑。

【提要】言老、壮不同，则营卫之生会有异。

【讲解】如卫气白天行于阳、夜间行于阴，青壮年是如此，老年人就不一定了，以此说明个体的营卫生会是有一定差别的。

第三章 言营卫之所生

【原文】"黄帝曰：愿闻营卫之所行"至篇尾。

【提要】分言营卫之生会，可分作三节。

【讲解】第一节主要讲宗气带动营卫的运行，第二节主要讲营出中焦，第三节主要讲卫出下焦，所以此章主要是讲宗气、营气、卫气。

第一节 宗气导营卫之常与变

【原文】黄帝曰：愿闻营卫之所行，皆何道从来？岐伯答曰：营出中焦，卫出下焦。黄帝曰：愿闻三焦之所出。岐伯答曰：上焦出于胃上口，并咽以上贯膈而布胸中，走腋，循太阴之分而行，还至阳明，上至舌，下足阳明，常与营俱行于阳二十五度，行于阴亦二十五度一周也，故五十度而复大会于手太阴矣。黄帝曰：人有热，饮食下胃，其气未定，汗则出，或出于面，或出于背，或出于身半，其不循卫气之道而出，何也？岐伯曰：此外伤于风，内开腠理，毛蒸理泄，卫气走之，固不得循其道，此气慓悍

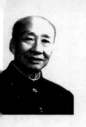

滑疾，见开而出，故不得从其道，故命曰漏泄。

【提要】言上焦宗气导营卫而行之常与变，可分作三节。

【讲解】此节重点是讲，"宗气"是人体的动气，营气运行、卫气运行都要靠宗气来带动。

第二节　营出中焦之常与变

【原文】黄帝曰：愿闻中焦之所出。岐伯答曰：中焦亦并胃中，出上焦之后，此所受气者，泌糟粕，蒸津液，化其精微，上注于肺脉，乃化而为血，以奉生身，莫贵于此，故独得行于经隧，命曰营气。黄帝曰：夫血之与气，异名同类，何谓也？岐伯答曰：营卫者精气也，血者神气也，故血之与气，异名同类焉。故夺血者无汗，夺汗者无血，故人生有两死，而无两生。

【提要】言营出中焦之常与变。

【讲解】此段文献中云"中焦亦并胃中，出上焦之后"，这里的"之后"是"之下"之意。又文献云"故夺血者无汗，夺汗者无血，故人生有两死而无两生"，"有两死"是指不同原因的死亡，"无两生"是说生命是由先天之精气和后天水谷精微支持的，每个人生命的来源及生命的维系都是一样的。也就是说，人死有各种原因，但人生都是一样的因由。

第三节　卫出下焦之常与变

【原文】黄帝曰：愿闻下焦之所出。岐伯答曰：下焦者，别回肠，注于膀胱而渗入焉。故水谷者，常并居于胃中，成糟粕，而俱下于大肠，而成下焦，渗而俱下，济泌别汁，循下焦而渗入膀胱焉。黄帝曰：人饮酒，酒亦入胃，谷未熟而小便独先下何也？岐伯答曰：酒者熟谷之液也，其气悍以清，故后谷而入，先谷而液出焉。黄帝曰：善。余闻上焦如雾，中焦如沤，下焦如渎，此之谓也。

【提要】言卫出下焦之常与变。

【讲解】此节提出了"卫出下焦"的论点，但基本没有进行论证。问

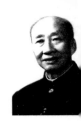

曰："下焦之所出"是什么呢？但回答得并不清楚。卫气还是源于水谷精微的，但必由下焦之肾和膀胱的阳气蒸化而来。为什么膀胱太阳主表呢？就是因为卫气通过膀胱阳气的蒸化而系于表的缘故。文献中举了个例子，"人饮酒，酒亦入胃，谷未熟而小便独先下何也？岐伯答曰："酒者熟谷之液也，其气悍以清，故后谷而入，先谷而液出焉。"这里以"酒"的蒸化来比喻"卫气"的蒸化，酒为阳，卫气也为阳，酒会很快蒸化于表，卫气也是这样，文献用这个形象地描述来阐明"卫气出于下焦"这个论题。虽然没有说清楚，但"酒蒸化"的例子形象地描述了"卫气蒸化"的原理，以酒的"气悍以清，故后谷而入，先谷而液出"来比喻卫气的剽悍滑疾，旨在论证"卫出下焦"的论题。

文献总结云："余闻上焦如雾，中焦如沤，下焦如渎，此之谓也。""上焦如雾"，是说上焦为轻清之气，包括宗气、卫气，主要是指宗气，"雾"即肺所主之气，为轻清之气。"中焦如沤"，"沤"是指浑浊稠厚，比喻中焦的水谷精气，其中有清有浊，意指中焦水谷精气之化运。"下焦如渎"，"渎"是地下的水道，仅指水之下行，没有也不包括卫出下焦这个意思。

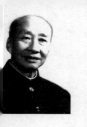

四时气第十九

（此篇录音资料仅限于提要，其他据《黄帝内经章句索引》整理）

篇解：本篇开首即言春夏秋冬四时之刺，因四时之气有所不同，四时之刺便有各殊。则所谓"四时之气"者，即因四时之气殊而异其刺也。但全篇的内容，并不止于此，更多的是言对温疟、风水、飧泄、转筋、徒㽷、著痹、肠中不便、疠风、腹鸣气冲、小肠气、善呕、膈塞、小腹痛肿等杂病的刺法，实际上这篇文献讨论的是治杂病的问题。全篇可分作三章。

【讲解】所谓"四时之气"就是阴阳之气，因其阴阳盛衰升降不同因而要采用不同的治法。这篇文章的内容并不只谈"四时之气"，其中大半的篇幅是关于杂病治疗的。《灵枢经》中这样命题的篇章很多，一般把讨论的第一个问题作为篇名，在我国历史上，不仅医书有这种情况，在其他文献中都有类似的情况，比如《大学》《中庸》都是这样的命题方法。

第一章 四时刺法

【原文】黄帝问于岐伯曰：夫四时之气，各不同形，百病之起，皆有所生，灸刺之道，何者为定？岐伯答曰：四时之气，各有所在，灸刺之道，得气穴为定。故春取经，血脉分肉之间，甚者，深刺之，间者，浅刺之；夏取盛经孙络，取分间绝皮肤；秋取经腧，邪在腑，取之合；冬取井荥，必深以留之。

【提要】言四时不同之刺。

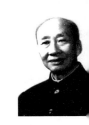

【讲解】文曰:"四时之气,各不同形",这个"形"是指病变表现,阴阳升降不一样,在人体上发生的疾病各不同形。

文曰:"百病之起,皆有所生",是说春天发的病不能离开春天的气候特点来认识,夏天发生的病不能离开夏季的气候特点来认识,"所生"是指四时气候对人体发病的影响,这体现了中医学的整体观,即人与自然是一个整体。

文曰:"四时之气,各有所在,灸刺之道,得气穴为定。"是说要依据四时之气,选择适合的气穴、适合的经气进行治疗。

此章最后叙述了依据四时之气的不同治疗方法,这里所讲的"四时之气"没有《灵枢·本输》篇讲得具体,大家可以参照着进行学习。比如此篇说"春取经",在《灵枢·本输》中是这样讲的:"春取络脉诸荥大经分肉之间,甚者深取之,间者浅取之。"因为春天阳气在外、在上,气血运行较浅,而络脉浅在、经脉深在,所以春天取络脉。这里的"络脉"主要是指十二经之大络,在"大经分肉之间"。取"络脉诸荥",即取"荥"穴而不取"经"穴。所以此篇文献亦云:"春取经,血脉分肉之间。"因此建议大家,最好把两篇文献对照着来学习和理解,下面的夏、秋、冬的取穴都可以参考《灵枢·本输》篇来理解。

第二章　杂病刺法

【原文】"温疟汗不出"至"肿上及胃脘,取三里"。

【提要】刺杂病,共列举了十三个杂病,可分作十三节。

第一节　刺温疟

【原文】温疟汗不出,为五十九痏。

【提要】刺温疟。

【讲解】这里的"五十九痏",即《素问·刺热》篇的五十九刺,"温

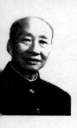

疟"属于热病。

第二节 刺风水

【原文】风痎肤胀，为五十七痏，取皮肤之血者，尽取之。

【提要】刺风水。

第三节 刺飧泄

【原文】飧泄，补三阴之上，补阴陵泉，皆久留之，热行乃止。

【提要】刺飧泄。

第四节 刺转筋

【原文】转筋于阳治其阳，转筋于阴治其阴，皆卒刺之。

【提要】刺转筋。

【讲解】"卒刺"就是"猝刺"，即不要久留针。

第五节 刺徒㽷

【原文】徒㽷，先取环谷下三寸，以铍针针之，已刺而筩之，而内之，入而复之，以尽其㽷，必坚，来缓则烦悗，来急则安静，间日一刺之，㽷尽乃止；饮闭药，方刺之时徒饮之，方饮无食，方食无饮，无食他食，百三十五日。

【提要】刺徒㽷，所谓"徒㽷"，是说这个"水"没有合并其他的病，不是"风水"，也不是"水热"，只是单纯的水邪。

【讲解】文云"环谷下三寸"，人体没有"环谷"这个穴位，有人认为是指足少阳的"环跳"穴，现在也还没有定论。"已刺而筩之"，"筩之"是指反复进出几次，"筩"是古人装剑的剑筒，剑不停地插进去抽出来，故"筩之"是"提插"的意思，相当于现在的"提插"手法，用反复提插的刺法使水邪排出去。

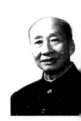

文云"来缓则烦悗,来急则安静",是说临床通过针的提插来排泄体内的邪水,"来缓"即水量排出的不多,病人往往有烦闷的感觉;"来急"即水量排出得很多,病人就会比较安静。水邪出得不顺畅,说明病人的体质比较衰弱,就会有烦闷的感觉;水邪出得很顺畅,说明人的正气尚好,病人会感觉舒服一些。

文云"间日一刺之,水尽乃止",是说不能每天都刺,要隔天一刺,这是古人刺"水"的方法。

文云"饮闭药",古人认为刺"水"也不那么简单,同时还要配合药物治疗,"闭药"是指泄水、渗水的药,来帮助消退水邪。

文云"方刺之时徒饮之",意思是说可以一面吃药一面用针,二者相互没有妨碍。但是病人的饮食要与服药分开,故曰"方饮无食,方食无饮",喝药的时候就不要吃饭,刚吃了饭也不要马上服药,饮食和服药要分开,这样药物才能发挥其最大的作用。

文云"无食他食",是说还要讲究饮食的禁忌,饮食需要谨慎,水肿不能再吃易生水的食物。"百三十五日",是说在这治疗的一百三十五日当中都应该"无食他食"。

第六节　刺著痹

【原文】著痹不去,久寒不已,卒取其三里骨为骭。

【提要】刺著痹。

第七节　刺肠中不便

【原文】肠中不便,取三里,盛泻之,虚补之。

【提要】刺肠中不便。

第八节　刺疠风

【原文】疠风者,素刺其肿上,已刺,以锐针针其处,按出其恶气,

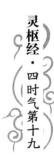

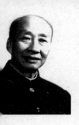

肿尽乃止，常食方食，无食他食。

【提要】刺疠风。

【讲解】"锐针"也是九针之一。这里也讲到饮食禁忌问题。

第九节 刺肠鸣

【原文】腹中常鸣，气上冲胸，喘不能久立，邪在大肠，刺肓之原、巨虚上廉、三里。

【提要】刺肠鸣。

第十节 刺疝气

【原文】小腹控睾，引腰脊，上冲心，邪在，小肠者，连睾系，属于脊，贯肝肺，络心系，气盛则厥逆，上冲肠胃，熏肝，散于肓，结于脐，故取之肓原以散之，刺太阴以予之，取厥阴以下之，取巨虚下廉以去之，按其所过之经以调之。

【提要】刺小肠疝气。

【讲解】"小腹控睾，引腰脊"，这是描述小肠疝气疼痛的特点。"按其所过之经以调之"，或者是选择肝经，或者是选择肾经，以调治之。

第十一节 刺呕胆

【原文】善呕，呕有苦，长太息，心中憺憺，恐人将捕之，邪在胆，逆在胃，胆液泄则口苦，胃气逆则呕苦，故曰呕胆，取三里以下胃气逆，则刺少阳血络以闭胆逆，却调其虚实以去其邪。

【提要】刺呕胆。

第十二节 刺膈塞

【原文】饮食不下，膈塞不通，邪在胃脘，在上脘则刺抑而下之，在下脘则散而去之。

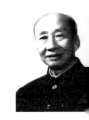

【提要】刺胃脘膈塞。

【讲解】此病治疗的关键要看膈塞的部位,在上、在下的治疗是不同的。

第十三节　刺小腹痛肿

【原文】小腹痛肿,不得小便,邪在三焦约,取之太阳大络,视其络脉与厥阴小络结而血者,肿上及胃脘,取三里。

【提要】刺小腹痛肿。

第三章　刺法之诊

【原文】睹其色,察其以,知其散复者,视其目色,以知病之存亡也。一其形,听其动静者,持气口人迎以视其脉,坚且盛且滑者病日进,脉软者病将下,诸经实者,病三日已。气口候阴,人迎候阳也。

【提要】言用刺法之诊。

【讲解】不管是依四时之气的治疗法,还是杂病的一般治疗法,都要留意病人的神态,要随时观察病人的神色,故曰"睹其色,察其以,知其散复者,视其目色,以知病之存亡也"。"散复"是指神气的存亡,"复"是神气在,"散"就是神气亡。"一其形,听其动静者","一"是"专一"之意,专注于病人;"听"也是观察方法之一,要观察病人的动静;这里主要是讲识脉,看其寸口、人迎的脉象如何,凡想持针必先诊脉,只会扎针不会看脉,这是个缺陷。脉象"坚且盛且滑"者,预示病邪还在进一步深入;"脉软者病将下",脉无力了,那么邪气也在减退。"诸经实者病三日已","经"是指十二经脉,若邪气盛脉象也盛者,那问题不大,会很快痊愈,反之,邪气盛而脉象衰,那问题就比较复杂了,临床最忌讳的就是邪盛脉衰。"气口候阴,人迎候阳也",是说手上的脉象候三阴,颈上阳明胃的脉象候三阳。

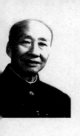

任应秋 讲《黄帝内经》二

最后这一章是概括用针的基本精神，一要"望"，二要"切"，望病人的神色变化，切脉的虚实动静，针法也离不开望、闻、问、切这基本的诊断方法。

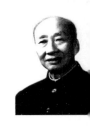

五邪第二十

（此篇录音资料仅限于提要，其他据《黄帝内经章句索引》整理）

篇解：言邪在五脏之刺，故以"五邪"名篇。不同之邪，在不同之脏，当有不同之病证，故当取其不同之腧穴，并用不同之刺法以治之，斯所谓辨证论治也。全篇可分作五节。

【讲解】邪有不同，如风邪、寒邪、湿邪、燥邪、火邪等；脏也有不同的性格，即使是同一种邪气在不同的脏器中，也会出现不同的病证表现；治疗的时候也要采取不同的治法，因此要辨证论治，这就是此篇文献的精神。全篇所描述的病证可以从五脏经脉的特性来认识。

第一节 刺在肺之邪

【原文】邪在肺，则病皮肤痛，寒热，上气喘，汗出，咳动肩背。取之膺中外腧，背三节五脏之傍，以手疾按之，快然，乃刺之，取之缺盆中以越之。

【提要】刺肺邪。

第二节 刺在肝之邪

【原文】邪在肝，则两胁中痛，寒中，恶血在内，行善掣，节时脚肿。取之行间以引胁下，补三里以温胃中，取血脉以散恶血，取耳间青脉以去其掣。

【提要】刺肝邪。

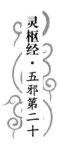

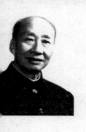

【讲解】文中"掣"是经脉拘急痉挛的意思。

第三节　刺在脾之邪

【原文】邪在脾胃，则病肌肉痛。阳气有余，阴气不足，则热中善饥；阳气不足，阴气有余，则寒中肠鸣、腹痛；阴阳俱有余，若俱不足，则有寒有热。皆调于三里。

【提要】刺脾邪。

第四节　刺在肾之邪

【原文】邪在肾，则病骨痛阴痹。阴痹者，按之而不得，腹胀、腰痛、大便难、肩背颈项痛、时眩。取之涌泉、昆仑，视有血者，尽取之。

【提要】刺肾邪。

【讲解】《灵枢》中凡是云"有血者"，都是指其经脉充分暴露的部位，利用这些部位可以进行放血治疗。"尽取之"，是说多处"有血者"都可以刺。

第五节　刺在心之邪

【原文】邪在心，则病心痛喜悲，时眩仆。视有余不足而调之其输也。

【提要】刺心邪。

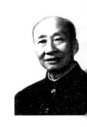

寒热病第二十一

（此篇录音资料仅限于提要，其他据《黄帝内经章句索引》整理）

篇解：篇首便叙述皮寒热、肌寒热、骨寒热三病之刺，便以"寒热病"名篇。但篇中所言者并不止此"寒热"一病，尚有体惰、厥痹、暴瘖、暴聋、暴瘅、暴挛、热厥、寒厥、舌纵、痈疽、振寒等病证，以及对阴阳诸经之刺，特别是"刺害"的提出，凡用针刺者，均不可不知。全篇可分作六节。

第一节 寒热病刺法

【原文】皮寒热者，不可附席，毛发焦，鼻槁腊，不得汗；取三阳之络，以补手太阴。肌寒热者，肌痛，毛发焦，而唇槁腊，不得汗；取三阳于下，以去其血者，补足太阴，以出其汗。骨寒热者，病无所安，汗注不休；齿未槁，取其少阴于阴股之络；齿已槁，死不治；骨厥亦然。

【提要】三种寒热病之不同刺法。

第二节 诸痹病刺法

【原文】骨痹，举节不用而痛，汗注、烦心，取三阴之经，补之。身有所伤，血出多，及中风寒，若有所堕坠，四肢懈惰不收，名曰体惰，取其小腹脐下三结交，三结交者，阳明、太阴也，脐下三寸关元也。厥痹者，厥气上及腹，取阴阳之络，视主病也，泻阳补阴经也。

【提要】言骨痹、体惰、厥痹症治。

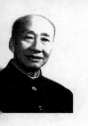

第三节 诸窍病刺法

【原文】颈侧之动脉人迎,人迎,足阳明也,在婴筋之前。婴筋之后,手阳明也,名曰扶突。次脉,足少阳脉也,名曰天牖。次脉,足太阳也,名曰天柱。腋下动脉,臂太阴也,名曰天府。阳迎头痛,胸满不得息,取之人迎。暴瘖气鞕,取扶突与舌本出血。暴聋气蒙,耳目不明,取天牖。暴挛痫眩,足不任身,取天柱。暴瘅内逆,肝肺相搏,血溢鼻口,取天府。此为天牖五部。

【提要】言头项七窍诸病之刺。

第四节 齿目痛刺法

【原文】臂阳明有入頄遍齿者,名曰大迎,下齿龋取之。臂恶寒补之,不恶寒泻之。足太阳有入頄遍齿者,名曰角孙,上齿龋取之,在鼻与頄前。方病之时,其脉盛,盛则泻之,虚则补之。一曰取之出鼻外。足阳明有夹鼻入于面者,名曰悬颅,属口,对入系目本,视有过者取之,损有余,益不足,反者益其。足太阳有通项入于脑者,正属目本,名曰眼系,头目苦痛取之,在项中两筋间,入脑乃别。阴跷、阳跷,阴阳相交,阳入阴,阴出阳,交于目锐眦,阳气盛则瞋目,阴气盛则瞑目。

【提要】叙阳明、太阳二经齿痛、目痛之刺。

【讲解】"目痛"取太阳经穴,"齿痛"取阳明经穴,因为太阳的经脉入于目,阳明的经脉入于齿。

第五节 寒热厥刺法

【原文】热厥取足太阴、少阳,皆留之;寒厥取足阳明、少阴于足,皆留之。舌纵涎下,烦悗,取足少阴。振寒洒洒,鼓颔,不得汗出,腹胀烦悗,取手太阴。刺虚者,刺其去也;刺实者,刺其来也。春取络脉,夏取分腠,秋取气口,冬取经输,凡此四时,各以时为齐。络脉治皮肤,分腠治肌肉，气口治筋脉，经输治骨髓、五脏。

【提要】叙热厥、寒厥之刺，并申述其刺法。

第六节　痈疽之刺法

【原文】身有五部：伏兔一，腓二，腓者腨也，背三，五脏之腧四，项五。此五部有痈疽者，死。病始手臂者，先取手阳明、太阴而汗出；病始头首者，先取项太阳而汗出；病始足胫者，先取足阳明而汗出。臂太阴可汗出，足阳明可汗出。故取阴而汗出甚者，止之于阳；取阳而汗出甚者，止之于阴。凡刺之害，中而不去则精泄，不中而去则致气；精泄则病甚而恇，致气则生为痈疽也。

【提要】叙痈疽之刺。

【讲解】"身有五部"，是说五脏在体表有对应的五个部位，这五部都是痈疽好发之所，因此痈疽发生在某部则责之于某脏。"伏兔"，这个部位归阳明胃；"腓"即腓肠肌，属太阳、少阴经，在外侧则为太阳，在内侧就是少阴；"背"为督脉所在，旁边是太阳经；"五脏之腧"是指心、肝、脾、肺、肾等背俞穴；"项"是指脖颈部位。"此五部有痈疽者，死"，若痈疽生于上述这五个部位，病情一般都很凶险，当然不能说都会"死"，但这五个部位的痈疽是较难治的，特别是"疽"，就更不好治了。

下面这段话表达了两点：第一，痈疽袭体，病在经络，浅者在络，深者在经，治疗最好是先用"汗"法，使病邪随汗出而去，可以用仙方活命饮、人参白术散等方药，这是痈疽初起的常用方；第二，"取阴而汗出甚者"需要刺阳经来止汗，故曰"止之于阳"，"取阳而汗出甚者"，就要取阴经来止其汗，故曰"止之于阴"，因为"汗"出意在使邪外解，若汗出过多，则精枯血少，使血分更燥，这是治疗之大忌。

故曰"凡针之害，中而不去则精泄，不中而去则致气"，是说针刺的时候要中病即止，病已经去了，但针还久久不去，就会导致"精泄"，"精"代表正气；相反，还没有"中病"，身体还没有反应，就停针了，

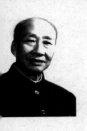

就会导致"致气",即助长邪气。"精泄则病甚而恇,致气则生为痈疽也",所以针刺治疗时必须要恰到好处,太过和不及都不行。这是"针害"之一。

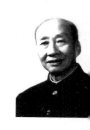

癫狂病第二十二

（此篇录音资料仅限于提要，其他据《黄帝内经章句索引》整理）

篇解：全篇叙述对癫狂病的诊治，故以"癫狂病"名篇。于癫狂发作前后之诊察，发作时的不同症状，以及诸种刺法，阐发至为详备。并以厥逆之暴发颇与癫狂近似，故于篇末又论及厥逆的证治。全篇可分作二章。

第一章 癫狂的诊察与刺法

【原文】"目眦外决于面者"至"灸骨骶二十壮"。

【提要】叙癫狂病的诊察和刺法，可分作四节。

第一节 癫疾早期表现和刺法

【原文】目眦外决于面者，为锐眦；在内近鼻者，为内眦；上为外眦，下为内眦。癫疾始生，先不乐，头重痛，视举目赤，甚作极已而烦心，候之于颜，取手太阳、阳明、太阴，血变为止；癫疾始作，而引口啼呼、喘、悸者，候之手阳明、太阳，左强者攻其右，右强者攻其左，血变为止。癫疾始作先反僵，因而脊痛，候之足太阳、阳明、太阴、手太阳，血变为止。

【提要】叙癫病先见三症及其刺法。

【讲解】讨论"癫狂病"为什么开篇提及目内眦、目外眦呢？这应该说是临床经验，癫狂病的发作确实可以从眼睛、眼神中看出来。远离鼻者为外眦，内近鼻者为内眦；"上为外眦"，即上眼皮之内称为目上岗，属

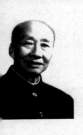

外眦，归太阳，主外；"下为内眦"，即下眼皮之内称作目下岗，属内眦，归阳明，主内。这里的意思是说，诊断癫狂病首先要观察眼睛，看其眼睛是不是发红，眼珠是否正常，由此来诊断癫狂病之发作。下面分别叙述癫病发作的三种表现和刺法。

其一，发病初会有点忧郁，逐渐地出现头重、头痛、眼睛发红，开始表现出急躁不安；还可以候之于"颜"，即天庭的颜色，天庭有没有什么反常的颜色出现，有的患者会发青，有的患者会发紫。取手太阳、手阳明、手太阴，刺之出血，手太阳的穴一般取支正、小海，手阳明穴取偏历、温溜，手太阴取太渊、列缺，其血开始是发紫的，直到血变成红色就不再刺了。

其二，癫病发作前会有心悸、气喘，甚至有点"口歪"的表现；一打哈欠，嘴巴就更歪得厉害，那么癫病就要发作了。候之手阳明、手太阳，左强者攻其右，右强者攻其左，还是要刺到血色由不正常变为正常为止。

其三，癫疾始作，身体出现强直、脊痛。候之足太阳、足阳明、足太阴、手太阳，还是要刺到血色由不正常变为正常为止。

第二节　癫疾的表现和其治法

【原文】治癫疾者，常与之居，察其所当取之处。病至，视之有过者泻之，置其血于瓠壶之中，至其发时，血独动矣，不动，灸穷骨二十壮，穷骨者，骶骨也。

【提要】提出对癫病的治法。

【讲解】这里的"骶骨"是指"长强"穴，关于针刺"长强"治癫病，我也看了好几个总结材料，还是很有疗效的。

第三节　三种癫病之不治诸症

【原文】骨癫疾者，颃齿诸腧分肉皆满，而骨居，汗出、烦悗；呕多沃沫，气下泄，不治。筋癫疾者，身倦挛急大，刺项大经之大杼脉；呕多沃沫，气下泄，不治。脉癫疾者，暴仆，四肢之脉皆胀而纵；脉满尽刺之出血，不满灸之夹项太阳，灸带脉于腰相去三寸，诸分肉本输；呕多沃沫，气下泄，不治。癫疾者，疾发如狂者，死不治。

【提要】分叙癫疾不治诸症。

【讲解】为什么说"不治"，大家可以讨论。"骨癫疾"的意思是指病邪生于骨，即病邪深在骨，会有什么反应呢？"顑齿诸腧分肉皆满"，是说脸颊、下巴、齿周上下布满邪气，邪气壅塞在这些骨骼及周边软组织上；"而骨居"是说尽管邪气壅滞在脸部骨骼周围，面部肿胀不已，但身体却是很瘦，瘦得只剩骨头了，故曰"骨居"；而且不停地汗出，还伴有烦闷，汗出于外而烦闷于内；"呕多沃沫"，中焦脾胃之气也已大伤。这种情况就不好治了，先天精气已伤，后天脾胃亦伤，情况比较严重，故属"不治"。

第四节　狂病六证表现及刺法

【原文】狂始生，先自悲也，喜忘、苦怒、善恐者，得之忧饥，治之取手太阴、阳明，血变而止，及取足太阴、阳明；狂始发，少卧不饥，自高贤也，自辩智也，自尊贵也，善骂詈，日夜不休，治之取手阳明、太阳、太阴、舌下少阴，视之盛者，皆取之，不盛，释之也；狂、言惊、善笑、好歌乐、妄行不休者，得之大恐，治之取手阳明、太阳、太阴；狂，目妄见，耳妄闻，善呼者，少气之所生也，治之取手太阳、太阴、阳明、足太阴、头两顑；狂者多食，善见鬼神，善笑而不发于外者，得之有所大喜，治之取足太阴、太阳、阳明，后取手太阴、太阳、阳明；狂而新发，未应如此者，先取曲泉左右动脉，及盛者见血，有顷已，不已，以法取之，灸骨骶二十壮。

【提要】分叙狂病六证之刺。

【讲解】这里的"骨骶"还是指长强穴。这一节专讲狂症，讲狂病的种种表现和其治法。

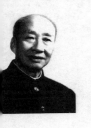

第二章 厥逆六证表现之刺

【原文】风逆暴四肢肿，身漯漯，唏然时寒，饥则烦，饱则善变，取手太阴表里，足少阴、阳明之经，肉清取荥，骨清取井经也。厥逆为病也，足暴清，胸若将裂，肠若将以刀切之，烦而不能食，脉大小皆涩，暖取足少阴，清取足阳明，清则补之，温则泻之。厥逆腹胀满，肠鸣，胸满不得息，取之下胸二胁欬而动手者，与背输以手按之立快者是也。内闭不得溲，刺足少阴、太阳与骶上以长针，气逆则取其太阴、阳明，厥阴甚，取少阴、阳明动者之经也。少气，身漯漯也，言吸吸也，骨酸体重，懈惰不能动，补足少阴。短气，息短不属，动作气索，补足少阴，去血络也。

【提要】分叙厥逆六证之刺。

【讲解】这里的"厥逆"与《素问·厥论》讲的"厥症"不一样，《素问·厥论》讲的是昏厥，即昏倒不省人事，是现在临床所见的脑血管病，而这里的"厥逆"有的表现为"腹痛"，有的表现为"头痛"，病情没有那么严重。

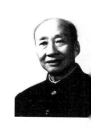

热病第二十三

（此篇录音资料仅限于提要，其他据《黄帝内经章句索引》整理）

篇解：篇中固非专论"热病"者，但论"热病"之刺却独多，故以"热病"名篇。除热病外，尚及于偏枯、风痱、喘息、心疝、喉痹、目中赤痛、风痉、癃、腹胀等病，及其刺法。全篇可分作三节。

第一节　偏枯风痱症刺

【原文】偏枯，身偏不用而痛，言不变，志不乱，病在分腠之间，巨针取之，益其不足，损其有余，乃可复也。痱之为病也，身无痛者，四肢不收，智乱不甚，其言微知，可治，甚则不能言，不可治也。病先起于阳，后入于阴者，先取其阳，后取其阴，浮而取之。

【提要】叙偏枯、风痱之刺。

第二节　热病诸症刺法

【原文】热病三日，而气口静，人迎躁者，取之诸阳，五十九刺，以泻其热而出其汗，实其阴以补其不足者。身热甚，阴阳皆静者，勿刺也；其可刺者，急取之，不汗出则泄；所谓勿刺者，有死征也。热病七日八日，脉口动喘而短者，急刺之，汗且自出，浅刺手大指间。热病七日八日，脉微小，病者溲血，口中干，一日半而死，脉代者，一日死。热病已得汗出，而脉尚躁喘，且复热，勿刺肤，喘甚者死。热病七日八日，脉不躁，躁不散数，后三日中有汗，三日不汗，四日死，未曾汗者，勿腠刺之。热病，先肤痛，

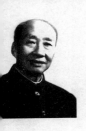

任应秋讲《黄帝内经》二

窒鼻充面，取之皮，以第一针，五十九，苛轸鼻，索皮于肺，不得索之火，火者心也。热病，先身涩，倚而热，烦悗、干唇口嗌，取之皮，以第一针，五十九，肤胀、口干，寒汗出，索脉于心，不得索之水，水者肾也。热病，嗌干、多饮、善惊、卧不能起，取之肤肉，以第六针，五十九，目眦青，索肉于脾，不得索之木，木者肝也。热病，面青脑痛，手足躁，取之筋间，以第四针，于四逆，筋躄目浸，索筋于肝，不得索之金，金者肺也。热病，数惊、瘈疭而狂，取之脉，以第四针，急泻有余者，癫疾毛发去，索血于心，不得索之水，水者肾也。热病，身重、骨痛、耳聋而好瞑，取之骨，以第四针，五十九刺，骨病不食，啮齿耳青，索骨于肾，不得索之土，土者脾也。热病，不知所痛，耳聋，不能自收，口干，阳热甚，阴颇有寒者，热在髓，死不可治。热病，头痛、颞颥、目瘈脉痛，善衄，厥热病也，取之以第三针，视有余不足，寒热痔。热病，体重，肠中热，取之以第四针，于其腧，及下诸指间，索气于胃络得气也。热病，夹脐急痛，胸胁满，取之涌泉与阴陵泉，取以第四针，针嗌里。热病，而汗且出，及脉顺可汗者，取之鱼际、太渊、大都、太白，泻之则热去，补之则汗出，汗出大甚，取内踝上横脉以止之。热病，已得汗而脉尚躁盛，此阴脉之极也，死；其得汗而脉静者，生。热病者，脉尚盛躁而不得汗者，此阳脉之极也，死；脉盛躁得汗静者，生。热病不可刺者有九：一曰，汗不出，大颧发赤哕者，死；二曰，泄而腹满甚者，死；三曰，目不明，热不已者，死；四曰，老人、婴儿，热而腹满者，死；五曰，汗不出，呕下血者，死；六曰，舌本烂，热不已者，死；七曰，欬而衄，汗不出，出不至足者，死；八曰，髓热者，死；九曰，热而痉者死，腰折，瘈疭，齿噤齘也。凡此九者，不可刺也。所谓五十九刺者，两手外内侧各三，凡十二痏；五指间各一，凡八痏，足亦如是；头入发一寸旁三分各三，凡六痏；更入发三寸边五，凡十痏；耳前后口下者各一，项中一，凡六痏；巅上一，囟会一，发际一，廉泉一，风池二，天柱二。

【提要】叙热病诸症之刺。

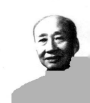

第三节 喘等诸病刺法

【原文】气满胸中,喘息,取足太阴大指之端,去爪甲如薤叶,寒则留之,热则疾之,气下乃止。心疝暴痛,取足太阴、厥阴,尽刺去其血络。喉痹舌卷,口中干,烦心,心痛,臂内廉痛,不可及头,取手小指、次指爪甲下,去端如韭叶。目中赤痛,从内眦始,取之阴跷。风痉,身反折,先取足太阳及腘中及血络出血。中有寒,取三里。癃,取之阴跷及三毛上及血络出血。男子如蛊,女子如怚,身体腰脊如解,不欲饮食,先取涌泉见血,视跗上盛者,尽见血也。

【提要】叙喘息、心疝、喉痹、目赤痛、风痉、中寒、癃、腹胀等诸病之刺。

【讲解】最后一病文云:"男子如蛊,女子如怚,身体腰脊如解,不欲饮食,先取涌泉见血,视跗上盛者,尽见血也。"这里的"怚"通"阻",有些注家对这个字的解释不够妥当,张景岳想改成"女子如胎",其意思是对的,但这个字不能改,这是肿胀病,男子腹胀如鼓,女子腹胀如孕,这里都是描述"腹胀"的,这种病多伴有体瘦如柴、腰背无劲。

这一节讲了八个病,加上前面第一节的偏枯、风痱,此篇文献一共讲了十个杂病,只有第二节讲的是"热病"的表现与治疗。

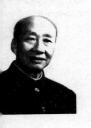

厥病第二十四

（此篇录音资料仅限于提要，其他据《黄帝内经章句索引》整理）

篇解： 马莳云："篇内所论，不止厥病，然首节有厥头痛、厥心痛等病，故名篇。然此厥之为义乃气逆，而以此连彼之谓，实与素问之厥论不同。"（《黄帝内经灵枢注证发微》）马氏之说是也，除叙厥头痛、厥心痛外，尚及耳鸣、耳聋、足髀不举、病注下血、风痹诸症。全篇可分三节。

【讲解】 这里的"厥病"与《素问·厥论》之厥病要区别开，这里的"厥病"是指邪气在内向上厥逆为病机的疾病，如厥头痛、厥心痛等。

第一节 头痛十证刺法

【原文】 厥头痛，面若肿起而烦心，取之足阳明、太阴。厥头痛，头脉痛，心悲善泣，视头动脉反盛者，刺尽去血，后调足厥阴。厥头痛，贞贞头重而痛，泻头上五行，行五，先取手少阴，后取足少阴。厥头痛，意善忘，按之不得，取头面左右动脉，后取足太阴。厥头痛，项先痛，腰脊为应，先取天柱，后取足太阳。厥头痛，头痛甚，耳前后脉涌有热，泻出其血，后取足少阳。真头痛，头痛甚，脑尽痛，手足寒至节，死不治。头痛不可取于腧者，有所击堕，恶血在于内，若肉伤，痛未已，可则刺，不可远取也。头痛不可刺者，大痹为恶，日作者，可令少愈，不可已。头半寒痛，先取手少阳、阳明，后取足少阳、阳明。

【提要】 叙厥头痛十证的不同刺法。

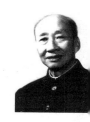

第二节　心痛七证刺法

【原文】厥心痛，与背相控，善瘛，如从后触其心，伛偻者，肾心痛也，先取京骨、昆仑，发狂不已，取然谷。厥心痛，腹胀胸满，心尤痛甚，胃心痛也，取之大都、太白。厥心痛，痛如以锥针刺其心，心痛甚者，脾心痛也，取之然谷、太溪。厥心痛，色苍苍如死状，终日不得太息，肝心痛也，取之行间、太冲。厥心痛，卧若徒居，心痛间，动作痛益甚，色不变，肺心痛也，取之鱼际、太渊。真心痛，手足清至节，心痛甚，旦发夕死，夕发旦死。心痛不可刺者，中有盛聚，不可取于腧。肠中有虫瘕及蛟蛕，皆不可取以小针。心肠痛，憹，作痛肿聚，往来上下行，痛有休止，腹热喜渴涎出者，是蛟蛕也，以手聚按而坚持之，无令得移，以大针刺之，久持之，虫不动，乃出针也。并心腹憹痛，形中上者。

【提要】叙厥心痛七证的不同刺法。

【讲解】这里的"厥心痛"不一定就是今天所说的"心痛"，基本上属"胃痛"范畴，如"虫"引起的"心痛"，这实际上是"腹中痛"。古文献中的"心"有不少是指"里"而言，因此"心痛"可理解为中痛、里痛，与现之"心绞痛"是两码事，后世医家常常讲"心腹痛"也属这种情况。

第三节　耳聋等病诊治

【原文】耳聋无闻，取耳中。耳鸣，取耳前动脉。耳痛不可刺者，耳中有脓，若有干耵聍，耳无闻也。耳聋，取手小指次指爪甲上与肉交者，先取手，后取足。耳鸣，取手中指爪甲上，左取右，右取左，先取手，后取足。足髀不可举，侧而取之，在枢合中，以圆利针，大针不可刺。病注下血，取曲泉。风痹淫泺，病不可已者，足如履冰，时如入汤中，股胫淫泺，烦心、头痛，时呕时悗，眩已汗出，久则目眩，悲以喜恐，短气，不乐，不出三年死也。

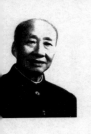

任应秋 讲《黄帝内经》二

【提要】叙耳聋、耳鸣、足髀不举、病注下血、风痹等的诊治方法。

【讲解】"足髀不举"是说骨关节疼痛活动受限,治疗时病人取侧卧位,"在枢合中,以圆利针,大针不可刺"。"病注下血"是指大便出血,可刺"曲泉"穴。"风痹淫泺,病不可已者,足如履冰,时如入汤中",是说两脚时冷时热,冷时像冰,热时像泡在热水中,现在看来还是"风湿"问题。

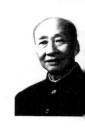

病本第二十五

（此篇录音资料仅限于提要，其他据《黄帝内经章句索引》整理）

篇解：篇中所论，凡病皆当先治其本，因以"病本"名篇。其具体内容与《素问·标本病传论》前半篇基本相同，大旨谓病虽有标、本的区分，但治必从本。何谓"本"？病因、病机之所在也，即病变本质之所在，针对病变的本质而治，即从本而治。篇中虽有"中满""大小便不利"治标之说，而论治之时亦必求其所以为满、所以为大小便不利之因而治之，方能消满通利，准此言之，仍属于治本之道矣。全篇可不分段节。

【原文】先病而后逆者，治其本。先逆而后病者，治其本。先寒而后生病者，治其本。先病而后生寒者，治其本。先热而后生病者，治其本。先泄而后生它病者，治其本，必且调之，乃治其他病。先病而后中满者，治其标。先病后泄者，治其本。先中满而后烦心者，治其本。有客气，有同气。大小便不利，治其标，大小便利，治其本。病发而有余，本而标之，先治其本，后治其标。病发而不足，标而本之，先治其标，后治其本。谨详察间甚，以意调之，间者并行，甚为独行。先小大便不利而后生它病者，治其本也。

【讲解】什么原因导致这样那样的症状？这些症状所反映出的疾病本质是什么？中医讲辨证论治，这些都是"辨证"所要了解的。中医不从症状表现来治疗，而是从"证"来治疗，"证"反映了疾病的本质，是对疾病本质的概括。如阴虚发热证，阴虚是本质，要通过对症状表现的分析来认识疾病的本质。

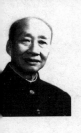

"病本论"中讨论的基本主题是"治本",只有两处提及"治标","治标"仅仅是权宜之计,是暂时性的处理,即谓"急则治标"也。文云"先病而后中满者,治其标","大小便不利,治其标",中满、饮食不下,属病证急迫,大小便不通,也属病证急迫,这种情况下先治其"标",治"标"只是暂时的,待病证缓解就要治"本",否则病证会复发。

中医治疗的着眼点在强调抓住疾病的本质,这是"病本论"的精神所在。《素问·标本病传论》中主要就是两个内容,前半篇讲的是标本问题,后半篇讲的是病传问题,这里虽然只论及标本,但与《素问》的学术思想没有什么不同。

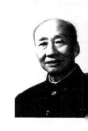

杂病第二十六

（此篇录音资料仅限于提要，其他据《黄帝内经章句索引》整理）

篇解：马莳云："内论杂病不一，故名篇。"（《黄帝内经灵枢注证发微》）篇中包括厥气四种、腹满三种、心痛六种、颔痛二种、喜怒二种、膝痛、喉痹、齿痛、耳聋、疟、腰痛、气逆、项痛、腹痛、痿厥、衄、哕各一。全篇可分作五节。

【讲解】前面几篇文献虽涉杂病，但还是有中心内容可寻的。如"四时气"中涉及杂病，但"四时气"还是其中心内容；"热病"篇涉及杂病，但主要内容还是"热病"。而此篇没有中心内容，通篇就是讲杂病，故命之曰"杂病"。

第一节 厥气四证刺法

【原文】厥夹脊而痛者至顶，头沉沉然，目𥉂𥉂然，腰脊强，取足太阳腘中血络。厥胸满面肿，唇漯漯然，暴言难，甚则不能言，取足阳明。厥气走喉而不能言，手足清，大便不利，取足少阴。厥而腹向向然，多寒气，腹中榖榖，便溲难，取足太阴。

【提要】刺厥气四种。

第二节 杂病十二刺法

【原文】嗌干，口中热如胶，取足少阴。膝中痛，取犊鼻，以圆利针，发而间之，针大如厘，刺膝无疑。喉痹不能言，取足阳明；能言，取手阳明。

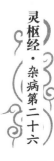

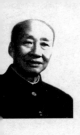

疟，不渴，间日而作，取足阳明；渴而日作，取手阳明。齿痛，不恶清饮，取足阳明；恶清饮，取手阳明。聋而不痛者，取足少阳；聋而痛者，取手阳明。衄而不止衃，血流，取足太阳；衃血，取手太阳，不已，刺宛骨下，不已，刺腘中出血。腰痛，痛上寒，取足太阳阳明；痛上热，取足厥阴；不可以俛仰，取足少阳。中热而喘，取足少阴、腘中血络。喜怒而不欲食，言益小，刺足太阴；怒而多言，刺足少阳。顑痛，刺手阳明与顑之盛脉出血。项痛不可俛仰，刺足太阳；不可以顾，刺手太阳也。

【提要】嗌干、膝中痛、喉痹、疟、齿痛、聋、衄、腰痛、中热、喜怒、顑痛、项痛等十二刺法。

第三节　腹满三证刺法

【原文】小腹满大，上走胃，至心，淅淅身时寒热，小便不利，取足厥阴。腹满，大便不利，腹大，亦上走胸嗌，喘息喝喝然，取足少阴。腹满食不化，腹向向然，不能大便，取足太阴。

【提要】刺腹满三种。

第四节　心痛六种刺法

【原文】心痛引腰脊，欲呕，取足少阴。心痛，腹胀啬啬然，大便不利，取足太阴。心痛引背不得息，刺足少阴；不已，取手少阳。心痛引小腹满，上下无常处，便溲难，刺足厥阴。心痛，但短气不足以息，刺手太阴。心痛，当九节刺之，按已，刺按之，立已；不已，上下求之，得之立已。

【提要】刺心痛六种。

第五节　五种杂病刺法

【原文】顑痛，刺足阳明曲周动脉，见血，立已；不已，按人迎于经，立已。气逆上，刺膺中陷者与下胸动脉。腹痛，刺脐左右动脉，已刺按之，立已；不已，刺气街，已刺按之，立已。痿厥为四末束悗，乃疾解之，日

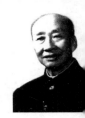

二;不仁者十日而知,无休,病已止。哕,以草刺鼻,嚏,嚏而已;无息,而疾迎引之,立已;大惊之,亦可已。

【提要】刺颠痛、气上逆、腹痛、痿厥、哕五病。

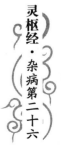

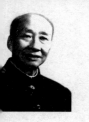

周痹第二十七

（此篇录音资料仅限于提要，其他据《黄帝内经章句索引》整理）

篇解："周痹"是痹病的一种，其特点是随经脉上下周遍于身而作痛，"周"者"遍"也。另有一种痹病叫"众痹"，特征是各在其处随众而发，或左或右更发不休，患无定所。篇虽名曰"周痹"，实际在辨别周痹、众痹的病证、病机、针刺之法。全篇可分作二节。

第一节　周痹与众痹的鉴别

【原文】黄帝问于岐伯曰：周痹之在身也，上下移徙随脉，其上下左右相应，间不容空，愿闻此痛，在血脉之中邪？将在分肉之间乎？何以致是？其痛之移也，间不及下针，其傕痛之时，不及定治，而痛已止矣，何道使然？愿闻其故？岐伯答曰：此众痹也，非周痹也。黄帝曰：愿闻众痹。岐伯对曰：此各在其处，更发更止，更居更起，以右应左，以左应右，非能周也，更发更休也。黄帝曰：善。刺之奈何？岐伯对曰：刺此者，痛虽已止，必刺其处，勿令复起。帝曰：善。愿闻周痹何如？岐伯对曰：周痹者，在于血脉之中，随脉以上，随脉以下，不能左右，各当其所。黄帝曰：刺之奈何？岐伯对曰：痛从上下者，先刺其下以过之，后刺其上以脱之；痛从下上者，先刺其上以过之，后刺其下以脱之。

【提要】提出从左右上下来辨别周痹、众痹。

【讲解】痹症之疼痛，如果痛势是从上向下，则要先刺下，如果痛势是从下开始，则要先刺上。"先刺其下以过之，后刺其上以脱之"，"过""脱"

108

都是"排除"之意。

此节主要讲从左右、上下的不同来鉴别"周痹"和"众痹"，从现在临床的角度来看，周痹、众痹鉴别的意义不大，左右也好上下也好，都还是"气分"的病变。

第二节　周痹的病机及刺法

【原文】黄帝曰：善。此痛安生？何因而有名？岐伯对曰：风寒湿气，客于外分肉之间，迫切而为沫，沫得寒则聚，聚则排分肉而分裂也，分裂则痛，痛则神归之，神归之则热，热则痛解，痛解则厥，厥则他痹发，发则如是。帝曰：善。余已得其意矣。此内不在脏，而外未发于皮，独居分肉之间，真气不能周，故命曰周痹。故刺痹者，必先切循其下之六经，视其虚实，及大络之血结而不通，及虚而脉陷空者而调之，熨而通之，其瘛坚，转引而行之。黄帝曰：善。余已得其意矣，亦得其事也。九者，经巽之理，十二经脉阴阳之病也。

【提要】周痹的病机及刺法。

【讲解】这节主要讲解"周痹"的病因、病机。风、寒、湿气逼迫经脉而为"沫"，"沫"即指分泌过多而积液成水，水聚在一起就会引发周痹。

最后一句"九者，经巽之理，十二经脉阴阳之病也"，许多注家认为这句话是多余的，但张景岳不这样认为，并且还做了解释。张氏认为"九者"是指"九针"而言，不管是"周痹"还是"众痹"，最终还是要用"九针"的理论进行分析治疗；"巽"是"具"之意，是说经脉理论在《灵枢》中讲得很完备了，关系到十二经脉三阴三阳之病。张景岳的解释是准确的，但这一解释对这篇文献的意义不大，因此很多注家认为文献在"余已得其意矣，亦得其事也"就可以结束了。意见不统一，我认为最后一句对"周痹"这个主题来说确实针对性不强。

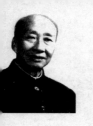

任应秋讲《黄帝内经》二

口问第二十八

（此篇录音资料仅限于提要，其他据《黄帝内经章句索引》整理）

篇解：张介宾云："此下诸问，既非风寒之外感，又非情志之内伤，论不在经，所当口传者也，故曰口问。""口问"即"口传"之意，犹言"口授"，即指经口传授的学问。该篇内容讲解了欠气、哕气、唏气、振寒、噫气、嚏气、亸气、哀而泣涕、太息、涎下、耳中鸣、齿舌等表现的病机。全篇可分作三章。

【讲解】这篇文献所记载的病证，既不是六淫外感之病，也不是七情内伤之病，在经典文献中很少专门讨论这些病证，只在口传师授中有之，因此"口问"是指口传的学问。总之，篇中所及的这些病证是常见的、一般的，经典文献中很少记载。

第一章 不在经之论的口传

【原文】黄帝闲居，辟左右而问于岐伯曰：余已闻九针之经，论阴阳逆顺，六经已毕，愿得口问。岐伯避席再拜曰：善乎哉问也，此先师之所口传也。黄帝曰：愿闻口传。岐伯答曰：夫百病之始生也，皆生于风雨寒暑，阴阳喜怒，饮食居处，大惊卒恐。则血气分离，阴阳破败，经络厥绝，脉道不通，阴阳相逆，卫气稽留，经脉虚空，血气不次，乃失其常。论不在经者，请道其方。

【提要】提出有关"血气分离，阴阳破败"等不在经之论的口传之问。

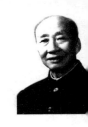

第二章　十二种病证之病机

【原文】"黄帝曰：人之欠者"至"视主病者，则补之"。

【提要】分别叙述十二病证的病机。此章可分作十二节。

第一节　欠气病机和刺法

【原文】黄帝曰：人之欠者，何气使然？岐伯答曰：卫气昼日行于阳，夜半则行于阴。阴者主夜，夜者卧。阳者主上，阴者主下。故阴气积于下，阳气未尽，阳引而上，阴引而下，阴阳相引，故数欠。阳气尽阴气盛，则目瞑；阴气尽而阳气盛，则寤矣。泻足少阴，补足太阳。

【提要】欠气病机及刺法。

第二节　哕气病机及刺法

【原文】黄帝曰：人之哕者，何气使然？岐伯曰：谷入于胃，胃气上注于肺。今有故寒气与新谷气，俱还入于胃，新故相乱，真邪相攻，气并相逆，复出于胃，故为哕。补手太阴，泻足少阴。

【提要】哕气病机及刺法。

第三节　唏气病机及刺法

【原文】黄帝曰：人之唏者，何气使然？岐伯曰：此阴气盛而阳气虚，阴气疾而阳气徐，阴气盛而阳气绝，故为唏。补足太阳，泻足少阴。

【提要】唏气病机及刺法。

【讲解】"唏"是描述人的一种气息，像哭泣一样很伤心，但实际上并没有哭出来，即抽泣。

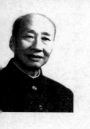

第四节 振寒病机及刺法

【原文】黄帝曰：人之振寒者，何气使然？岐伯曰：寒气客于皮肤，阴气盛，阳气虚，故为振寒寒栗。补诸阳。

【提要】振寒病机及刺法。

第五节 噫气病机及刺法

【原文】黄帝曰：人之噫者，何气使然？岐伯曰：寒气客于胃，厥逆从下上散，复出于胃，故为噫。补足太阴、阳明。

【提要】噫气病机及刺法。

第六节 嚏气病机及刺法

【原文】黄帝曰：人之嚏者，何气使然？岐伯曰：阳气和利，满于心，出于鼻，故为嚏。补足太阳荣、眉本。

【提要】嚏气病机及刺法。

第七节 亸气病机及刺法

【原文】黄帝曰：人之亸者，何气使然？岐伯曰：胃不实则诸脉虚，诸脉虚则筋脉懈惰，筋脉懈惰，则行阴用力，气不能复，故为亸。因其所在，补分肉间。

【提要】亸气病机及刺法。

【讲解】"亸"是指不因寒而战栗的表现，即不明原因的战栗。

第八节 泣涕病机及刺法

【原文】黄帝曰：人之哀而泣涕出者，何气使然？岐伯曰：心者，五脏六腑之主也；目者，宗脉之所聚也，上液之道也；口鼻者，气之门户也。故悲哀愁忧则心动，心动则五脏六腑皆摇，摇则宗脉感，宗脉感则液道开，

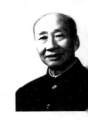

液道开故泣涕出焉。液者，所以灌精濡空窍者也，故上液之道开则泣，泣不止则液竭，液竭则精不灌，精不灌则目无所见矣，故命曰夺精。补天柱经夹颈。

【提要】泣涕病机及刺法。

第九节　太息病机及刺法

【原文】黄帝曰：人之太息者，何气使然？岐伯曰：忧思则心系急，心系急则气道约，约则不利，故太息以伸出之。补手少阴、心主、足少阳留之也。

【提要】太息病机及刺法。

第十节　涎下病机及刺法

【原文】黄帝曰：人之涎下者，何气使然？岐伯曰：饮食者皆入于胃，胃中有热则虫动，虫动则胃缓，胃缓则廉泉开，故涎下。补足少阴。

【提要】涎下病机及刺法。

第十一节　耳鸣病机及刺法

【原文】黄帝曰：人之耳中鸣者，何气使然？岐伯曰：耳者，宗脉之所聚也，故胃中空则宗脉虚，虚则下，溜脉有所竭者，故耳鸣。补客主人、手大指爪甲上与肉交者也。

【提要】耳鸣病机及刺法。

第十二节　齿舌病机及刺法

【原文】黄帝曰：人之自啮舌者，何气使然？岐伯曰：此厥逆走上，脉气辈至也。少阴气至则啮舌，少阳气至则啮颊，阳明气至则啮唇矣。视主病者，则补之。

【提要】齿舌病机及刺法，一般是胃热的问题。

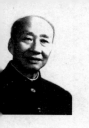

第三章 奇邪走空窍之病机

【原文】凡此十二邪者，皆奇邪之走空窍者也。故邪之所在，皆为不足。故上气不足，脑为之不满，耳为之苦鸣，头为之苦倾，目为之眩；中气不足，溲便为之变，肠为之苦鸣；下气不足，则乃为痿厥心悗。补足外踝下留之。黄帝曰：治之奈何？岐伯曰：肾主为欠，取足少阴。肺主为哕，取手太阴、足少阴。唏者，阴与阳绝，故补足太阳，泻足少阴。振寒者，补诸阳。噫者，补足太阴、阳明。嚏者，补足太阳、眉本。軃，因其所在，补分肉间。泣出，补天柱经夹颈，夹颈者，头中分也。太息，补手少阴、心主、足少阳，留之。涎下，补足少阴。耳鸣，补客主人、手大指爪甲上与肉交者。自啮舌，视主病者则补之。目眩头倾，补足外踝下留之。痿厥心悗，刺足大指间上二寸留之，一曰足外踝下留之。

【提要】总叙三焦之气不足是奇邪走空窍之病机所在，并阐述对诸邪之刺法。

【讲解】文中指出上述的十二种病证表现，都是因为三焦之气不足造成的，或因上焦之气不足，或因中焦之气不足，或因下焦之气不足，邪之所凑其气必虚嘛。上述所列病证仅为举例而已，不要理解为仅限于此。

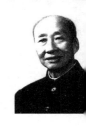

师传第二十九

（此篇录音资料仅限于提要，其他据《黄帝内经章句索引》整理）

篇解： 师传，即先师心得之传授也。全篇的主要内容有二：首言治病之贵顺，特别是能就病人之情志而顺之，使其尽得其便，则有助于治疗；次言身形肢节为脏腑之外候，脏居于中，形见于外，故阅身表之外状，即可候内在之脏腑。此两者皆属于诊断的范畴。全篇可分作二章。

第一章 诊治贵乎顺之道

【原文】"黄帝曰：余闻先师有所心藏"至"乃不致邪僻也"。

【提要】统言诊治贵顺之道。可分作三节。

第一节 诊治顺乎情志

【原文】黄帝曰：余闻先师有所心藏，弗著于方，余愿闻而藏之，则而行之，上以治民，下以治身，使百姓无病，上下和亲，德泽下流，子孙无忧，传于后世，无有终时，可得闻乎？岐伯曰：远乎哉问也。夫治民与自治，治彼与治此，治小与治大，治国与治家，未有逆而能治之也，夫惟顺而已矣。顺者，非独阴阳脉论气之逆顺也，百姓人民皆欲顺其志也。

【提要】提出诊治贵顺乎病人之情志而不可与之相逆的认识。

【讲解】文中提出，医生在诊断、治疗的时候，要充分了解和分析病人的情绪和心理状态，不能与之相逆，此即所谓"顺"。"顺者，非独阴

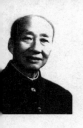

阳脉论气之逆顺也,百姓人民皆欲顺其志也",是说医生要把握病人之"顺逆",不仅仅是机体阴阳气血之顺逆,还包括情志之顺逆。

第二节 诊治便乎病人

【原文】黄帝曰:顺之奈何?岐伯曰:入国问俗,入家问讳,上堂问礼,临病人问所便。黄帝曰:便病人奈何?岐伯曰:夫中热消瘅则便寒,寒中之属则便热。胃中热则消谷,令人悬心善饥,脐以上皮热;肠中热,则出黄如糜,脐以下皮寒。胃中寒,则腹胀;肠中寒,则肠鸣飧泄。胃中寒,肠中热,则胀而且泄;胃中热,肠中寒,则疾饥,小腹痛胀。黄帝曰:胃欲寒饮,肠欲热饮,两者相逆,便之奈何?且夫王公大人血食之君,骄恣从欲,轻人,而无能禁之,禁之则逆其志,顺之则加其病,便之奈何?治之何先?

【提要】论述"便病人"之道。

【讲解】此节文献具体讲医生如何与病人配合得更好。"问所便"就是问病人喜欢什么不喜欢什么,这样才能找到顺应病人的切入点。下面提出了个实际问题,"王公大人血食之君,骄恣从欲,轻人,而无能禁之,禁之则逆其志,顺之则加其病",这种情况怎么办呢?这里所提出的问题就不仅仅是医术问题了,而是关乎社会人事了,看来古人也意识到人事关系在治疗疾病时的重要性了。

第三节 心理疏导之道

【原文】岐伯曰:人之情,莫不恶死而乐生,告之以其败,语之以其善,导之以其所便,开之以其所苦,虽有无道之人,恶有不听者乎?黄帝曰:治之奈何?岐伯曰:春夏先治其标,后治其本;秋冬先治其本,后治其标。黄帝曰:便其相逆者奈何?岐伯曰:便此者,食饮衣服,亦欲适寒温,寒无凄怆,暑无出汗。食饮者,热无灼灼,寒无沧沧。寒温中适,故气将持,乃不致邪僻也。

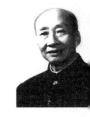

【提要】"便病人"在乎于医者善做思想工作,即"告之以其败,语之以其善,导之以其所便,开之以其所苦"。

【讲解】临床时,要把利害关系与病人讲清楚,做好心理疏导工作,医生做好了自己该做的,说了自己该说的,就算是蛮不讲理的人,也会听从医生的劝告,故曰"虽有无道之人,恶有不听者乎"。重要的是要让病人知道医生是救人的而不是害人的,医生不仅要从技术方面解决问题,还要从思想方面解决问题。

第二章　身形为脏腑外候

【原文】"黄帝曰:本脏以身形肢节䐃肉"至"脏安且良矣"。

【提要】叙身形肢节为脏腑之外候。可分作二节。

第一节　五脏之外候

【原文】黄帝曰:本脏以身形肢节䐃肉,候五脏六腑之大小焉。今夫王公大人,临朝即位之君而问焉,谁可扪循之而后答乎?岐伯曰:身形肢节者,脏腑之盖也,非面部之阅也。黄帝曰:五脏之气,阅于面者,余已知之矣,以肢节知而阅之奈何?岐伯曰:五脏六腑者,肺为之盖,巨肩陷咽,候见其外。黄帝曰:善。岐伯曰:五脏六腑,心为之主,缺盆为之道,骷骨有余,以候䯣骬。黄帝曰:善。岐伯曰:肝者主为将,使之候外,欲知坚固,视目小大。黄帝曰:善。岐伯曰:脾者主为卫,使之迎粮,视唇舌好恶,以知吉凶。黄帝曰:善。岐伯曰:肾者,主为外,使之远听,视耳好恶,以知其性。

【提要】言身形肢节为五脏之外候。

第二节　六腑之外候

【原文】黄帝曰:善。愿闻六腑之候。岐伯曰:六腑者,胃为之海,广骸、大颈、张胸,五谷乃容;鼻隧以长,以候大肠;唇厚、人中长,以

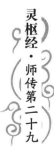

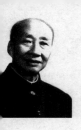

候小肠；目下果大，其胆乃横；鼻孔在外，膀胱漏泄；鼻柱中央起，三焦乃约。此所以候六腑者也。上下三等，脏安且良矣。

【提要】言六腑之外阅于面形者，包括鼻孔、唇、鼻柱等面部五官。

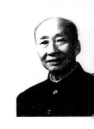

决气第三十

（此篇未收集到录音资料，据《黄帝内经章句索引》整理）

篇解："决"是"分辨"之意，分辨全身之"气"，有精、气、津、液、血、脉之不同，这不同之六气，从生理言各有其部主，从病变言亦各有其特征，故名曰"决气"。全篇可分作三节。

第一节 精气津液血脉之生理

【原文】黄帝曰：余闻人有精、气、津、液、血、脉，余意以为一气耳，今乃辨为六名，余不知其所以然。岐伯曰：两神相搏，合而成形，常先身生，是谓精。何谓气？岐伯曰：上焦开发，宣五谷味，熏肤、充身、泽毛，若雾露之溉，是谓气。何谓津？岐伯曰：腠理发泄，汗出溱溱，是谓津。何谓液？岐伯曰：谷入气满，淖泽注于骨，骨属屈伸，泄泽，补益脑髓，皮肤润泽，是谓液。何谓血？岐伯曰：中焦受气取汁，变化而赤，是谓血。何谓脉？岐伯曰：壅遏营气，令无所避，是谓脉。

【提要】分叙精、气、津、液、血、脉的生理功能。

第二节 精气津液血脉之病变

【原文】黄帝曰：六气者，有余不足，气之多少，脑髓之虚实，血脉之清浊，何以知之？岐伯曰：精脱者，耳聋；气脱者，目不明；津脱者，腠理开，汗大泄；液脱者，骨属屈伸不利，色夭，脑髓消，胫酸，耳数鸣；血脱者，色白，夭然不泽；其脉空虚，此其候也。

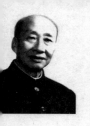

【提要】分叙精、气、津、液、血、脉六气的病变特征。

第三节　精气津液血脉之来源

【原文】黄帝曰：六气者，贵贱何如？岐伯曰：六气者，各有部主也，其贵贱善恶，可为常主，然五谷与胃为大海也。

【提要】总叙精、气、津、液、血、脉均来源于水谷之海。

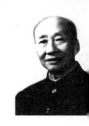

肠胃第三十一

（此篇未收集到录音资料，据《黄帝内经章句索引》整理）

篇解：日人丹波元简云："内言肠胃长短大小，纡曲屈伸之度，故名篇。疑与后《绝谷》篇为一篇，后人分为二也。"（《灵枢识》）名为"肠胃"，实际包括唇、口、齿、舌、会厌诸器官等内容，因篇首以"肠胃之大小长短"为问，故名之"肠胃"。全篇可分作四节。

第一节　口咽之度

【原文】黄帝问于伯高曰：余愿闻六腑传谷者，肠胃之大小长短，受谷之多少，奈何？伯高曰：请尽言之。谷所从出入、浅深、远近、长短之度：唇至齿长九分，口广二寸半，齿以后至会厌深三寸半大容五合，舌重十两长七寸广二寸半，咽门重十两广一寸半，至胃长一尺六寸。

【提要】口咽之度。

第二节　胃脘之度

【原文】胃纡曲屈，伸之，长二尺六寸，大一尺五寸，径五寸，大容三斗五升。

【提要】胃之度。

第三节　肠之度

【原文】小肠后附脊，左环回周迭积，其注于回肠者，外附于脐上，

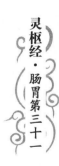

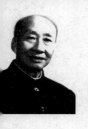

回运环十六曲,大二寸半,径八分分之少半,长三丈二尺;回肠当脐,左环回周叶积而下,回运环反十六曲,大四寸,径一寸寸之少半,长二丈一尺;广肠传脊,以受回肠,左环叶脊,上下辟,大八寸,径二寸寸之大半,长二尺八寸。

【提要】肠之度。

第四节　消化道之度

【原文】肠胃所入至所出,长六丈四寸四分,回曲环反,三十二曲也。

【提要】总结自口而入自便而出之全度。

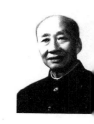

平人绝谷第三十二

（此篇未收集到录音资料，据《黄帝内经章句索引》整理）

篇解：此篇文献，言胃肠之度虽颇与前篇同，但侧重于胃肠之容积量则与前篇异。绝，止也，言胃肠之容积水谷有一定限量，多则伤，少则馁，无则死。胃满肠虚，肠满胃虚，更虚更满，气得上下，是谓"平人"，所以名"平人绝谷"之义则在乎此。全篇可分作三节。

第一节　胃之水谷容量

【原文】黄帝曰：愿闻人之不食，七日而死，何也？伯高曰：臣请言其故。胃大一尺五寸，径五寸，长二尺六寸，横屈受水谷三斗五升。其中之谷，常留二斗，水一斗五升而满。上焦泄气，出其精微，慓悍滑疾，下焦下溉诸肠。

【提要】言胃之水谷容量。

第二节　肠之水谷容量

【原文】小肠大二寸半，径八分分之少半，长三丈二尺，受谷二斗四升，水六升三合合之大半。回肠大四寸，径一寸寸之少半，长二丈一尺，受谷一斗，水七升半。广肠大八寸，径二寸寸之大半，长二尺八寸，受谷九升三合八分合之一。

【提要】言肠之水谷容量。

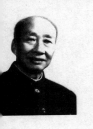

第三节 胃肠生理功能

【原文】肠胃之长，凡五丈八尺四寸，受水谷九斗二升一合合之大半。此肠胃所受水谷之数也。平人则不然，胃满则肠虚，肠满则胃虚，更虚更满，故气得上下，五脏安定，血脉和利，精神乃居，故神者，水谷之精气也。故肠胃之中，当留谷二斗，水一斗五升。故平人日再后，后二升半，一日中五升，七日五七三斗五升，而留水谷尽矣。故平人不食饮七日而死者，水谷精气津液皆尽故也。

【提要】言胃肠之生理功能。

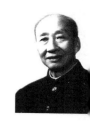

海论第三十三

（此篇未收集到录音资料，据《黄帝内经章句索引》整理）

篇解：讨论人之髓海、血海、气海、水谷之海，因以"海论"名篇。髓海在脑，血海在冲脉，气海在膻中，水谷之海在胃，其病，则各有虚实之不同，因以荥输而调其虚实，此为四海之治也。全篇可分作三节。

第一节 十二经与四海关系

【原文】黄帝问于岐伯曰：余闻《刺法》于夫子，夫子之所言，不离于营卫血气。夫十二经脉者，内属于腑脏，外络于肢节，夫子乃合之于四海乎？岐伯答曰：人亦有四海，十二经水。经水者，皆注于海，海有东西南北，命曰四海。黄帝曰：以人应之奈何？岐伯曰：人有髓海，有血海，有气海，有水谷之海，凡此四者，以应四海也。黄帝曰：远乎哉，夫子之合人天地四海也，愿闻应之奈何？岐伯答曰：必先明知阴阳表里荥输所在，四海定矣。

【提要】明确十二经脉与"四海"的关系，各因荥输之所在而名之。

第二节 四海各有荥输所主

【原文】黄帝曰：定之奈何？岐伯曰：胃者水谷之海，其输上在气街，下至三里。冲脉者为十二经之海，其输上在于大杼，下出于巨虚之上下廉。膻中者，为气之海，其输上在于柱骨之上下，前在于人迎。脑为髓之海，其输上在于其盖，下在风府。黄帝曰：凡此四海者，何利何害？何生何败？

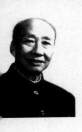

岐伯曰：得顺者生，得逆者败；知调者利，不知调者害。

【提要】分叙四海各有所主之荥输。

第三节 四海虚实调治方法

【原文】黄帝曰：四海之逆顺奈何？岐伯曰：气海有余者，气满胸中，悗，息面赤；气海不足，则气少不足以言。血海有余，则常想其身大，怫然不知其所病；血海不足，亦常想其身小，狭然不知其所病。水谷之海有余，则腹满；水谷之海不足，则饥不受谷食。髓海有余，则轻劲多力，自过其度；髓海不足，则脑转耳鸣，胫酸眩冒，目无所见，懈怠安卧。黄帝曰：余已闻逆顺，调之奈何？岐伯曰：审守其输而调其虚实，无犯其害，顺者得复，逆者必败。黄帝曰：善。

【提要】叙四海之虚实病证及其调治之法。

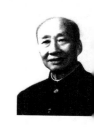

五乱第三十四

（此篇未收集到录音资料，据《黄帝内经章句索引》整理）

篇解：五乱者，五种经气之逆乱也。乱于内者，上则有心肺二经之别，此为乱气之一、之二；下则在于肠胃，此为乱气之三。乱于外者，下在于四肢，此为乱之四；上在于头，则为乱气之五。是以名曰"五乱"。全篇可分作三节。

第一节　经气之常

【原文】黄帝曰：经脉十二者，别为五行，分为四时，何失而乱？何得而治？岐伯曰：五行有序，四时有分，相顺则治，相逆则乱。黄帝曰：何谓相顺？岐伯曰：经脉十二者，以应十二月。十二月者，分为四时。四时者，春秋冬夏，其气各异，营卫相随，阴阳已知，清浊不相干，如是则顺之而治。

【提要】言经气未乱之常。

第二节　经气之逆

【原文】黄帝曰：何谓逆而乱？岐伯曰：清气在阴，浊气在阳，营气顺脉，卫气逆行，清浊相干，乱于胸中，是谓大悗。故气乱于心，则烦心密嘿，俛首静伏；乱于肺，则俛仰喘喝，接手以呼；乱于肠胃，则为霍乱；乱于臂胫，则为四厥；乱于头，则为厥逆，头重眩仆。

【提要】五种经气逆的见症。

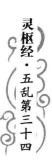

127

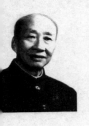

第三节 五乱刺法

【原文】黄帝曰：五乱者，刺之有道乎？岐伯曰：有道以来，有道以去，审知其道，是谓身宝。黄帝曰：善。愿闻其道。岐伯曰：气在于心者，取之手少阴、心主之输；气在于肺者，取之手太阴荥、足少阴输；气在于肠胃者，取之足太阴、阳明，不下者，取之三里；气在于头者，取之天柱、大杼，不知，取足太阳荥输；气在于臂足，取之先去血脉，后取其阳明、少阳之荥输。黄帝曰：补泻奈何？岐伯曰：徐入徐出，谓之导气，补泻无形，谓之同精，是非有余不足也，乱气之相逆也。黄帝曰：允乎哉道，明乎哉论，请著之玉版，命曰治乱也。

【提要】叙治五乱之刺法。

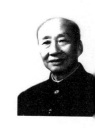

胀论第三十五

（此篇未收集到录音资料，据《黄帝内经章句索引》整理）

篇解：篇中系统地提出关于"胀"病的病机、病证和治法，故名曰"胀论"。"厥气在下，营卫留止，寒气逆上，真邪相攻，乃合为胀"，即胀之病机也。五脏六腑之胀，各有其不同的临床表现，乃胀之病证也。"当泻则泻，当补则补"，乃胀之治法也。全篇可分作三节。

第一节 卫气之逆及治法

【原文】黄帝曰：脉之应于寸口，如何而胀？岐伯曰：其脉大坚以涩者，胀也。黄帝曰：何以知脏腑之胀也？岐伯曰：阴为脏，阳为腑。黄帝曰：夫气之令人胀也，在于血脉之中耶？脏腑之内乎？岐伯曰：三者皆存焉，然非胀之舍也。黄帝曰：愿闻胀之舍。岐伯曰：夫胀者，皆在于脏腑之外，排脏腑而郭胸胁，胀皮肤，故命曰胀。黄帝曰：脏腑之在胸胁腹里之内也，若匣匮之藏禁器也，名有次舍，异名而同处，一域之中，其气各异，愿闻其故。黄帝曰：未解其意，再问。岐伯曰：夫胸腹，脏腑之郭也。膻中者，心主之宫城也；胃者，太仓也；咽喉、小肠者，传送也；胃之五窍者，闾里门户也；廉泉、玉英者，津液之道也。故五脏六腑者，各有畔界，其病各有形状。营气循脉卫气逆为脉胀；卫气并脉循分为肤胀。三里而泻，近者一下，远者三下，无问虚实，工在疾泻。

【提要】提出胀的病变在于气分，特别在于卫气之逆行，而其病部则多为"排脏腑而郭胸胁，胀皮肤"。

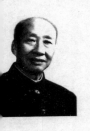

第二节 脏腑胀症及治法

【原文】黄帝曰：愿闻胀形。岐伯曰：夫心胀者，烦心短气，卧不安；肺胀者，虚满而喘欬；肝胀者，胁下满而痛引小腹；脾胀者，善哕，四肢烦悗，体重不能胜衣，卧不安；肾胀者，腹满引背央央然，腰髀痛。六腑胀：胃胀者，腹满，胃脘痛，鼻闻焦臭，妨于食，大便难；大肠胀者，肠鸣而痛濯濯，冬日重感于寒，则飧泄不化；小肠胀者，少腹䐜胀，引腰而痛；膀胱胀者，少腹满而气癃；三焦胀者，气满于皮肤中，轻轻然而不坚；胆胀者，胁下痛胀，口中苦，善太息。凡此诸胀者，其道在一，明知逆顺，针数不失；泻虚补实，神去其室，致邪失正，真不可定，粗之所败，谓之夭命；补虚泻实，神归其室，久塞其空，谓之良工。

【提要】分叙五脏六腑的胀证，并提出补虚泻实的治法。

第三节 胀之病机与治则

【原文】黄帝曰：胀者焉生？何因而有？岐伯曰：卫气之在身也，常然并脉循分肉，行有逆顺，阴阳相随，乃得天和，五脏更始，四时循序，五谷乃化。然后厥气在下，营卫留止，寒气逆上，真邪相攻，两气相搏，乃合为胀也。黄帝曰：善。何以解惑？岐伯曰：合之于真，三合而得。帝曰：善。黄帝问于岐伯曰：《胀论》言：无问虚实，工在疾泻，近者一下，远者三下。今有其三而不下者，其过焉在？岐伯对曰：此言陷于肉、肓而中气穴者也。不中气穴，则气内闭；针不陷肓，则气不行；上越中肉，则卫气相乱，阴阳相逐。其于胀也，当泻不泻，气故不下，三而不下，必更其道，气下乃止，不下复始，可以万全，乌有殆者乎。其于胀也，必审其脉，当泻则泻，当补则补，如鼓应桴，恶有不下者乎。

【提要】阐发胀之病机和治法。

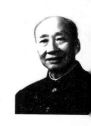

五癃津液别第三十六

（此篇未收集到录音资料，据《黄帝内经章句索引》整理）

篇解：五癃，五津癃闭也，五津者，溺、汗、泣、唾、水也。盖气之逆行曰"厥"，津之逆行曰"癃"也。"津液别"者，言有溺、汗、泣、唾、水之区分也。若乙转之而为"五别津液癃"，则其义益显，犹言五种津液逆而癃闭，皆足以成"水胀"也。全篇可分二节。

第一节　津液之源

【原文】黄帝问于岐伯曰：水谷入于口，输于肠胃，其液别为五，天寒衣薄则为溺与气，天热衣厚则为汗，悲哀气并则为泣，中热胃缓则为唾。邪气内逆，则气为之闭塞而不行，不行则为水胀，余知其然也，不知其何由生，愿闻其道。岐伯曰：水谷皆入于口，其味有五，各注其海，津液各走其道。故三焦出气，以温肌肉，充皮肤，为其津；其流而不行者，为液。天暑衣厚则腠理开，故汗出；寒留于分肉之间，聚沫则为痛。天寒则腠理闭，气湿不行，水下留于膀胱，则为溺与气。五脏六腑，心为之主，耳为之听，目为之候，肺为之相，肝为之将，脾为之卫，肾为之主外。故五脏六腑之津液，尽上渗于目，心悲气并则心系急，心系急则肺举，肺举则液上溢。夫心系与，肺不能常举，乍上乍下，故欬而泣出矣。中热则胃中消谷，消谷则虫上下作，肠胃充郭故胃缓，胃缓则气逆，故唾出。

【提要】分叙溺、汗、泣、唾、水五种津液之所由生。

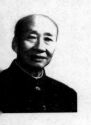

第二节 水胀之变

【原文】五谷之津液和合而为膏者，内渗入于骨空，补益脑髓，而下流于阴股。阴阳不和，则使液溢而下流于阴。髓液皆减而下，下过度则虚，虚故腰背痛而胫酸。阴阳气道不通，四海闭塞，三焦不泻，津液不化，水谷并行肠胃之中，别于回肠，留于下焦，不得渗膀胱，则下焦胀，水溢则为水胀，此津液五别之逆顺也。

【提要】阐发水胀之所由成。

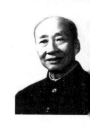

五阅五使第三十七

（此篇未收集到录音资料，据《黄帝内经章句索引》整理）

篇解："五阅"者，五脏之外部也，即五官。"五使"者，五脏之气化也，即五色。五脏居于内，既有五官为之部主，则其气化之常变，恒通过五色而表现于各所主之部，以为诊察之用，即此文之大旨。全篇可分作二节。

第一节　五官五色诊之依据

【原文】黄帝问于岐伯曰：余闻刺有五官五阅，以观五气。五气者，五脏之使也，五时之副也。愿闻其五使当安出？岐伯曰：五官者，五脏之阅也。黄帝曰：愿闻其所出，令可为常。岐伯曰：脉出于气口，色见于明堂，五色更出，以应五时，各如其常，经气入脏，必当治里。帝曰：善。五色独决于明堂乎？岐伯曰：五官已辨，阙庭必张，乃立明堂。明堂广大，蕃蔽见外，方壁高基，引垂居外，五色乃治，平博广大，寿中百岁。见此者，刺之必已，如是之人者，血气有余，肌肉坚致，故可苦以针。

【提要】言五官为五脏之外阅，而五色尤验于明堂也。

第二节　五官五色诊断之法

【原文】黄帝曰：愿闻五官。岐伯曰：鼻者，肺之官也；目者，肝之官也；口唇者，脾之官也；舌者，心之官也；耳者，肾之官也。黄帝曰：以官何候？岐伯曰：以候五脏。故肺病者，喘息鼻张；肝病者，眦青；脾病者，唇黄；心病者，舌卷短，颧赤；肾病者，颧与颜黑。黄帝曰：五脉

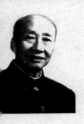

任应秋 讲《黄帝内经》二

安出，五色安见，其常色殆者如何？岐伯曰：五官不辨，阙庭不张，小其明堂，蕃蔽不见，又埤其墙，墙下无基，垂角去外，如是者，虽平常殆，况加疾哉。黄帝曰：五色之见于明堂，以观五脏之气，左右高下，各有形乎？岐伯曰：腑脏之在中也，各以次舍，左右上下，各如其度也。

【提要】明外阅五官、五色之法。

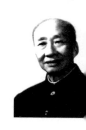

逆顺肥瘦第三十八

（此篇未收集到录音资料，据《黄帝内经章句索引》整理）

篇解：篇中所论刺法"逆顺"的内容有二：首先当视人之"肥瘦"而刺之，如"故刺阴者，深而留之，刺阳者，浅而疾之"之类是也；其次当知经脉之行度，如"手之三阴从脏走手，手之三阳从手走头，足之三阳从头走足，足之三阴从足走腹"之类是也。此皆为"自然之物，易用之教"，而不可或失者也。全篇可分作三节。

第一节　针刺逆顺准绳

【原文】黄帝问于岐伯曰：余闻针道于夫子，众多毕悉矣，夫子之道应，若失而据，未有坚然者也。夫子之问学熟乎，将审察于物而心生之乎？岐伯曰：圣人之为道者，上合于天，下合于地，中合于人事，必有明法，以起度数，法式检押，乃后可传焉。故匠人不能释尺寸而意短长，废绳墨而起平水也，工人不能置规而为圆，去矩而为方。知用此者，固自然之物，易用之教，逆顺之常也。黄帝曰：愿闻自然奈何？岐伯曰：临深决水，不用功力，而水可竭也。循掘决冲，而经可通也。此言气之滑涩，血之清浊，行之逆顺也。

【提要】明针刺逆顺之理，本为自然之事，但确是规矩准绳之所在，而不可废也。

第二节　清浊阴阳之辨

【原文】黄帝曰：愿闻人之白黑肥瘦小长，各有数乎？岐伯曰：年质

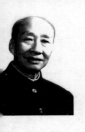

壮大，血气充盈，肤革坚固，因加以邪，刺此者，深而留之，此肥人也。广肩腋项，肉薄厚皮而黑色，唇临临然，其血黑以浊，其气涩以迟，其为人也，贪于取与，刺此者，深而留之，多益其数也。黄帝曰：刺瘦人奈何？岐伯曰：瘦人者，皮薄色少，肉廉廉然，薄唇轻言，其血清气滑，易脱于气，易损于血，刺此者，浅而疾之。黄帝曰：刺常人奈何？岐伯曰：视其白黑，各为调之，其端正敦厚者，其血气和调，刺此者，无失常数也。黄帝曰：刺壮士真骨者奈何？岐伯曰：刺壮士真骨，坚肉缓节监监然，此人重则气涩血浊，刺此者，深而留之，多益其数；劲则气滑血清，刺此者，浅而疾之。黄帝曰：刺婴儿奈何？岐伯曰：婴儿者，其肉脆血少气弱，刺此者，以豪刺，浅刺而疾发针，日再可也。

【提要】言刺法须因人而施。

第三节　针刺深浅之据

【原文】黄帝曰：临深决水奈何？岐伯曰：血清气浊，疾泻之，则气竭焉。黄帝曰：循掘决冲奈何？岐伯曰：血浊气涩，疾泻之，则经可通也。黄帝曰：脉行之逆顺奈何？岐伯曰：手之三阴，从脏走手；手之三阳，从手走头。足之三阳，从头走足；足之三阴，从足走腹。黄帝曰：少阴之脉独下行何也？岐伯曰：不然。夫冲脉者，五脏六腑之海也，五脏六腑皆禀焉。其上者，出于颃颡，渗诸阳，灌诸精；其下者，注少阴之大络，出于气街，循阴股内廉，入腘中，伏行骭骨内，下至内踝之后属而别；其下者，并于少阴之经，渗三阴；其前者，伏行出跗属，下循跗入大指间，渗诸络而温肌肉。故别络结则跗上不动，不动则厥，厥则寒矣。黄帝曰：何以明之？岐伯曰：以言导之，切而验之，其非必动，然后乃可明逆顺之行也。黄帝曰：窘乎哉！圣人之为道也。明于日月，微于毫厘，其非夫子，孰能道之也。

【提要】言刺法当明经脉之行度。

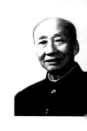

血络论第三十九

（此篇未收集到录音资料，据《黄帝内经章句索引》整理）

篇解： 论刺血络之八种不同的反应，故名"血络论"。所述的病变中，其"射""不能射""血出而汁"者关乎血自身之变化，至于为仆、为肿、为脱色、为烦悗、多出血而不动摇者属于全身性反应，特并论之以为临证之鉴。全篇可分作三节。

第一节　刺血络诸变

【原文】黄帝曰：愿闻其奇邪而不在经者。岐伯曰：血络是也。黄帝曰：刺血络而仆者，何也？血出而射者，何也？血少黑而浊者，何也？血出清而半为汁者，何也？发针而肿者，何也？血出若多若少而面色苍苍者，何也？发针而面色不变而烦悗者，何也？多出血而不动摇者，何也？愿闻其故。

【提要】提出刺血络诸变，而为发论之端。

第二节　诸变之病机

【原文】岐伯曰：脉气盛而血虚者，刺之则脱气，脱气则仆。血气俱盛，而阴气多者，其血滑，刺之则射；阳气蓄积，久留而不泻者，其血黑以浊，故不能射。新饮而液渗于络，而未合和于血也，故血出而汁别焉；其不新饮者，身中有水，久则为肿。阴气积于阳，其气因于络，故刺之血未出而气先行，故肿。阴阳之气，其新相得而未和合，因而泻之，则阴阳

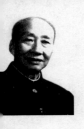

俱脱，表里相离，故脱色而苍苍然。刺之血出多，色不变而烦悗者，刺络而虚经。虚经之属于阴者，阴脱，故烦悗。阴阳相得而合为痹者，此为内溢于经，外注于络，如是者，阴阳俱有余，虽多出血而弗能虚也。

【提要】分析刺血络八种不同反应的病机。

第三节　脉盛著针辨

【原文】黄帝曰：相之奈何？岐伯曰：血脉者盛，坚横以赤，上下无常处，小者如针，大者如筋，则而泻之万全也，故无失数矣，失数而反，各如其度。黄帝曰：针入而肉著者，何也？岐伯曰：热气因于针则针热，热则肉着于针，故坚焉。

【提要】叙多血之验，以及著针之理。

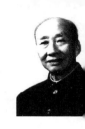

阴阳清浊第四十

（此篇未收集到录音资料，据《黄帝内经章句索引》整理）

篇解：阴阳清浊，即论中所谓"清者注阴，浊者注阳"，阴清而阳浊之义。盖人身之气有二，曰清气，曰浊气，浊气即水谷之气，注于阳经之六腑，故曰阳浊，清气即天阳之气，注于阴经之五脏，故曰阴清。所以要明阴清阳浊者，便于针刺之识浅深也。全篇可分作三节。

第一节　清浊相干乱气由生

【原文】黄帝曰：余闻十二经脉，以应十二经水者，其五色各异，清浊不同，人之血气若一，应之奈何？岐伯曰：人之血气，苟能若一，则天下为一矣，恶有乱者乎？黄帝曰：余问一人，非问天下之众。岐伯曰：夫一人者，亦有乱气，天下之象，亦有乱人，其合为一耳。黄帝曰：愿闻人气之清浊。岐伯曰：受谷者浊，受气者清。清者注阴，浊者注阳。浊而清者，上出于咽；清而浊者，则下行。清浊相干，命曰乱气。

【提要】叙明人身气血不一，而有清浊之分，清浊相干，即乱气之所由生。

第二节　清浊相依阴阳经别

【原文】黄帝曰：夫阴清而阳浊，浊者有清，清者有浊，清浊别之奈何？岐伯曰：气之大别，清者上注于肺，浊者下走于胃。胃之清气，上出于口；肺之浊气，下注于经，内积于海。黄帝曰：诸阳皆浊，何阳浊甚乎？

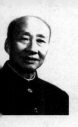

岐伯曰：手太阳独受阳之浊。手太阴独受阴之清，其清者上走空窍，其浊者下行诸经。诸阴皆清，足太阴独受其浊。

【提要】分析清中有浊，浊中有清，浊中尤浊，清中尤清等阴阳经之大别。

第三节　辨清浊定针刺深浅

【原文】黄帝曰：治之奈何？岐伯曰：清者其气滑，浊者其气涩，此气之常也。故刺阴者，深而留之；刺阳者，浅而疾之；清浊相干者，以数调之也。

【提要】分辨清浊以定刺法之深浅。

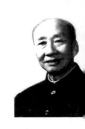

阴阳系日月第四十一

（此篇录音资料仅限于提要，其他据《黄帝内经章句索引》整理）

篇解：日为阳，纪日者有"十干"；月为阴，纪月者有"十二支"。就人而言，腰以上为阳，腰以下为阴，手在腰之上，故属阳，而左右十指，所以系属于纪日之十干。足在腰之下，故属阴，而左右共十二经，所以系属于纪月之十二支，此即所谓"阴阳系日月"也。

【讲解】此篇文献用"十天干"来论述手之经脉，用"十二地支"来论述足经的左右十二经。所谓"阴阳"既包括自然界日月之阴阳，更包括人体三阴三阳之经脉，还包括人形体上下之阴阳。其医学的意义是为治疗服务，知道了手足的阴阳关系，又知道了手足左右的关系，针刺时是选刺阴经还是选刺阳经，医者就会做到心中有数。全篇可分作五节。

第一节　手足阴阳系日月

【原文】黄帝曰：余闻天为阳，地为阴，日为阳，月为阴，其合之于人奈何？岐伯曰：腰以上为天，腰以下为地，故天为阳，地为阴。故足之十二经脉，以应十二月，月生于水，故在下者为阴；手之十指，以应十日，日主火，故在上者为阳。

【提要】总叙手足阴阳系属日月之理。

【讲解】这里的水、火是指日、月，"月"是水之精，"日"是火之精，所以"月"为阴、"日"为阳，这里明确地提出了"阴阳系日月"的概念，把人体手足、上下的阴阳与自然界的阴阳联系起来认识。

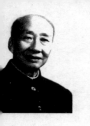

第二节　足十二经系纪月

【原文】黄帝曰：合之于脉奈何？岐伯曰：寅者正月之生阳也，主左足之少阳；未者六月，主右足之少阳。卯者二月，主左足之太阳；午者五月，主右足之太阳。辰者三月，主左足之阳明；巳者四月，主右足之阳明。此两阳合于前，故曰阳明。申者七月之生阴也，主右足之少阴；丑者十二月，主左足之少阴。酉者八月，主右足之太阴；子者十一月，主左足之太阴。戌者九月，主右足之厥阴；亥者十月，主左足之厥阴。此两阴交尽，故曰厥阴。

【提要】叙足十二经脉之系属于纪月之十二支。

【讲解】这节主要讲身半以下属于足左右的十二经脉与十二地支联系起来认识，足为阴，阴中还有阴阳之分，即"左"为阳"右"为阴。从自然界来看，上半年六个月都属阳，正月（寅）、二月（卯）、三月（辰）属阳中之阳，四月（巳）、五月（午）、六月（未）属阳中之阴，阳主左足阴主右足，对应起来故有如上所云。七月（申）、八月（酉）、九月（戌）是阴中之阴，阴气不断上升，十月（亥）、十一月（子）、十二月（丑）是阴中之阳，阴气逐渐衰退，阳主左足，阴主右足，对应起来故有如上所云。怎样理解这段文字呢？我们应该从阴阳进退的规律来理解。

第三节　左右手经系纪日

【原文】甲主左手之少阳，己主右手之少阳；乙主左手之太阳，戊主右手之太阳；丙主左手之阳明，丁主右手之阳明。此两火并合，故为阳明。庚主右手之少阴，癸主左手之少阴；辛主右手之太阴，壬主左手之太阴。

【提要】叙左右手系属于纪日之十干。

【讲解】这是讲左右手经与十天干的关系。天干与五行对应，居于前面的为阳，居于后面的为阴，木、火、土在前，即甲乙、丙丁、戊己属阳，金、水在后，即庚辛、壬癸属阴。属阳者应阳经，属阴者应阴经，以此相

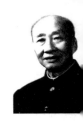

互配合，则如上述。这里少了左右之手厥阴两经，手厥阴归入于手少阴了，即"心包经"没有单独提出来。

第四节　手足五脏系阴阳

【原文】故足之阳者，阴中之少阳也；足之阴者，阴中之太阴也。手之阳者，阳中之太阳也；手之阴者，阳中之少阴也。腰以上者为阳，腰以下者为阴。其于五脏也，心为阳中之太阳，肺为阴中之少阴，肝为阴中少阳，脾为阴中之至阴，肾为阴中之太阴。

【提要】总叙手足、全身、五脏所系属之阴阳。

【讲解】此节从总体上来叙述阴中有阳、阳中有阴的关系，这里的太阳、少阴等与前面第二节、第三节的概念不同，不是"十二经"的概念。应该怎样去理解呢？例如"足之阳者，阴中之少阳也"，足本属阴，若再分阴阳，则左足属阳，即"阴中之少阳"，所以这里的"少阳"绝不是指"少阳经"。后面的"心为阳中之太阳，肺为阴中之少阴，肝为阴中之少阳，脾为阴中之至阴，肾为阴中之太阴"，其太阳、少阴、少阳、太阴等同样不是指经脉，这里的"阴阳"是抽象的概念而不是"六经"的名称，这个问题一定要理解。

第五节　手足阴阳之刺法

【原文】黄帝曰：以治之奈何？岐伯曰：正月、二月、三月，人气在左，无刺左足之阳；四月、五月、六月，人气在右，无刺右足之阳。七月、八月、九月，人气在右，无刺右足之阴；十月、十一月、十二月，人气在左，无刺左足之阴。黄帝曰：五行以东方为甲乙木王春，春者苍色，主肝。肝者，足厥阴也。今乃以甲为左手之少阳，不合于数何也？岐伯曰：此天地之阴阳也，非四时五行之以次行也。且夫阴阳者，有名而无形，故数之可十，离之可百，散之可千，推之可万，此之谓也。

【提要】叙手足阴阳之刺法。

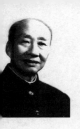

【讲解】手足分阴阳，足系十二支，手系十天干，有什么意义呢？有了这些认识，可以帮助我们更好地掌握辨证选穴的针刺方法，如文中的"人气"是指人体之正气。之所以要这样来区分阴阳，目的是为了在针刺时不要伤及人之正气，这就是"阴阳系日月"的基本精神所在。

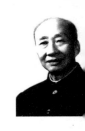

病传第四十二

（此篇录音资料仅限于提要，其他据《黄帝内经章句索引》整理）

篇解：马莳云："篇内'大气入脏'，先发于何脏，何日传何脏，即《素问·病传论》之所谓病传也，故以'病传'名篇。然《素问》以论'标本病传'为一篇，本经以'病本'论标本，以'病传'论病之所传，分为二篇。"（《黄帝内经灵枢注证发微》）文献前半总叙病之有淫传绝败者，后半乃分述病传之次。全篇可分作二节。

【讲解】讨论病的传变有两个要点：第一，是"淫传绝败"，"淫"是指六淫邪气，可传变至精气"败绝"的地步；第二，淫邪传变是有次序的，即是有规律可循的。

第一节　医学局限之论

【原文】黄帝曰：余受九针于夫子，而私览于诸方，或有导引行气、乔摩、灸、熨、刺、焫、饮药，之一者可独守耶？将尽行之乎？岐伯曰：诸方者，众人之方也，非一人之所尽行也。黄帝曰：此乃所谓守一勿失万物毕者也。今余已闻阴阳之要，虚实之理，倾移之过，可治之属，愿闻病之变化，淫传绝败而不可治者，可得闻乎？岐伯曰：要乎哉问。道，昭乎其如旦醒，窘乎其如夜瞑，能被而服之，神与俱成，毕将服之，神自得之，生神之理，可著于竹帛，不可传于子孙。黄帝曰：何谓旦醒？岐伯曰：明于阴阳，如惑之解，如醉之醒。黄帝曰：何谓夜瞑？岐伯曰：瘖乎其无声，漠乎其无形，折毛发理，正气横倾，淫邪泮衍，血脉传溜，大气入脏，腹

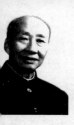

痛下淫，可以致死，不可以致生。

【提要】虽有治万病之方，究其淫传绝败而有不可治之病，这是医学的局限所在。

【讲解】此节文献的意思是，医学治病的方法尽管很多，如有导引行气、乔摩、灸、熨、刺、焫、饮药等，但是并不是因为有了这些方法所有的病就都可以治愈。中医治病要辨证，要辨别阴阳，要求抓住病变的本质，故曰："此乃所谓守一勿失万物毕者也。""一"就是指病之本质所在，辨证最重要的就是要辨出病之因，即病的本质，能做到这点，就能"万物毕者"，当然这是相对而言。

治疗方法越多越是要用得恰当。文云："道，昭乎其如旦醒，窘乎其如夜瞑。"如果把辨证论治的医学理论学通了，这种人就如"旦醒"，什么病都看得清楚、明白；"窘乎"是指缺乏医学理论知识的人，看病的时候就像夜里睡着了一样，心中没数，连简单的病都看不好。医学理论知识掌握得很牢固，运用得很灵活，那么临床就会得心应手，就可以做到"守一勿失"。于是，你的心得，你的经验便"可著于竹帛"，传于后世。"不可传于子孙"，意思是不能只是传给自己的后人，写书传世则人人可学，不要搞得神乎其神，只传于子孙。这个思想、精神是有利于医学发展的。

此篇文献认为，到了"淫传绝败"的地步，即使是很有建树的医生、医术高明的医生也不能起死回生，这是医学的局限所在，总是会有"淫传绝败"的问题，死亡是不可避免的。

第二节 五脏病传之次

【原文】黄帝曰：大气入脏，奈何？岐伯曰：病先发于心，一日而之肺，三日而之肝，五日而之脾，三日不已，死，冬夜半，夏日中。病先发于肺，三日而之肝，一日而之脾，五日而之胃，十日不已，死，冬日入，夏日出。病先发于肝，三日而之脾，五日而之胃，三日而之肾，三日不已，死，冬日入，夏蚤食。病先发于脾，一日而之胃，二日而之肾，三日而之

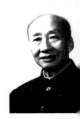

膂膀胱，十日不已，死，冬人定，夏晏食。病先发于胃，五日而之肾，三日而之膂膀胱，五日而上之心，二日不已，死，冬夜半，夏日昳。病先发于肾，三日而之膂膀胱，三日而上之心，三日而之小肠，三日不已，死，冬大晨，夏早晡。病先发于膀胱，五日而之肾，一日而之小肠，一日而之心，二日不已，死，冬鸡鸣，夏下晡。诸病以次相传，如是者，皆有死期，不可刺也；间一脏及二三四脏者，乃可刺也。

【提要】分叙五脏病传之次及死期。

【讲解】此节讲的是疾病传变的基本规律，分别是从五脏传变的次序来讲的，看懂其中的一条就可以理解其他几条。从病"发于心"开始讨论，"一日而之肺"，是因为火克金的关系；"三日而之肝"，是因为金克木的关系；"五日而之脾"，是因为木克土的关系；"三日不已"，脾病不起，脾气绝，病情就严重了，水谷精微不能生化传输了，故曰"死"。人死亡往往也是有规律的，"冬夜半，夏日中"，冬季、夜半是水气旺盛之时，夏季、日中是阳火亢旺之时，这是两个极端，阴太盛而阳衰则水要克火，阳亢太过则要败绝。这是讲一般的病传规律，是按照相克的次序传变的，但不是所有的病人都会经过这样的次序，不要把这种认识僵化了。

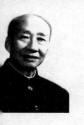

淫邪发梦第四十三

（此篇录音资料仅限于提要，其他据《黄帝内经章句索引》整理）

篇解：病邪淫乱于脏，扰其神志，发为无穷之梦幻，篇中列叙种种梦幻之病机，因以"淫邪发梦"名之。梦幻之变虽无穷，仍不外于阴阳盛衰两个方面，盛为有余则当泻，衰为不足则当补，此为治发梦之大法。全篇可分作三节。

【讲解】人在睡眠中为什么会做梦？世界上已经有文章在讨论这个问题，但现代科学还不能做出非常明确的解释。中医学认为"神"被不同的邪气扰乱以后，就有可能出现多种不同的梦境，风、寒、暑、湿、燥、火扰乱人的神志以后，会出现复杂的梦境，即六淫邪气侵犯神志，神志不安发而为梦，故曰"淫邪发梦"。

此篇文献讨论了病邪扰乱神志而致做梦的病机，梦境不同病机各异，总的来说可归之于阴阳盛衰。因而对"多梦"的治疗还是离不开中医治疗的大原则，即盛者泻之、虚则补之。在临床上，龙胆泻肝汤、归脾汤都可以治疗"多梦"。虚实之梦是不是就像文献中讲的那么具体呢，这也不一定，文献的本意还在于区分梦境虚实的方法，因此不能对号入座。

我的经验是，虚证之梦，多为平平常常的琐事，噩梦或奇奇怪怪的梦、或不可理解的梦，则以实证为多见。临床上治疗"多梦"症，还是应该问问病人梦的具体内容，再参照其他诊断的信息来判断虚实。

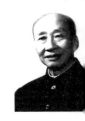

第一节 发梦之由

【原文】黄帝曰：愿闻淫邪泮衍奈何？岐伯曰：正邪从外袭内，而未有定舍，反淫于脏，不得定处，与营卫俱行，而与魂魄飞扬，使人卧不得安而喜梦。气淫于腑，则有余于外，不足于内；气淫于脏，则有余于内，不足于外。

【提要】叙述发梦之由及其病机。

【讲解】此节文献是说，不管哪一种邪气，与营卫并行于三阴三阳，扰乱于五脏六腑，使人卧不得安而喜梦，有的梦是虚证的反映，有的梦是实证的反映。

第二节 有余发梦

【原文】黄帝曰：有余不足有形乎？岐伯曰：阴气盛，则梦涉大水而恐惧；阳气盛，则梦大火而燔焫；阴阳俱盛，则梦相杀。上盛则梦飞，下盛则梦堕，甚饥则梦取，甚饱则梦予。肝气盛则梦怒，肺气盛则梦恐惧、哭泣、飞扬，心气盛则梦善笑恐畏，脾气盛则梦歌乐、身体重不举，肾气盛则梦腰脊两解不属。凡此十二盛者，至而泻之立已。

【提要】分叙十二盛所发之梦。

第三节 不足发梦

【原文】厥气客于心，则梦见丘山烟火。客于肺，则梦飞扬，见金铁之奇物。客于肝，则梦山林树木。客于脾，则梦见丘陵大泽，坏屋风雨。客于肾，则梦临渊，没居水中。客于膀胱，则梦游行。客于胃，则梦饮食。客于大肠，则梦田野。客于小肠，则梦聚邑冲衢。客于胆，则梦斗讼自刳。客于阴器，则梦接内。客于项，则梦斩首。客于胫，则梦行走而不能前，及居深地窌苑中。客于股肱，则梦礼节拜起。客于胞䐈，则梦溲便。凡此十五不足者，至而补之立已也。

【提要】分叙十五不足所发之梦。

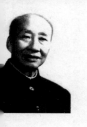

顺气一日分为四时第四十四

（此篇未收集到录音资料，据《黄帝内经章句索引》整理）

篇解：文曰："以一日分为四时，朝则为春，日中为夏，日入为秋，夜半为冬。朝则人气始生，病气衰，故旦慧；日中人气长，长则胜邪，故安；夕则人气始衰，邪气始生，故加；夜半人气入脏，邪气独居于身，故甚也。"这是本篇的主要精神所在。至于治疗，亦应"顺天之时"而治，此即所谓"顺气一日分为四时"也。全篇可分作三节。

第一节 人气应天顺时之道

【原文】黄帝曰：夫百病之所始生者，必起于燥温、寒暑、风雨、阴阳、喜怒、饮食、居处，气合而有形，得脏而有名，余知其然也。夫百病者，多以旦慧昼安，夕加夜甚，何也？岐伯曰：四时之气使然。黄帝曰：愿闻四时之气。岐伯曰：春生、夏长、秋收、冬藏，是气之常也，人亦应之。以一日分为四时，朝则为春，日中为夏，日入为秋，夜半为冬。朝则人气始生，病气衰，故旦慧；日中人气长，长则胜邪，故安；夕则人气始衰，邪气始生，故加；夜半人气入脏，邪气独居于身，故甚也。黄帝曰：有时有反者何也？岐伯曰：是不应四时之气，脏独主其病者，是必以脏气之所不胜时者甚，以其所胜时者起也。黄帝曰：治之奈何？岐伯曰：顺天之时，而病可与期。顺者为工，逆者为粗。

【提要】言人气应一日四时之衰旺，病邪亦因之而有进退，治法亦顺之而有各别也。

第二节 顺应四时五变之刺

【原文】黄帝曰：善，余闻刺有五变，以主五输，愿闻其数。岐伯曰：人有五脏，五脏有五变，五变有五输，故五五二十五输，以应五时。黄帝曰：愿闻五变。岐伯曰：肝为牡脏，其色青，其时春，其音角，其味酸，其日甲乙。心为牡脏，其色赤，其时夏，其日丙丁，其音徵，其味苦。脾为牝脏，其色黄，其时长夏，其日戊己，其音宫，其味甘。肺为牝脏，其色白，其音商，其时秋，其日庚辛，其味辛。肾为牝脏，其色黑，其时冬，其日壬癸，其音羽，其味咸。是为五变。

【提要】顺应四时而立五变之刺。

第三节 顺应四时脏腑之刺

【原文】黄帝曰：以主五输奈何？岐伯曰：脏主冬，冬刺井；色主春，春刺荥；时主夏，夏刺输；音主长夏，长夏刺经；味主秋，秋刺合。是谓五变，以主五输。黄帝曰：诸原安和，以致六输。岐伯曰：原独不应五时，以经合之，以应其数，故六六三十六输。黄帝曰：何谓脏主冬，时主夏，音主长夏，味主秋，色主春？愿闻其故。岐伯曰：病在脏者，取之井；病变于色者，取之荥；病时间时甚者，取之输；病变于音者，取之经；经满而血者，病在胃及以饮食不节得病者，取之于合。故命曰味主合。是谓五变也。

【提要】言五脏五输、六腑六输而应顺四时之刺。

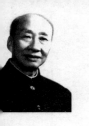

外揣第四十五

（此篇录音资料仅限于提要，其他据《黄帝内经章句索引》整理）

篇解：外揣，即篇中"远者司外揣内，近者司内揣外"之省文。马莳云："人身之音与色，是之谓远，可以言外也，而即外可以揣五脏之在内者。人身之五脏，是之谓近，可以言内也，而即内可以揣音与色之在外者。"（《黄帝内经灵枢注证发微》）"揣"为"推测"之意，犹言于外察色、闻声、切脉，可以揣知内脏的病变。全文旨在说明，只有明确诊断之后，才能正确地运用针刺大小深浅的手法。全篇可分作二节。

【讲解】"外揣"据本文理应叫"内外揣"，"外揣"是省略文法，意思是可以从外在的表现推测其在内脏腑的病变，如切脉、问诊、望色等都是外揣的内容，所以"外揣"实际上就是"诊断"。

第一节 论针道

【原文】黄帝曰：余闻九针九篇，余亲授其调，颇得其意。夫九针者，始于一而终于九，然未得其要道也。夫九针者，小之则无内，大之则无外，深不可为下，高不可为盖，恍惚无穷，流溢无极，余知其合于天道人事四时之变也，然余愿杂之毫毛，浑束为一，可乎？岐伯曰：明乎哉问也，非独针道焉，夫治国亦然。黄帝曰：余愿闻针道，非国事也。岐伯曰：夫治国者，夫惟道焉，非道，何可小大深浅，杂合而为一乎。

【提要】注重针道。

【讲解】所谓"针道"，是指针刺的理论依据，要学习"针刺"必须掌握其理论知识，这里强调了基础理论的重要性。

第二节　论诊法

【原文】黄帝曰：愿卒闻之。岐伯曰：日与月焉，水与镜焉，鼓与响焉。夫日月之明，不失其影；水镜之察，不失其形；鼓响之应，不后其声，动摇则应和，尽得其情。黄帝曰：窘乎哉！昭昭之明不可蔽。其不可蔽，不失阴阳也。合而察之，切而验之，见而得之，若清水明镜之不失其形也。五音不彰，五色不明，五脏波荡，若是则内外相袭，若鼓之应桴，响之应声，影之似形。故远者司外揣内，近者司内揣外，是谓阴阳之极，天地之盖。请藏之灵兰之室，弗敢使泄也。

【提要】注重诊法。

【讲解】针刺治疗必须以明确诊断为前提，因此要注重诊法。"故远者司外揣内，近者司内揣外"，这就是说"针刺"不能忽略"诊法"，所谓"诊法"即望、闻、问、切四诊合参之法。

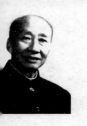

五变第四十六

（此篇录音资料仅限于提要，其他据《黄帝内经章句索引》整理）

篇解：所谓"五变"，即指由五种不同类型的体质而发生的五种不同的病变。如：肉不坚，腠理疏，则善病风，一变也；五脏皆柔弱者，善病消瘅，二变也；小骨弱肉者，善病寒热，三变也；粗理而肉不坚者，善病痹，四变也；皮肤薄而不泽，肉不坚而淖泽者，善病肠中积聚，五变也。篇中提出"夫天之生风者，非以私百姓也，其行公平正直，犯者得之，避者得无殆，非求人而人自犯之"的论点，认为人体内在因素于病变发生是起决定作用的，这一认识符合唯物辩证论观，是很可贵的。全篇可分作三章。

【讲解】"五变"的中心思想认为，不同类型体质所发生的病变是不同的，某种体质的人容易发生某些病变，体质不同脏腑功能之盛衰、强弱也就不一样，这是病变多样性的重要原因，如上述之"五变"。这一认识是非常可取的，病邪的客观存在对每个人来说都是一样的，为什么有的人生病有的人不生病，有的人病得轻有的人病得重，有的人病多有的人病少，"内因"是起决定性作用的。

第一章　发病之内因

【原文】黄帝问于少俞曰：余闻百疾之始期也，必生于风雨寒暑，循毫毛而入腠理，或复还，或留止，或为风肿汗出，或为消瘅，或为寒热，或为留痹，或为积聚，奇邪淫溢，不可胜数，愿闻其故。夫同时得病，或

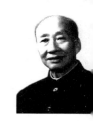

病此，或病彼，意者天之为人生风乎，何其异也？少俞曰：夫天之生风者，非以私百姓也，其行公平正直，犯者得之，避者得无殆，非求人而人自犯之。黄帝曰：一时遇风，同时得病，其病各异，愿闻其故。少俞曰：善乎其问！请论以比匠人。匠人磨斧斤、砺刀，削斲材木，木之阴阳，尚有坚脆，坚者不入，脆者皮弛，至其交节，而缺斤斧焉。夫一木之中，坚脆不同，坚者则刚，脆者易伤，况其材木之不同，皮之厚薄，汁之多少，而各异耶。夫木之蚤花先生叶者，遇春霜烈风，则花落而叶萎；久曝大旱，则脆木薄皮者，枝条汁少而叶萎；久阴淫雨，则薄皮多汁者，皮溃而漉；卒风暴起，则刚脆之木，枝折杌伤；秋霜疾风，则刚脆之木，根摇而叶落。凡此五者，各有所伤，况于人乎！黄帝曰：以人应木奈何？少俞答曰：木之所伤也，皆伤其枝，枝之刚脆而坚，未成伤也。人之有常病也，亦因其骨节皮肤腠理之不坚固者，邪之所舍也，故常为病也。

【提要】发病起主导作用的是人体内在的因素。

【讲解】文献很明确地提出了"内因"在疾病发生中的重要作用，并用"匠人"的例子来打比喻，说明个人体质在发病中的作用是复杂的，发病关键不仅仅在于病邪，还在于个体体质。

第二章　发病之机理

【原文】"黄帝曰：人之善病风厥漉汗者"至"稽积留止，大聚乃起"。

【提要】分叙风厥漉汗、消瘅、寒热、痹、肠中积聚等五病的发病机理。此章可分作五节。

第一节　风厥病机

【原文】黄帝曰：人之善病风厥漉汗者，何以候之？少俞答曰：肉不坚，腠理疏，则善病风。黄帝曰：何以候肉之不坚也？少俞答曰：䐃肉不坚，而无分理理者，粗理；粗理而皮不致者，腠理疏。此言其浑然者。

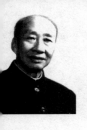

【提要】风厥病机。

第二节 消瘅病机

【原文】黄帝曰：人之善病消瘅者，何以候之？少俞答曰：五脏皆柔弱者，善病消瘅。黄帝曰：何以知五脏之柔弱也？少俞答曰：夫柔弱者，必有刚强，刚强多怒，柔者易伤也。黄帝曰：何以候柔弱之与刚强？少俞答曰：此人薄皮肤而目坚固以深者，长冲直扬，其心刚，刚则多怒，怒则气上逆，胸中畜积，血气逆留，臗皮充肌，血脉不行，转而为热，热则消肌肤，故为消瘅，此言其人暴刚而肌肉弱者也。

【提要】消瘅病机。

第三节 寒热病机

【原文】黄帝曰：人之善病寒热者，何以候之？少俞答曰：小骨弱肉者，善病寒热。黄帝曰：何以候骨之小大，肉之坚脆，色之不一也。少俞答曰：颧骨者，骨之本也。颧大则骨大，颧小则骨小。皮肤薄而其肉无䐃，其臂懦懦然，其地色殆然，不与其天同色，污然独异，此其候也。然后臂薄者，其髓不满，故善病寒热也。

【提要】寒热病机。

第四节 痹症病机

【原文】黄帝曰：何以候人之善病痹者？少俞答曰：粗理而肉不坚者，善病痹。黄帝曰：痹之高下有处乎？少俞答曰：欲知其高下者，各视其部。

【提要】痹症病机。

第五节 积聚病机

【原文】黄帝曰：人之善病肠中积聚者，何以候之？少俞答曰：皮肤薄而不泽，肉不坚而淖泽，如此则肠胃恶，恶则邪气留止，积聚乃伤。脾

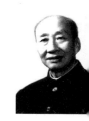

胃之间，寒温不次，邪气稍至；稽积留止，大聚乃起。

【提要】肠中积聚病机。

第三章　因形生病论

【原文】黄帝曰：余闻病形，已知之矣，愿闻其时。少俞答曰：先立其年，以知其时，时高则起，时下则殆，虽不陷下，当年有冲通，其病必起，是谓因形而生病，五变之纪也。

【提要】总结全篇，从病气与人体两个方面来说明发病的机理，而归结于"因形生病"，即外因通过内因而起作用之义。

【讲解】问曰，发病和病机已经清楚了，个体病变的发展，或好转、或恶化有什么规律呢？少俞答曰："先立其年，以知其时。"这个问题关乎运气学说，意思是要分析这一年的运气，何气司天，何气在泉等。"时高则起"，病衰，遇到旺气或相生之气辅助，就叫做"时高"，病人的情况就会有所起色；"时下则殆"，病本虚，又遇相克之气，这是"时下"，病情就会恶化；"虽不陷下，当年有冲通，其病必起，是谓因形而生病"，这句话还是在强调人的体质，"形"即指个体体质；"五变之纪也"，人体病变的发生不能排除外因的作用，但外因总是要通过内因来起作用，即所谓"因形而生病"，而这一规律即为"五变之纪"。

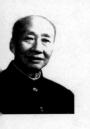

本脏第四十七

（此篇录音资料仅限于提要，其他据《黄帝内经章句索引》整理）

篇解：脏腑为人体之本，故以"本脏"名篇。脏腑功能正常则身体康强，脏腑发生病变则身体失健，这一认识与《素问·脉要精微论》所谓"五脏者中之守""五脏者身之强"具有同一意义。此篇文献的具体内容在阐明五脏的二十五变，即五脏各有大小、高下、坚脆、端正、偏倾之不同，在生理、病理方面各有其征候。全篇可分作四章。

第一章 人体生理功能

【原文】黄帝问于岐伯曰：人之血气精神者，所以奉生而周于性命者也；经脉者，所以行血气而营阴阳，濡筋骨，利关节者也；卫气者，所以温分肉，充皮肤，肥腠理，司关阖者也；志意者，所以御精神，收魂魄，适寒温，和喜怒者也。是故血和则经脉流行，营覆阴阳，筋骨劲强，关节清利矣；卫气和则分肉解利，皮肤调柔，腠理致密矣；志意和则精神专直，魂魄不散，悔怒不起，五脏不受邪矣；寒温和则六腑化谷，风痹不作，经脉通利，肢节得安矣。此人之常平也。五脏者，所以藏精神血气魂魄者也；六腑者，所以化水谷而行津液者也。此人之所以具受于天也，无愚智贤不肖，无以相倚也。然有其独尽天寿，而无邪僻之病，百年不衰，虽犯风雨卒寒大暑，犹有弗能害也；有其不离屏蔽室内，无怵惕之恐，然犹不免于病，何也？愿闻其故。岐伯对曰：窘乎哉问也！五脏者，所以参天地，副

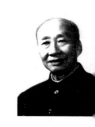

阴阳，而连四时，化五节者也。五脏者，固有小大、高下、坚脆、端正、偏倾者；六腑亦有小大、长短、厚薄、结直、缓急。凡此二十五者，各不同，或善或恶，或吉或凶，请言其方。

【提要】统言脏腑、经脉、精神、气血、魂魄的生理功能。

第二章 五脏二十五变

【原文】"心小则安"至"人之所苦常病"。

【提要】叙述五脏的二十五变。可分作五节。

第一节 心脏五变

【原文】心小则安，邪弗能伤，易伤以忧；心大则忧不能伤，易伤于邪；心高则满于肺中，悗而善忘，难开以言；心下则脏外易伤于寒，易恐以言；心坚则脏安守固；心脆则善病消瘅热中；心端正则和利难伤；心偏倾则操持不一，无守司也。

【提要】言心脏五变。

【讲解】"心小"是指心气不足，"心小"外邪不一定能中伤，但很容易受内伤之害，即心脏脆弱者容易受到情志的伤害，故曰"心小则安，邪弗能伤，易伤以忧"。"心大"则气散而不固，气不能固于表则易伤于外邪，故曰"心大则忧不能伤，易伤于邪"。"心高"是心气逆上的意思，心气不宣，郁积于内，与肺降之气冲突，于是表现为心情不舒、善忘，故曰"心高则满于肺中，悗而善忘"。"心下"是指阳气郁积不升，外感、内伤都容易引发病变，故曰"心下则脏外易伤于寒，易恐以言"。以下文曰："心坚则脏安守固；心脆则善病消瘅热中；心端正则和利难伤；心偏倾则操持不一，无守司也。"我就不一一解释了，大家很容易看懂。

"五脏"都是以这样的方式来叙述的，每脏的生理就个体而言肯定是有区别的，但不能以大小、高下、坚脆、端正、偏倾那么绝对地来理解。

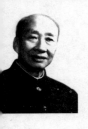

个体的脏腑功能完全一样,没有差别,这是不辨证的认识;个体的脏腑功能完全不一样,这也太绝对化了,不符合实际。

第二节 肺脏五变

【原文】肺小则少饮,不病喘喝;肺大则多饮,善病胸痹、喉痹、逆气;肺高则上气、肩息、欬;肺下则居贲迫肺,善胁下痛;肺坚,则不病欬、上气;肺脆则苦病消瘅易伤;肺端正则和利难伤;肺偏倾则胸偏痛也。

【提要】肺脏五变。

第三节 肝脏五变

【原文】肝小则脏安,无胁下之病;肝大则逼胃迫咽,迫咽则苦膈中,且胁下痛;肝高则上支贲,切胁悗,为息贲;肝下则逼胃,胁下空,胁下空则易受邪;肝坚则脏安难伤;肝脆则善病消瘅易伤;肝端正则和利难伤;肝偏倾则胁下痛也。

【提要】肝脏五变。

第四节 脾脏五变

【原文】脾小则脏安,难伤于邪也;脾大则苦凑胗而痛,不能疾行;脾高则胗引季胁而痛;脾下则下加于大肠,下加于大肠则脏苦受邪;脾坚则脏安难伤;脾脆则善病消瘅易伤;脾端正则和利难伤;脾偏倾则善满善胀也。

【提要】脾脏五变。

第五节 肾脏五变

【原文】肾小则脏安难伤;肾大则善病腰痛,不可以俛仰,易伤以邪;肾高则苦背膂痛,不可以俛仰;肾下则腰尻痛,不可以俛仰,为狐疝;肾坚不病腰背痛;肾脆则善病消瘅易伤;肾端正则和利难伤;肾偏倾则苦腰尻痛也。凡此二十五变者，人之所苦常病。

【提要】肾脏五变。

第三章　五脏五变外候

【原文】"黄帝曰：何以知其然也"至"反复言语也"。

【提要】分叙五脏五变的外候。这里叙述的五脏之外候，要从精神上去体会理解，尤其是涉及意识形态、工作生活作风等就不是"脏本"的问题了，我们对经典文献的态度还是应该批判地继承。可分作六节。

第一节　心五变外候

【原文】黄帝曰：何以知其然也？岐伯曰：赤色小理者心小，粗理者心大，无𩩲骬者心高，𩩲骬小短举者心下，𩩲骬长者心下坚，𩩲骬弱小以薄者心脆，𩩲骬直下不举者心端正，𩩲骬倚一方者心偏倾也。

【提要】心五变之外候。

第二节　肺五变外候

【原文】白色小理者肺小，粗理者肺大，巨肩反膺陷喉者肺高，合腋张胁者肺下，好肩背厚者肺坚，肩背薄者肺脆，背膺厚者肺端正，胁偏疏者肺偏倾也。

【提要】肺五变之外候。

第三节　肝五变外候

【原文】青色小理者肝小，粗理者肝大，广胸反骹者肝高，合胁兔骹者肝下，胸胁好者肝坚，胁骨弱者肝脆，膺腹好相得者肝端正，胁骨偏举者肝偏倾也。

【提要】肝五变之外候。

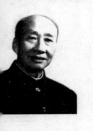

第四节　脾五变外候

【原文】黄色小理者脾小，粗理者脾大，揭唇者脾高，唇下纵者脾下，唇坚者脾坚，唇大而不坚者脾脆，唇上下好者脾端正，唇偏举者脾偏倾也。

【提要】脾五变之外候。

第五节　肾五变外候

【原文】黑色小理者肾小，粗理者肾大，高耳者肾高，耳后陷者肾下，耳坚者肾坚，耳薄不坚者肾脆，耳好前居牙车者肾端正，耳偏高者肾偏倾也。凡此诸变者，持则安，减则病也。

【提要】肾五变之外候。

第六节　五脏五变论

【原文】帝曰：善。然非余之所问也。愿闻人之有不可病者，至尽天寿，虽有深忧大恐，怵惕之志，犹不能减也，甚寒大热，不能伤也；其有不离屏蔽室内，又无怵惕之恐，然不免于病者，何也？愿闻其故。岐伯曰：五脏六腑，邪之舍也，请言其故。五脏皆小者，少病，苦憔心大愁忧；五脏皆大者，缓于事，难使以忧；五脏皆高者，好高举措；五脏皆下者，好出人下；五脏皆坚者，无病；五脏皆脆者，不离于病；五脏皆端正者，和利得人心；五脏皆偏倾者，邪心而善盗，不可以为人平，反复言语也。

【提要】总结全章，可谓五脏五变论。

第四章　六腑五脏关系

【原文】"黄帝曰：愿闻六腑之应"至篇尾。

【提要】分叙六腑之外应。可分作七节。

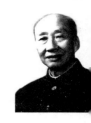

第一节 脏腑相应

【原文】黄帝曰：愿闻六腑之应。岐伯答曰：肺合大肠，大肠者，皮其应；心合小肠，小肠者，脉其应；肝合胆，胆者，筋其应；脾合胃，胃者，肉其应；肾合三焦膀胱，三焦膀胱者，腠理毫毛其应。

【提要】总叙脏腑相应。

第二节 大肠外应

【原文】黄帝曰：应之奈何？岐伯曰：肺应皮，皮厚者大肠厚，皮薄者大肠薄，皮缓腹里大者大肠大而长，皮急者大肠急而短，皮滑者大肠直，皮肉不相离者大肠结。

【提要】大肠之外应。

第三节 小肠外应

【原文】心应脉，皮厚者脉厚，脉厚者小肠厚，皮薄者脉薄，脉薄者小肠薄，皮缓者脉缓，脉缓者小肠大而长，皮薄而脉冲小者小肠小而短，诸阳经脉皆多纡屈者小肠结。

【提要】小肠之外应。

第四节 胃之外应

【原文】脾应肉，肉䐃坚大者胃厚，肉䐃么者胃薄，肉䐃小而么者胃不坚，肉䐃不称身者胃下，胃下者下管约不利，肉䐃不坚者胃缓，肉䐃无小里累者胃急，肉䐃多少里累者胃结，胃结者上管约不利也。

【提要】胃之外应。

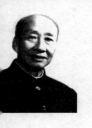

第五节　胆之外应

【原文】肝应爪，爪厚色黄者胆厚，爪薄色红者胆薄，爪坚色青者胆急，爪濡色赤者胆缓，爪直色白无约者胆直，爪恶色黑多纹者胆结也。

【提要】胆之外应。

第六节　膀胱外应

【原文】肾应骨，密理厚皮者三焦膀胱厚，粗理薄皮者三焦膀胱薄，疎腠理者三焦膀胱缓，皮急而无毫毛者三焦膀胱急，毫毛美而粗者三焦膀胱直，稀毫毛者三焦膀胱结也。

【提要】三焦膀胱之外应。

第七节　视外知内

【原文】黄帝曰：厚薄美恶皆有形，愿闻其所病。岐伯答曰：视其外应，以知其内脏，则知所病矣。

【提要】视其外而知其内。

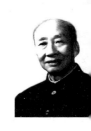

禁服第四十八

（此篇录音资料仅限于提要，其他据《黄帝内经章句索引》整理）

篇解：禁，秘密之谓，《史记·扁鹊仓公列传》云"我有禁方"，"禁方"即"秘方"也。服，服膺也。《礼记·中庸》云："得一善，则拳拳服膺而弗失之矣。"朱熹注云："奉持而著之心胸之间，言能守也。"禁服者，言篇中所论皆秘密而可贵，应服膺勿失，因以篇名。篇中首先提出，凡用刺法当先明经脉，而经脉之病变，莫如内关、外格也。全篇可分作五章。

【讲解】"服"，有些注家认为这个字是"脉"字之误，认为应该是"禁脉"，我不同意这个解释。"服"是什么意思呢？《中庸》云"得一善，则拳拳服膺而弗失之矣"，是说一件好事、一句好话，要记在心里永远都不要忘记。"禁服"的意思是说，这篇文献的内容就像秘密一样难得一见，十分宝贵，要把这些弥足珍贵的知识牢牢地记在心中，这是"禁服"的意思。况且这篇文献主要内容不在讲"脉"，改成"禁脉"就不好解释了。

"禁服"这个篇名是抽象的，"禁"是说这篇文献内容是十分宝贵的，"服"是说要把这些内容认真地记在心里不能忘记。究竟是什么内容呢？是讲"针刺"必须首先弄懂经脉的理论知识。"内关""外格"是经脉严重的两种病变。

第一章 医道禁服宗旨

【原文】雷公问于黄帝曰：细子得受业，通于《九针》六十篇，旦暮

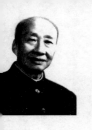

勤服之，近者编绝，久者简垢，然尚讽诵弗置，未尽解于意矣。外揣言浑束为一，未知所谓也。夫大则无外，小则无内，大小无极，高下无度，束之奈何？士之才力，或有厚薄，智虑褊浅，不能博大深奥，自强于学若细子，细子恐其散于后世，绝于子孙，敢问约之奈何？黄帝曰：善乎哉问也。此先师之所禁坐私传之也，割臂歃血之盟也，子若欲得之，何不斋乎。雷公再拜而起曰：请闻命。于是也，乃斋宿三日而请曰：敢问今日正阳，细子愿以受盟。黄帝乃与俱入斋室，割臂歃血。黄帝亲祝曰：今日正阳，歃血传方，有敢背此言者，反受其殃。雷公再拜曰：细子受之。黄帝乃左握其手，右授之书，曰：慎之慎之，吾为子言之。

【提要】解释"禁服"。

第二章　刺法当明经脉

【原文】凡刺之理，经脉为始，营其所行，知其度量，内刺五脏，外刺六腑，审察卫气，为百病母，调其虚实，虚实乃止，泻其血络，血尽不殆矣。雷公曰：此皆细子之所以通，未知其所约也。

【提要】言刺法当明经脉以调虚实。

【讲解】首先要知道经脉是如何循行的？经脉之长短如何？五脏经脉怎样？六腑经脉又怎样？掌握经脉的知识，才能"调其虚实，虚实乃止，泻其血络，血尽不殆矣"。

第三章　制方满约关系

【原文】黄帝曰：夫约方者，犹约囊也，囊满而弗约，则输泄，方成弗约，则神与弗俱。雷公曰：愿为下材者，勿满而约之。黄帝曰：未满而知约之，以为工，不可以为天下师。雷公曰：愿闻为工。

【提要】言制方"满"与"约"的辩证关系。

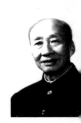

【讲解】所谓"满"与"约"即"博"与"约"。做学问、搞研究都讲究个博与约的关系，是"先博后约，由博返约"，还是"先约后博"。做学问要求知识面要宽，即要"博"，然后返"约"，即精专于某一两个领域，因此博而不约或约而不博都是不可取的。

文曰："夫约方者，犹约囊也，囊满而弗约，则输泄，方成弗约，则神与弗俱。"是说只是博不约，不可取。例如处方记得非常多，而每个方子的精要之处却一点没有掌握，这就不知道该怎样用。可以说"博"是基础，"约"是提高。

文曰："未满而知约之，以为工，不可以为天下师。"是说如果没有"满"就"约"，应付一般的疾病还行，要想成为大师就不行了，要为"天下师"就还得提高一个境界。

文献在这里为什么要讨论"制方"呢？因为"针刺"选穴也是需要配伍的，穴位之间是有联系的，一定要先分辨病是在阴经还是在阳经，是属哪经的病，取本经的什么穴合适，选用他经的什么穴来配合，井荥输经合如何配合应用等，这些都是"制方"的概念，这其中既有"法"又有"理"。用这个认识来指导遣药组方也是同样的道理，比如一个方子药物开得太多而不简约，那这个方子哪些药是主要的呢？所以制方、用方要讲究"博"与"约"的关系，既要"博"，更要在博的基础上会"约"，这两个关系要处理好。掌握知识也是这样，既要懂得多，又要在多之中有所专精，这才是最理想的。

第四章　寸口人迎脉辨

【原文】"黄帝曰：寸口主中"至"以验其脏腑之病"。

【提要】分析寸口、人迎的关格脉象。全章可分作三节。

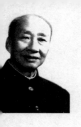

第一节　寸口人迎常脉

【原文】黄帝曰：寸口主中，人迎主外，两者相应，俱往俱来，若引绳大小齐等，春夏人迎微大，秋冬寸口微大，如是者名曰平人。

【提要】寸口人迎的正常脉象。

【讲解】"人迎"主外"寸口"主中，两者虽有不同，但"两者相应，俱往俱来，若引绳大小齐等"，是说正常人的人迎、寸口脉象基本是一致的，可随四时变化，秋冬寸口微大，春夏人迎微大。

第二节　人迎之外格脉

【原文】人迎大一倍于寸口，病在足少阳，一倍而躁，在手少阳。人迎二倍，病在足太阳，二倍而躁，病在手太阳。人迎三倍，病在足阳明，三倍而躁，病在手阳明。盛则为热，虚则为寒，紧则为痛痹，代则乍甚乍间。盛则泻之，虚则补之，紧痛则取之分肉，代则取血络且饮药，陷下则灸之，不盛不虚，以经取之，名曰经刺。人迎四倍者，且大且数，名曰溢阳，溢阳为外格，死不治。必审按其本末，察其寒热，以验其脏腑之病。

【提要】人迎的"外格"脉象。

第三节　寸口之内关脉

【原文】寸口大于人迎一倍，病在足厥阴，一倍而躁，在手心主。寸口二倍，病在足少阴，二倍而躁，在手少阴。寸口三倍，病在足太阴，三倍而躁，在手太阴。盛则胀满、寒中、食不化，虚则热中、出糜、少气、溺色变，紧则痛痹，代则乍痛乍止。盛则泻之，虚则补之，紧则先刺而后灸之，代则取血络而后调之，陷下则徒灸之，陷下者，脉血结于中，中有著血，血寒，故宜灸之，不盛不虚，以经取之。寸口四倍者，名曰内关，内关者，且大且数，死不治。必审察其本末之寒温，以验其脏腑之病。

【提要】寸口的"内关"脉象。

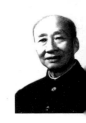

第五章　虚实补泻大则

【原文】通其荥输，乃可传于大数。大数曰：盛则徒泻之，虚则徒补之，紧则灸刺且饮药，陷下则徒灸之，不盛不虚，以经取之。所谓经治者，饮药，亦曰灸刺，脉急则引，脉大以弱，则欲安静，用力无劳也。

【提要】言补虚泻实是治法之大则。

【讲解】古人认识到无论何病，关键在辨别虚实，不是邪气盛就是正气虚，邪气盛则泄，正气虚就补，这是中医治疗学之大则。文献在这里指出，针刺明确了经脉以后，最重要的就是调其虚实，调虚实的前提是辨虚实，是属实证还是属虚证，是二分实一分虚，还是二分虚一分实，是邪在内还是邪在外，等等。不管疾病有多复杂，总之是个虚实问题，所以针法的原则还在于补泻之中，这个原则同样适用于灸法、推拿、药饮等。

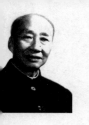

五色第四十九

（此篇录音资料仅限于提要，其他据《黄帝内经章句索引》整理）

篇解：篇中讨论了以五色诊断疾病的相关问题，故以"五色"名篇。首先阐发脏腑在面部各有所主的部位，称之为"色部"；其次言五色各有所主之病，即所谓"官五色"；又其次言五色的变化，以察疾病之情，即所谓"以色言病之间甚"也。全篇论"五色"的具体内容不外上述三个方面，对于临床极具现实意义。篇中亦提到人迎、寸口之诊，可见"色"之与"脉"是密切关联的。全篇可分作二章。

第一章　色诊及脉诊

【原文】"雷公问于黄帝曰：五色独决于明堂乎"至"察色以言其时"。

【提要】言五色的部位、主病、变化等，并及人迎、寸口诊。可分作四节。

第一节　五色诊之分部

【原文】雷公问于黄帝曰：五色独决于明堂乎？小子未知其所谓也。黄帝曰：明堂者鼻也，阙者眉间也，庭者颜也，蕃者颊侧也，蔽者耳门也，其间欲方大，去之十步，皆见于外，如是者寿必中百岁。雷公曰：五官之辨奈何？黄帝曰：明堂骨高以起平以直，五脏次于中央，六腑夹其两侧，首面上于阙庭，王宫在于下极，五脏安于胸中，真色以致，病色不见，明

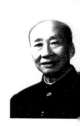

堂润泽以清，五官恶得无辨乎？雷公曰：其不辨者，可得闻乎？黄帝曰：五色之见也，各出其色部。部骨陷者，必不免于病矣。其色部乘袭者，虽病甚，不死矣。雷公曰：官五色奈何？黄帝曰：青黑为痛，黄赤为热，白为寒，是谓五官。

【提要】言五色部位、主病、变化等之大概。

【讲解】"五官之辨奈何？"这个"五官"不是指眼、耳、口、鼻、喉，是指五色所主。如"明堂者鼻也，阙者眉间也，庭者颜也，蕃者颊侧也，蔽者耳门也"，即整个鼻部叫做"明堂"，"阙"是两眉之间的部分，分为阙上、阙中、阙下，两眉之间的是阙中；天庭叫做"颜"，耳门叫做"蔽"。

"其间欲方大，去之十步，皆见于外，如是者寿必中百岁"，是说若长得方正大方，这样的人往往会高寿。下面又说，鼻子要高、要大、要直，所以汉高祖的鼻头描述为"龙准"，即鼻头像龙一样大，据说朱元璋的鼻子也很大。

为什么要强调鼻子呢？因为五脏相应的部位分布于鼻柱上，比如两眉之间属肺，两个眼角之间属心，心下面是肝，肝下面是胃，鼻头属脾，脾的部位就是准头。这就是"五脏次于中央"的意思。肝的左边是胆，肝的右边是小肠，人中属膀胱，下面属子处，这就是"六腑夹其两侧"的意思。

"首面上于阙庭，王宫在于下极，五脏安于胸中"，在阙之上叫做"首面"，"下极"指目内眦之间的部位，"王宫"是指心，即心的部位在两个眼角之间。

"明堂润泽以清，五官恶得无辨乎"，是说整个鼻部要润泽，心、肝、脾、肺、胃都在明堂周围。临床怎样辨别呢？"其色部乘袭者，虽病甚，不死矣"，这是说不管哪个部位，虽然有病色，但是没有相克的颜色，一般问题不大。

总之，五色的部位、五色的主病、五色的变化，是此节文献的主要内容。

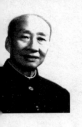

第二节 寸口人迎脉诊

【原文】雷公曰：病之益甚，与其方衰如何？黄帝曰：外内皆在焉。切其脉口滑小紧以沉者，病益甚，在中；人迎气大紧以浮者，其病益甚，在外；其脉口浮滑者，病日进；人迎沉而滑者，病日损；其脉口滑以沉者，病日进，在内；其人迎脉滑盛以浮者，其病日进，在外；脉之浮沉及人迎与寸口气小大等者，病难已。病之在脏，沉而大者，易已，小为逆；病在腑，浮而大者，其病易已。人迎盛坚者，伤于寒；气口盛坚者，伤于食。

【提要】诊寸口、人迎辨病之间甚。

【讲解】因为人迎主外、寸口主内，故曰："人迎盛坚者，伤于寒；气口盛坚者，伤于食。"人迎与寸口主病也是相对而言。这段主要讲依据人迎、寸口的脉象来辨病，在某种情况下是主"病甚"，某种情况下是主"病进"，某种情况下是主"病不易治"。

第三节 五色诊病间甚

【原文】雷公曰：以色言病之间甚，奈何？黄帝曰：其色粗以明，沉夭者为甚，其色上行者病益甚，其色下行如云彻散者病方已。五色各有脏部，有外部，有内部也。色从外部走内部者，其病从外走内；其色从内走外者，其病从内走外。病生于内者，先治其阴，后治其阳，反者益甚；其病生于阳者，先治其外，后治其内，反者益甚。其脉滑大以代而长者，病从外来，目有所见，志有所恶，此阳气之并也，可变而已。

【提要】从五色的变化以观察病的间甚。

【讲解】"其色粗以明，沉夭者为甚"，"粗"是指颜色重浊，"沉"是说颜色不在表面而是深盖着的，"夭"是指没有神采，多见于病重者，在热性病中这种面色比较多见。

"其色上行者病益甚，其色下行如云彻散者病方已"，是讲病色的上下关系。若病色从下向上逐步出现，说明病情在发展，病色从上向下慢慢地消散了,这是病情在好转。

"色从外部走内部者,其病从外走内;其色从内走外者,其病从内走外",是说病色有内外之势,五脏色在于内中,六腑挟其两侧在外,病色从外向内说明病在深入,病色从内向外说明病在消退。

此节内容主要是从病色的深浅、上下、内外来分辨病之间甚。

第四节　五色诊病死生

【原文】雷公曰:小子闻风者,百病之始也;厥逆者,寒湿之起也。**别之奈何?黄帝曰:常候阙中,薄泽为风,冲浊为痹,在地为厥,此其常也,各以其色言其病。**雷公曰:人不病卒死,何以知之?黄帝曰:**大气入于脏腑者,不病而卒死矣。**雷公曰:病小愈而卒死者,何以知之?黄帝曰:**赤色出两颧,大如母指者,病虽小愈,必卒死。黑色出于庭,大如母指,必不病而卒死。**雷公再拜曰:善哉!其死有期乎?黄帝曰:**察色以言其时。**

【提要】论死色。

【讲解】"赤色出两颧,大如拇指者",这种面色被称作"粉妆",即像涂了胭脂一样。这种病色出现在临床上是很忌讳的,特别是慢性病,即使是其症状很轻,但预后均不良,故曰"病虽小愈,必卒死"。这是临床所见的"戴阳症",患者脸色发红,像涂了胭脂一样,用手触摸却不热,是凉的,这种情况一般预后都不好。

"黑色出于庭,大如母指,必不病而卒死",在天庭的地方出现一块黑色,尽管只是拇指那样大,这种病色预后也不好。1975年,有个男性病人,是牡丹江地区政协的一个工作人员,患肝炎腹水,他的爱人陪他一起找我看病,治了一个多月,效果不明显就回去了;不到半年的时间,这个病人的情况还不错,又到北京来找我继续治疗,但他的爱人却死了,据说是死于静脉炎并发症;我这才回想起见到她的情景,她的天庭上就有一大块黑色,当时还以为是疤痕之类的东西。《史记·扁鹊仓公列传》中记载了一个医案,扁鹊看出一个人快要死了,就是通过天庭看出来的。总之,两颧赤是阳外

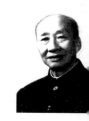

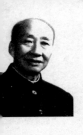

脱之象，天庭黑是肾阳亡失、阴精外脱之象。

"察色以言其时"，欲知死亡的大致日期，要看病色出现的时间。如黑色发生在冬季或夏季，通过五色的生克关系来分析推断，如果是克制之时，那么其死期会很短，如果不是克制之时，那么死期可能就会长一些。

第二章　五色诊方法

【原文】"雷公曰：善乎！愿卒闻之"至篇尾。

【提要】详述察五色的部位及其方法。

第一节　脏腑肢节在脸之部

【原文】雷公曰：善乎！愿卒闻之。黄帝曰：庭者，首面也；阙上者，咽喉也；阙中者，肺也；下极者，心也；直下者，肝也；肝左者，胆也；下者，脾也；方上者，胃也；中央者，大肠也；夹大肠者，肾也；当肾者，脐也；面王以上者，小肠也，面王以下者，膀胱、子处也；颧者，肩也；颧后者，臂也；臂下者，手也；目内眦上者，膺乳也；夹绳而上者，背也；循牙车以下者，股也；中央者，膝也；膝以下者，胫也；当胫以下者，足也；巨分者，股里也；巨屈者，膝膑也。此五脏六腑肢节之部也。

【提要】详叙脏腑、肢节在面的相应部位。

【讲解】脏腑在面有相应部位。两眉心之间是"阙"，"阙上"是两眉之间的上面天庭的下面，"阙上"主咽喉；"阙中"指两眉心之间，主肺；"下极"指两眼角之间，肺的下面，主心；"直下"即指鼻柱，主肝；鼻柱的左面，主胆；"下者"是指鼻准头，主脾；"方上者"是指鼻翼，主胃；"中央"指"人中"穴这个位置，主大肠；"夹大肠者"指两个口角处，主肾；"当肾"是指肾部的下面，主脐；"面王以上者"是指鼻柱的右面，主小肠；"面王以下"是指鼻翼的下面，人中的两边，主膀胱和子处。以上是脏腑在面的相应部位。

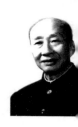

不仅脏腑在面有相应部位，人的整个形体在面都有相应部位。"两颧"主肩；"颧后"指颧的侧边，主上臂；"臂下"主手；目内眦上方，主膺乳部；目内眦中间为胸，两侧为膺；"夹绳而上"指眉毛上面，主背；"循牙车以下者"，主股。面颊部大致可分为三横行，"中央者"指中间这行，主膝，"膝以下"主胫骨，"胫骨以下"主足；"巨分者"指颔上的纹路，有的人显著有的人不显著，主股；巨屈者，膝膑也。

五脏六腑以及肢节的病变都可以从面部相应的位置来分辨，我这里做了一张图（图缺）供大家参考。

第二节　五色主病之辨诊法

【原文】各有部分，有部分，用阴和阳，用阳和阴，当明部分，万举万当，能别左右，是谓大道；男女异位，故曰阴阳，审察泽夭，谓之良工。沉浊为内，浮泽为外，黄赤为风，青黑为痛，白为寒，黄而膏润为脓，赤甚者为血，痛甚为挛，寒甚为皮不仁。五色各见其部，察其浮沉，以知浅深；察其泽夭，以观成败；察其散搏，以知远近；视色上下，以知病处；积神于心，以知往今。故相气不微，不知是非，属意勿去，乃知新故。色明不粗，沉夭为甚；不明不泽，其病不甚。其色散，驹驹然未有聚，其病散而气痛，聚未成也。肾乘心，心先病，肾为应，色皆如是。男子色在于面王，为小腹痛，下为卵痛，其圆直为茎痛，高为本，下为首，狐疝㿗阴之属也；女子在于面王，为膀胱、子处之病，散为痛，搏为聚，方圆左右，各如其色形。其随而下至胝为淫，有润如膏状，为暴食不洁。左为左，右为右。其色有邪，聚散而不端，面色所指者也。色者，青黑赤白黄，皆端满有别乡。别乡赤者，其色亦，大如榆荚，在面王为不日。其色上锐，首空上向，下锐下向，在左右如法。以五色命脏，青为肝，赤为心，白为肺，黄为脾，黑为肾。肝合筋，心合脉，肺合皮，脾合肉，肾合骨也。

【提要】详叙察五色的方法。

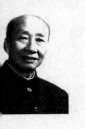

论勇第五十

（此篇录音资料仅限于提要，其他据《黄帝内经章句索引》整理）

篇解："论勇"实为论"勇"与"怯"的简称，非单论勇也。勇之与怯，有属于体质者，有属于性情者。如"皮肤之薄厚，肌肉之坚脆"，此属于体质之勇怯；如"见难则前""闻难则恐"，这便属于性情之勇怯。前者关乎体质差异，后者则关乎心理素质，两者于疾病的忍受程度大有关系，尤其是精神因素，篇中着重阐发体质的勇怯与受病忍痛的关系。全篇可分作三节。

【讲解】所谓的"勇"与"怯"，即指人体"体质"，体质壮即为"勇"，体质弱即"怯"，这是文献主要讨论的内容。文献还涉及对人"心理素质"的讨论，如"见难则前""闻难则恐"，是说有的人遇到难题迎难而上，有的人遇到难题就退缩回避，这就不是"体质"问题而是与世界观有关系了。不管是"体质"还是"心理素质"，都有"勇"与"怯"的差异，这关乎对病痛的耐受程度，有的人耐痛，有的人不耐痛，这与体质有关，但与精神因素也大有关系，这是文献表达的主要思想。

第一节 体质勇怯与受病

【原文】黄帝问于少俞曰：有人于此，并行并立，其年之长少等也，衣之厚薄均也，卒然遇烈风暴雨，或病，或不病，或皆病，或皆不病，其故何也？少俞曰：帝问何急？黄帝曰：愿尽闻之。少俞曰：春青风，夏阳风，秋凉风，冬寒风，凡此四时之风者，其所病各不同形。黄帝曰：四时

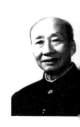

之风，病人如何？少俞曰：**黄色薄皮弱肉者，不胜春之虚风；白色薄皮弱肉者，不胜夏之虚风；青色薄皮弱肉，不胜秋之虚风；赤色薄皮弱肉，不胜冬之虚风也。黄帝曰：黑色不病乎？少俞曰：黑色而皮厚肉坚，固不伤于四时之风。其皮薄而肉不坚，色不一者，长夏至而有虚风者，病矣。其皮厚而肌肉坚者，长夏至而有虚风，不病矣。其皮厚而肌肉坚者，必重感于寒，外内皆然，乃病。黄帝曰：善。**

【提要】论体质勇怯与受病与否的关系。

【讲解】这节主要讲"体质"与是否容易得病有一定的联系，体质健壮者，抵抗力强，就不容易受病，体质怯弱者，抵抗力弱，就容易受病，古人的观察是非常准确的。

文献中提到了"虚风"，在后面专门有一篇文章讨论了这个问题。所谓"虚风"就是"虚邪"，有的人认为《内经》中没有"虚邪"的概念，这个问题是这样的：《内经》中讨论的"邪"，有正邪、虚邪之分，所谓正邪、正风，是指春有东风、夏有南风、秋有西风、冬有北风，这些风伤人，是属正邪、正风；从相对方向来的风，叫做"虚风"，如东与西相对，如春天刮西风，这就是虚风，南与北相对，夏天刮北风，这也是虚风。就风气致病而言，正风、正邪对人体危害不大，对人体危害最大的是虚邪、虚风，因从其相克制的方向来。如夏天应属火，风不从南方来，反而从属水的北方来，水克火。为什么？有可能是因为南风弱的缘故，所以称为"虚风"。

第二节　体质情志之区别

【原文】**黄帝曰：夫人之忍痛与不忍痛，非勇怯之分也。夫勇士之不忍痛者，见难则前，见痛则止；夫怯士之忍痛者，闻难则恐，遇痛不动；夫勇士之忍痛者，见难不恐，遇痛不动；夫怯士之不忍痛者，见难与痛，目转而盼，恐不能言，失气惊，颜色变化，乍死乍生。余见其然也，不知其何由，愿闻其故。少俞曰：夫忍痛与不忍痛者，皮肤之薄厚，肌肉之坚脆缓急之分也，非勇怯之谓也。黄帝曰：愿闻勇怯之所由然。少俞曰：勇**

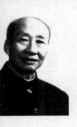

士者,目深以固,长衡直扬,三焦理横,其心端直,其肝大以坚,其胆满以傍,怒则气盛而胸张,肝举而胆横,眦裂而目扬,毛起而面苍,此勇士之由然者也。黄帝曰:愿闻怯士之所由然。少俞曰:怯士者,目大而不减,阴阳相失,其焦理纵,髑骬短而小,肝系缓,其胆不满而纵,肠胃挺,胁下空,虽方大怒,气不能满其胸,肝肺虽举,气衰复下,故不能久怒,此怯士之所由然者也。

【提要】言忍痛与不忍痛,有体质勇怯和情志勇怯的区分。

【讲解】对疼痛的耐受能力,有属于体质问题,有属于心理问题。有的人能耐痛是因为身体健壮,有的人身体很弱也能忍痛,这属于意志问题,相反不能忍痛者也有这两个方面的差别。

第三节 酒悖之勇非真勇

【原文】黄帝曰:怯士之得酒,怒不避勇士者,何脏使然?少俞曰:酒者,水谷之精,熟谷之液也,其气慓悍,其入于胃中,则胃胀,气上逆,满于胸中,肝浮胆横,当是之时,固比于勇士,气衰则悔。与勇士同类,不知避之,名曰酒悖也。

【提要】言"酒悖"为变态之勇,非真勇也。

【讲解】有的人身体并不怎么强壮,喝了酒以后就变得很"勇",酒劲过后"勇"也消失了。"酒"性热,故酒后经脉盛壮,人也就"勇"起来,但这不是真勇。

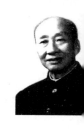

背腧第五十一

（此篇录音资料仅限于提要，其他据《黄帝内经章句索引》整理）

篇解：论五脏之五俞穴，分布于足太阳膀胱经的背部，以其经脉左右各去脊一寸半而行，故云"皆夹脊相去三寸所"。全篇不分章节。

【原文】黄帝问于岐伯曰：愿闻五脏之腧，出于背者。岐伯曰：胸中大腧，在杼骨之端，肺腧在三焦之间，心腧在五焦之间，膈腧在七焦之间，肝腧在九焦之间，脾腧在十一焦之间，肾腧在十四焦之间。皆夹脊相去三寸所，则欲得而验之，按其处，应在中而痛解，乃其腧也。灸之则可，刺之则不可。气盛则泻之，虚则补之。以火补者，毋吹其火，须自灭也。以火泻之，疾吹其火，传其艾，须其火灭也。

【提要】总言五脏五俞穴的位置及治疗方法。

【讲解】文中的"焦"字有误。马莳云："焦，当作顀，后世作椎。"（《黄帝内经灵枢注证发微》）马氏所说甚是，"顀"即"椎"字，有坊本误作"顱"，大误也，因省写去"页"作"隹"，又误"隹"作"焦"了，有的注家将其作"焦"字来解，多牵强附会。"隹"与"椎"是一个意思，在古刻本中有很多别字，那年"马王堆"出土书简时我去看了，里面别字很多，这是受限于写书人水平的缘故。

五俞穴既可"灸"亦可"针"，灸有补泻，针也有补泻，文中言"刺之则不可"，前面可能有脱文。

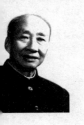

卫气第五十二

（此篇录音资料仅限于提要，其他据《黄帝内经章句索引》整理）

篇解：本篇分别叙述十二经脉的标、本所在，以及头、胸、腹、胫之四气街，并不专言"卫气"，竟以"卫气"名篇者，正如马莳所云："内所论不止卫气，止有'其浮气之不循经者，为卫气'一句，今以名篇者，揭卫气之为要耳。"（《黄帝内经灵枢注证发微》）全篇可分作三节。

【讲解】"卫气"是要循经脉而行的，所谓"不循经者"是不循行于经脉之内的意思。这篇文章没有什么理由以"卫气"命名，可以理解为这里讨论的问题都与"卫气"有关。

第一节　十二经标本与气街

【原文】黄帝曰：五脏者，所以藏精神魂魄者也；六腑者，所以受水谷而行化物者也。其气内干五脏，而外络肢节。其浮气之不循经者，为卫气；其精气之行于经者，为营气。阴阳相随，外内相贯，如环之无端，亭亭淳淳乎，孰能穷之。然其分别阴阳，皆有标本虚实所离之处。能别阴阳十二经者，知病之所生；候虚实之所在者，能得病之高下。知六腑之气街者，能知解结契绍于门户；能知虚实之坚软者，知补泻之所在。能知六经标本者，可以无惑于天下。

【提要】总言明确"十二经标本"与乎"六腑之气街"的重要性。

【讲解】文中云："知六腑之气街者，能知解结契绍于门户"，"气街"是气的四个通道，"结"是指气结，"契"者"合"也，"绍"是"源

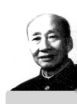

头"之意。此句意思是说,"气街"是营气卫气的必经之道,就像"门户"一样,维系着阴经到阳经、阳经到阴经循行,当气结出现,要分析"结"之源头,以决定从阴经治还是从阳经治,就是"契绍"的意思。有的气结而坚多属实证,有的气结而软多属虚证,或补或泄就有了依据。

第二节 十二经标本之气穴

【原文】岐伯曰:博哉圣帝之论!臣请尽意悉言之。足太阳之本,在跟以上五寸中,标在两络命门;命门者,目也。足少阳之本,在窍阴之间,标在窗笼之前;窗笼者,耳也。足少阴之本,在内踝下上三寸中,标在背腧与舌下两脉也。足厥阴之本,在行间上五寸所,标在背腧也。足阳明之本,在厉兑,标在人迎,颊夹颃颡也。足太阴之本,在中封前上四寸之中,标在背腧与舌本也。手太阳之本,在外踝之后,标在命门之上一寸也。手少阳之本,在小指、次指之间上二寸,标在耳后上角下外眦也。手阳明之本,在肘骨中,上至别阳,标在颜下合钳上也。手太阴之本,在寸口之中,标在腋内动也。手少阴之本,在锐骨之端,标在背腧也。手心主之本,在掌后两筋之间二寸中,标在腋下下三寸也。凡候此者,下虚则厥,下盛则热;上虚则眩,上盛则热痛。故实者,绝而止之;虚者,引而起之。

【提要】分言十二经脉标本气穴之所在。

【讲解】此节叙述了十二经脉标本气穴的具体位置,如"足太阳之本"在足跟以上五寸中,即"跗阳"穴,"标在两络命门","命门"者目也,即"睛明"穴。掌握了十二经的标本气穴即可临证选穴治疗。所谓"绝而止之"是泄法,"引而起之"是补法。

第三节 四气街部位与主治

【原文】请言气街:胸气有街,腹气有街,头气有街,胫气有街。故气在头者,止之于脑;气在胸者,止之膺与背腧;气在腹者,止之背腧与冲脉于脐左右之动脉者;气在胫者,止之于气街与承山、踝上以下。取此

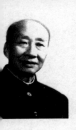

者用毫针，必先按而在久，应于手，乃刺而予之。所治者，头痛眩仆，腹痛中满暴胀，及有新积。痛可移者，易已也；积不痛，难已也。

【提要】分言四气街的部位及其主治。

【讲解】胸、腹、头、胫都有"气街"。"气在头者，止之于脑"，意思是整个头部运行之气，注输于脑；"气在胸者，止之膺与背腧"，"膺"指阳明、少阴经所分布的地方，"背腧"是指背部十一椎足太阳经的腧穴，这些都是胸的气街所在；"气在腹者，止之背腧与冲脉于脐左右之动脉"，"背腧"还是指足太阳经的背俞穴，"肓腧"是腹之气街；"气在胫者，止之于气街与承山、踝上以下"，这里的"气街"是指阳明经的"气冲"穴，"承山"也是胫的气街。

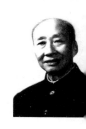

论痛第五十三

（此篇录音资料仅限于提要，其他据《黄帝内经章句索引》整理）

篇解：本篇主要内容有三：前段所言者，为耐痛与不耐痛的讨论，而非《素问·举痛论》所言病证之痛也，且皆指耐否针石灸焫之痛而言；次言病有难已、易已之分；又次言人有胜毒、不胜毒之别。全篇可分作三节。

【讲解】这篇文献与《素问·举痛论》完全不同，"举痛论"主要讲疼痛的病机，所列举的痛之病位都在经脉，痛的病变性质不在气分就在血分，从病因来讲十之八九都是寒邪。这篇文献讨论的不是这些问题，这里的"痛"不是病证之痛，是耐痛与不耐痛的问题，与"论勇"篇有相同之处。为什么要提出"耐痛与否"的问题呢？因为扎针、艾灸都会遇到病人的耐痛能力问题，这是因个体体质不同的缘故。

第一节 耐痛性与体质

【原文】黄帝问于少俞曰：筋骨之强弱，肌肉之坚脆，皮肤之厚薄，腠理之疏密，各不同，其于针石火焫之痛何如？肠胃之厚薄坚脆亦不等，其于毒药何如？愿尽闻之。少俞曰：人之骨强、筋弱、肉缓、皮肤厚者耐痛，其于针石之痛、火焫亦然。黄帝曰：其耐火焫者，何以知之？少俞答曰：加以黑色而美骨者，耐火焫。黄帝曰：其不耐针石之痛者，何以知之？少俞曰：坚肉薄皮者，不耐针石之痛，于火焫亦然。

【提要】言人对针石火焫之痛，有耐与不耐之分，这与"筋骨之强弱，肌肉之坚脆，皮肤之厚薄，腠理之疏密"有关。

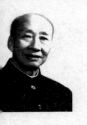

第二节 病预后与体质

【原文】黄帝曰：人之病，或同时而伤，或易已，或难已，其故何如？少俞曰：同时而伤，其身多热者易已，多寒者难已。

【提要】言同得一病，人各有难已、易已之分。

【讲解】"同时而伤"，但有的人病得很严重，但是很容易恢复，有的人病得虽轻，却很不容易好，这是什么原因呢？答曰："其身多热者易已，多寒者难已。""多热""多寒"是指体质而言，关键在于阳气的多少。"多寒"者阳气虚弱，即阳虚之人，有点小毛病也不容易好；"多热"者体格壮实，是阳气不虚的人，即使是发高烧也比较容易痊愈。但并不是说"多寒者"的病就不好治，只是在解释为什么"多热者易已，多寒者难已"。

第三节 耐药性与体质

【原文】黄帝曰：人之胜毒，何以知之？少俞曰：胃厚、色黑、大骨及肥者，皆胜毒；故其瘦而薄胃者，皆不胜毒也。

【提要】言人于毒药有胜与不胜之分。

【讲解】胃厚、胃薄是指胃强、胃弱，胃强则胜毒，胃弱则不胜毒。

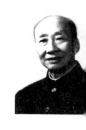

天年第五十四

（此篇未收集到录音资料，据《黄帝内经章句索引》整理）

篇解：人生得天然之年寿，便叫做"天年"。全篇首叙生命由先天之禀赋而来；次叙得享天年的人必然具备健壮的身体，这是基本的物质基础；次叙人生百年，少、壮、老、衰是其必然的规律；最后叙不得享天年仅中寿而死者，皆由于身体不健壮，缘物质基础不够坚实之故。全篇可分作四节。

第一节　先天禀赋

【原文】黄帝问于岐伯曰：愿闻人之始生，何气筑为基，何立而为楯，何失而死，何得而生？岐伯曰：以母为基，以父为楯；失神者死，得神者生也。黄帝曰：何者为神？岐伯曰：血气已和，营卫已通，五脏已成，神气舍心，魂魄毕具，乃成为人。

【提要】言先天之禀赋是得享天年的重要条件之一。

第二节　得享天年

【原文】黄帝曰：人之寿夭各不同，或夭寿，或卒死，或病久，愿闻其道。岐伯曰：五脏坚固，血脉和调，肌肉解利，皮肤致密，营卫之行，不失其常，呼吸微徐，气以度行，六腑化谷，津液布扬，各如其常，故能长久。黄帝曰：人之寿百岁而死，何以致之？岐伯曰：使道隧以长，基墙高以方，通调营卫，三部三里，起骨高肉满，百岁乃得终。

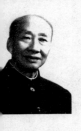

【提要】言身体健壮是得享天年的物质基础。

第三节　生命过程

【原文】黄帝曰：其气之盛衰，以至其死，可得闻乎？岐伯曰：人生十岁，五脏始定，血气已通，其气在下，故好走；二十岁，血气始盛，肌肉方长，故好趋；三十岁，五脏大定，肌肉坚固，血脉盛满，故好步；四十岁，五脏六腑十二经脉，皆大盛以平定，腠理始疏，荣华颓落，发颇斑白，平盛不摇，故好坐；五十岁，肝气始衰，肝叶始薄，胆汁始灭，目始不明；六十岁，心气始衰，苦忧悲，血气懈惰，故好卧；七十岁，脾气虚，皮肤枯；八十岁，肺气衰，魄离，故言善误；九十岁，肾气焦，四脏经脉空虚；百岁，五脏皆虚，神气皆去，形骸独居而终矣。

【提要】叙述人生百年少壮老衰的生命过程。

第四节　中寿之因

【原文】黄帝曰：其不能终寿而死者，何如？岐伯曰：其五脏皆不坚，使道不长，空外以张，喘息暴疾，又卑基墙，薄脉少血，其肉不实，数中风寒，血气虚，脉不通，真邪相攻，乱而相引，故中寿而尽也。

【提要】言身体不健壮是中寿而尽的根本原因。

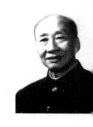

逆顺第五十五

（此篇未收集到录音资料，据《黄帝内经章句索引》整理）

篇解：言针刺之道须明逆顺之理也，故以"逆顺"名篇。如脉之盛者，邪实也，刺而泻之，顺也，反之则为逆；脉之衰者，正虚也，刺而补之，顺也，反之则为逆；明知可刺者而刺之，顺也，反之则为逆；知其未可刺而不刺，知其已不可刺而不刺，顺也，反之则为逆。逆顺之理，大略如此。全篇可分作二节。

第一节　针刺逆顺之理

【原文】黄帝问于伯高曰：余闻气有逆顺，脉有盛衰，刺有大约，可得闻乎？伯高曰：气之逆顺者，所以应天地、阴阳、四时、五行也。脉之盛衰者，所以候血气之虚实有余不足。刺之大约者，必明知病之可刺，与其未可刺，与其已不可刺也。

【提要】总言针刺逆顺之理。

第二节　上中下工之刺

【原文】黄帝曰：候之奈何？伯高曰：《兵法》曰：无迎逢逢之气，无击堂堂之阵。《刺法》曰：无刺熇熇之热，无刺漉漉之汗，无刺浑浑之脉，无刺病与脉相逆者。黄帝曰：候其可刺奈何？伯高曰：上工，刺其未生者也；其次，刺其未盛者也；其次，刺其已衰者也。下工，刺其方袭者也，与其形之盛者也，与其病之与脉相逆者也。故曰：方其盛也，勿敢毁

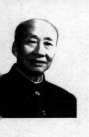

伤，刺其已衰，事必大昌。故曰：上工治未病，不治已病。此之谓也。

【提要】未生而刺、未盛而刺，皆刺之顺也，是为上工、中工；方袭而刺、已盛而刺、病脉相逆而刺，皆刺之逆也，是为下工。

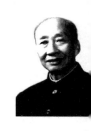

五味第五十六

（此篇录音资料仅限于提要，其他据《黄帝内经章句索引》整理）

篇解：阐明"五味"对于五脏的不同作用，故以"五味"名篇。凡五谷、五果、五畜、五菜，各具其五味之一，故能就其性味之所属而分别入于五脏，酸肝、苦心、甘脾、辛肺、咸肾是也。五味亦各具五行胜制之性，故于运用五味时，必知其各有所"禁"以及各有所"宜"也。全篇可分作四节。

第一节　五脏与五味

【原文】黄帝曰：愿闻谷气有五味，其入五脏，分别奈何？伯高曰：胃者，五脏六腑之海也，水谷皆入于胃，五脏六腑皆禀气于胃。五味各走其所喜：谷味酸，先走肝；谷味苦，先走心；谷味甘，先走脾；谷味辛，先走肺；谷味咸，先走肾。谷气津液已行，营卫大通，乃化糟粕，以次传下。

【提要】言五味与五脏各有所喜。

【讲解】此节主要讲五味与五脏的关系。谷味酸，先走肝；谷味苦，先走心；谷味甘，先走脾；谷味辛，先走肺；谷味咸，先走肾。这里的"谷"是指广义的食物，谷是如此，肉也是如此，其他的五果、五菜都是如此。

第二节　营卫与五味

【原文】黄帝曰：营卫之行奈何？伯高曰：谷始入于胃，其精微者，先出于胃之两焦，以溉五脏，别出两行营卫之道。其大气之抟而不行者，积于胸中，命曰气海，出于肺，循喉咽，故呼则出，吸则入。天地之精气，

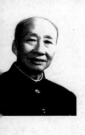

其大数常出三入一，故谷不入，半日则气衰，一日则气少矣。

【提要】言五味入胃化精微而为营卫之源。

【讲解】五味虽各有所属，但都要通过胃的腐熟消化，变为精微而置于营卫。文曰："谷始入于胃，其精微者，先出于胃之两焦"，意思是饮食进入于胃，胃处中焦，精微物质在胃中形成后被输送于上焦和下焦，以溉五脏，行于营卫之道。

"天地之精气，其大数常出三入一"，所谓"出三入一"，不能理解为呼吸运动，意思是说在呼吸的天然之气之中，有的对人体有益，有的对人体无益，是指自然气中之成分而言；出者三分入者只有一分，即排出的多吸收的少，所以必须不断地通过呼吸和饮食来补充。这是我对"出三入一"的理解。

第三节　五色与五味

【原文】黄帝曰：谷之五味，可得闻乎？伯高曰：请尽言之。五谷：秔米甘，麻酸，大豆咸，麦苦，黄黍辛。五果：枣甘，李酸，栗咸，杏苦，桃辛。五畜：牛甘，犬酸，猪咸，羊苦，鸡辛。五菜：葵甘，韭酸，藿咸，薤苦，葱辛。五色：黄色宜甘，青色宜酸，黑色宜咸，赤色宜苦，白色宜辛。凡此五者，各有所宜。

【提要】言五谷、五果、五畜、五菜各具五色、五味。

【讲解】这里概括了人类食物的五色、五味属性，知道了这个道理，什么时候该吃什么味，什么味起什么作用也就知道了。

第四节　五味所宜禁

【原文】五宜，所言五色者：脾病者，宜食秔米饭牛肉枣葵；心病者，宜食麦羊肉杏薤；肾病者，宜食大豆黄卷猪肉栗藿；肝病者，宜食麻犬肉李韭；肺病者，宜食黄黍鸡肉桃葱。五禁：肝病禁辛，心病禁咸，脾病禁酸，肾病禁甘，肺病禁苦。肝色青，宜食甘，秔米饭、牛肉、枣、葵皆甘；

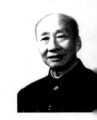

心色赤，宜食酸，大肉、麻、李、韭皆酸；脾黄色，宜食咸，大豆、豕肉、栗、藿皆咸；肺白色，宜食苦，麦、羊肉、杏、薤皆苦；肾色黑，宜食辛，黄黍、鸡肉、桃、葱皆辛。

【提要】分言五味各有所宜禁。

【讲解】五色五味各有所宜、各有所禁，在《素问》中已经谈论过这个问题。

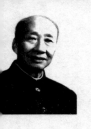

水胀第五十七

（此篇录音资料仅限于提要，其他据《黄帝内经章句索引》整理）

篇解：篇中对水肿、肤胀、鼓胀、肠覃、石瘕、石水等六病，除"石水"外，都从症状上做了鉴别。以六病均有"腹胀似水"的表现，故以"水胀"名篇。惟篇首发问中有"石水"，而答案中则无，可能是文献有缺失。惟《素问·阴阳别论》云："阴阳结斜，多阴少阳，曰石水，少腹肿。"可资参考。全篇可分作六节。

【讲解】此篇文献是讨论以水、胀为特点的杂病，因此"水胀"不是一个病名，而是这六个病的共性特征。文中是对这六个病进行了一定的鉴别与诊断。从文献来看，水肿、肤胀、鼓胀、肠覃、石瘕都有具体的临床表现，唯有"石水"没有具体的临床表现，在相互鉴别时也没有提到"石水"，这样来看其内容不很完整。"石水"在《素问·阴阳别论》中有所叙述，如云"阴阳结斜，多阴少阳曰石水，少腹肿"，可以做参考。

第一节 水肿之表现

【原文】黄帝问于岐伯曰：水与肤胀、鼓胀、肠覃、石瘕、石水，何以别之？岐伯答曰：水始起也，目窠上微肿，如新卧起之状，其颈脉动，时欬，阴股间寒，足胫瘇，腹乃大，其水已成矣。以手按其腹，随手而起，如裹水之状，此其候也。

【提要】水肿的临床表现。

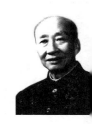

第二节 肤胀之表现

【原文】黄帝曰：肤胀何以候之？岐伯曰：肤胀者，寒气客于皮肤之间，𪔅𪔅然不坚，腹大，身尽肿，皮厚，按其腹，窅而不起，腹色不变，此其候也。

【提要】肤胀的临床表现。

【讲解】"肿胀"有气分、水分之别，除了从脉搏和伴有症可以辨别之外，从局部观察也可以进行辨别，这里提出了观察"肤胀"的方法。所谓"肿"属于水分而不在气分，鉴别要点在于"皮厚"与否。尽管肿，但是颜色不发亮，色苍，颜色发青，或者有从上至下的发展趋势，这种多属于气分，是因气滞而水不行。相反，若皮薄而色赤，颜色发亮，肿胀的界限清晰，或有从下至上的发展趋势，这种多属于水分。

第三节 鼓胀之表现

【原文】鼓胀何如？岐伯曰：腹胀身皆大，大与肤胀等也，色苍黄，腹筋起，此其候也。

【提要】鼓胀的临床表现。

【讲解】所谓"鼓胀"，其肿胀的情况与"肤胀"差不多，故曰"大与肤胀等"，可以理解为周身的肿胀情况与肤胀一样，特点是皮厚，不像水肿那样腹大、色彻发亮。鼓胀的主要特征有三：一是腹大突出，比一般的肤胀、水肿都要明显；二是色之"苍黄"，反映的是肝脾问题，"苍"为肝气盛，"黄"为脾土衰，肝气旺脾土衰是鼓胀症治疗的关键所在；三是"腹筋起"，这也是肝的问题，肝主筋，青筋暴露也是肝郁气盛的表现。从现在临床上看，"腹胀身皆大"者虽有之，但鼓胀病更多的是身不大，一般是腹部胀大明显，腹围明显增加，但四肢反而消瘦。

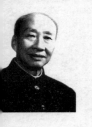

第四节　肠覃之表现

【原文】肠覃何如？岐伯曰：寒气客于肠外，与卫气相搏，气不得荣，因有所系，癖而内著，恶气乃起，瘜肉乃生。其始生也，大如鸡卵，稍以益大，至其成，如怀子之状，久者离岁，按之则坚，推之则移，月事以时下，此其候也。

【提要】肠覃的临床表现。

【讲解】"覃"是"深"之意，是说此病病根不在皮、筋、肉，而深在脏器之内。其病机是"寒气客于肠外，与卫气相搏，气不得荣，因有所系，癖而内著，恶气乃起，瘜肉乃生"，"癖"也是"深在"之意，"著"是指邪气积聚，"恶气"就是邪气，即病毒之气，"瘜肉"即"恶肉"，是指肿瘤而言。"久者离岁"是说这个病的病程比较长，至少都在一年以上。"月事以时下"，女子得这种病月经仍是正常的，因为病位不在胞宫而在大肠。

第五节　石瘕之表现

【原文】石瘕何如？岐伯曰：石瘕生于胞中，寒气客于子门，子门闭塞，气不得通，恶血当泻不泻，衃以留止，日以益大，状如怀子，月事不以时下，皆生于女子，可导而下。

【提要】石瘕的临床表现。

【讲解】"石瘕"是妇科肿瘤一类的病，病灶在胞宫、子门，由于邪气客于胞宫、子门，所以"恶血当泻不泻，衃以留止"，"衃"是指败坏的瘀血，这种瘀血排不出去，一天天增大，状如怀子，伴有闭经表现。

第六节　肤胀鼓胀刺

【原文】黄帝曰：肤胀、鼓胀，可刺邪？岐伯曰：先泻其胀之血络，后调其经，刺去其血络也。"

【提要】言肤胀与鼓胀刺法。

【讲解】"可刺邪？""邪"不是病邪的意思，从文法上讲属于虚词、助词。"先泻其胀之血络，后调其经，刺去其血络也"，意思是肤胀、鼓胀，都要先去血络之邪，先去其在外之邪，后依据病之虚实来调治。"刺去其血络也"，是指刺已膨大的、充血的血络，以驱除邪气，再进行调经治疗。这里仅言肤胀与鼓胀刺法，余均缺。

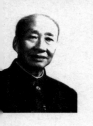

任应秋讲《黄帝内经》二

贼风第五十八

（此篇未收集到录音资料，据《黄帝内经章句索引》整理）

篇解： 首句便言贼风，因以"贼风"名篇。此篇文献旨在阐明，病变之发生，无论是已经被认识的还是尚未被认识的，皆有病因存在，应排除鬼神为祟之说，因而巫祝之徒没有真正的治病本领。全篇可分作二节。

第一节 病因认识观

【原文】黄帝曰：夫子言贼风邪气之伤人也，令人病焉，今有其不离屏蔽，不出室穴之中，卒然病者，非不离贼风邪气，其故何也？岐伯曰：此皆尝有所伤于湿气，藏于血脉之中，分肉之间，久留而不去；若有所堕坠，恶血在内而不去。卒然喜怒不节，饮食不适，寒温不时，腠理闭而不通，其开而遇风寒，则血气凝结，与故邪相袭，则为寒痹。其有热则汗出，汗出则受风，虽不遇贼风邪气，必有因加而发焉。

【提要】言凡病之发，必有因加。

第二节 力排鬼神说

【原文】黄帝曰：今夫子之所言者，皆病人之所自知也。其毋所遇邪气，又毋怵惕之所志，卒然而病者，其故何也？唯有因鬼神之事乎？岐伯曰：此亦有故邪留而未发，因而志有所恶，及有所慕，血气内乱，两气相搏。其所从来者微，视之不见，听而不闻，故似鬼神。黄帝曰：其祝而已者，其故何也？岐伯曰：先巫者，因知百病之胜，先知其病之所从生者，

可祝而已也。

【提要】力排鬼神巫祝之说。

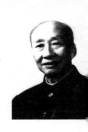

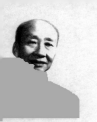

卫气失常第五十九

（此篇未收集到录音资料，据《黄帝内经章句索引》整理）

篇解：文献首言卫气失常，随邪内陷，留于腹中，蓄积不行，郁结为病，并言其病变表现及针刺之法，因以"卫气失常"名篇。文中还讨论了皮肉、气血、筋骨之病，及其外候表现与刺法。尚论及针刺之时，要视其老壮少小、脂膏肉瘦的不同，随其气而调之的理论。全篇可分作三节。

第一节　气郁之刺法

【原文】黄帝曰：卫气之留于腹中，蓄积不行，苑蕴不得常所，使人支胁胃中满，喘呼逆息者，何以去之？伯高曰：其气积于胸中者，上取之；积于腹中者，下取之；上下皆满者，傍取之。黄帝曰：取之奈何？伯高对曰：积于上，泻人迎、天突、喉中；积于下者，泻三里与气街；上下皆满者，上下取之，与季胁之下一寸；重者，鸡足取之。诊视其脉大而弦急，及绝不至者，及腹皮急甚者，不可刺也。黄帝曰：善。

【提要】言卫气失常，气内郁的刺法。

第二节　诊断与刺法

【原文】黄帝问于伯高曰：何以知皮肉、气血、筋骨之病也？伯高曰：色起两眉薄泽者，病在皮；唇色青黄赤白黑者，病在肌肉；营气濡然者，病在血气；目色青黄赤白黑者，病在筋；耳焦枯受尘垢，病在骨。黄帝曰：病形何如，取之奈何？伯高曰：夫百病变化，不可胜数，然皮有部，肉有

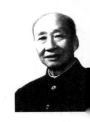

柱，血气有输，骨有属。黄帝曰：愿闻其故。伯高曰：皮之部，输于四末；肉之柱，在臂胫诸阳分肉之间，与足少阴分间；血气之输，输于诸络，气血留居，则盛而起；筋部无阴无阳，无左无右，候病所在；骨之属者，骨空之所以受益而益脑者也。黄帝曰：取之奈何？伯高曰：夫病变化，浮沉深浅，不可胜穷，各在其处，病间者浅之，甚者深之，间者小之，甚者众之，随变而调气，故曰上工。

【提要】言皮肉、气血、筋骨之诊及其刺法。

第三节　人体质之别

【原文】黄帝问于伯高曰：人之肥瘦大小寒温，有老壮少小，别之奈何？伯高对曰：人年五十以上为老，二十以上为壮，十八以上为少，六岁以上为小。黄帝曰：何以度知其肥瘦？伯高曰：人有肥、有膏、有肉。黄帝曰：别此奈何？伯高曰：䐃肉坚，皮满者，肥；䐃肉不坚，皮缓者，膏；皮肉不相离者，肉。黄帝曰：身之寒温何如？伯高：膏者其肉淖，而粗理者身寒，细理者身热。脂者其肉坚，细理者热，粗理者寒。黄帝曰：其肥瘦大小奈何？伯高曰：膏者，多气而皮纵缓，故能纵腹垂腴；肉者，身体容大；脂者，其身收小。黄帝曰：三者之气血多少何如？伯高曰：膏者多气，多气者热，热者耐寒；肉者多血，则充形，充形则平；脂者，其血清，气滑少，故不能大。此别于众人者也。黄帝曰：众人奈何？伯高曰：众人皮肉脂膏不能相加也，血与气不能相多，故其形不小不大，各自称其身，命曰众人。黄帝曰：善。治之奈何？伯高曰：必先别其三形，血之多少，气之清浊，而后调之，治无失常经。是故膏人，纵腹垂腴；肉人者，上下容大；脂人者，虽脂不能大者。

【提要】言人有老壮少小、脂膏肉瘦之别。

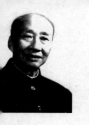

玉版第六十

（此篇未收集到录音资料，据《黄帝内经章句索引》整理）

篇解： 篇末有"请著之玉版，以为重宝"一句，故以"玉版"名篇，与《素问·玉版论要》名之之意同。篇中主要讨论了小针的功效问题，并以痈疽之重者、诸病之逆者为例，认为皆非小针之所能治也，以说明小针之效是有一定适应范围的。篇末还对"针害"做了一些阐发。全篇可分作四节。

第一节 小针之效用

【原文】黄帝曰：余以小针为细物也，夫子乃言上合之于天，下合之于地，中合之于人，余以为过针之意矣，愿闻其故。岐伯曰：何物大于天乎？夫大于针者，惟五兵者焉。五兵者，死之备也，非生之具。且夫人者，天地之镇也，其不可不参乎？夫治民者，亦唯针焉。夫针之与五兵，其孰小乎？

【提要】言针虽小确为生人之具。

第二节 小针之局限

【原文】黄帝曰：病之生时，有喜怒不测，饮食不节，阴气不足，阳气有余，营气不行，乃发为痈疽。阴阳不通，两热相搏，乃化为脓，小针能取之乎？岐伯曰：圣人不能使化者，为之邪不可留也。故两军相当，旗帜相望，白刃陈于中野者，此非一日之谋也。能使其民令行禁止，士卒无白刃之难者，非一日之教也，须臾之得也。夫至使身被痈疽之病，脓血之

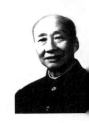

聚者，不亦离道远乎。夫痈疽之生，脓血之成也，不从天下，不从地出，积微之所生也。故圣人自治于未有形也，愚者遭其已成也。黄帝曰：其已形，不予遭，脓已成，不予见，为之奈何？岐伯曰：脓已成，十死一生，故圣人弗使已成，而明为良方，著之竹帛，使能者踵而传之后世，无有终时者，为其不予遭也。黄帝曰：其已有脓血而后遭乎，不导之以小针治乎？岐伯曰：以小治小者其功小，以大治大者多害，故其已成脓血者，其唯砭石铍锋之所取也。

【提要】言痈疽脓成者非小针之所能及也。

第三节　诸病之五逆

【原文】黄帝曰：多害者其不可全乎？岐伯曰：其在逆顺焉。黄帝曰：愿闻逆顺。岐伯曰：以为伤者，其白眼青黑，眼小，是一逆也；内药而呕者，是二逆也；腹痛渴甚，是三逆也；肩项中不便，是四逆也；音嘶色脱，是五逆也。除此五者为顺矣。黄帝曰：诸病皆有逆顺，可得闻乎？岐伯曰：腹胀、身热、脉大，是一逆也；腹鸣而满、四肢清、泄、其脉大，是二逆也；衄而不止、脉大，是三逆也；咳且溲血、脱形、其脉小劲，是四逆也；欬、脱形、身热、脉小以疾，是谓五逆也。如是者，不过十五日而死矣。其腹大胀，四末清，脱形，泄甚，是一逆也；腹胀便血，其脉大时绝，是二逆也；欬溲血，形肉脱，脉搏，是三逆也；呕血，胸满引背，脉小而疾，是四逆也；欬呕，腹胀且飧泄，其脉绝，是五逆也。如是者，不及一时而死矣。工不察此者而刺之，是谓逆治。

【提要】言诸病之五逆。

第四节　针刺之禁忌

【原文】黄帝曰：夫子之言针甚骏，以配天地，上数天文，下度地纪，内别五脏，外次六腑，经脉二十八会，尽有周纪，能杀生人，不能起死者，子能反之乎？岐伯曰：能杀生人，不能起死者也。黄帝曰：余闻之则为不

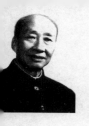

仁，然愿闻其道，弗行于人。岐伯曰：是明道也，其必然也，其如刀剑之可以杀人，如饮酒使人醉也，虽勿诊，犹可知矣。黄帝曰：愿卒闻之。岐伯曰：人之所受气者，谷也。谷之所注者，胃也。胃者，水谷气血之海也。海之所行云气者，天下也。胃之所出气血者，经隧也。经隧者，五脏六腑之大络也，迎而夺之而已矣。黄帝曰：上下有数乎？岐伯曰：迎之五里，中道而止，五至而已，五往而脏之气尽矣。故五五二十五而竭其输矣，此所谓夺其天气者也，非能绝其命而倾其寿者也。黄帝曰：愿卒闻之。岐伯曰：阙门而刺之者，死于家中；入门而刺之者，死于堂上。黄帝曰：善乎方，明哉道，请著之玉版，以为重宝，传之后世，以为刺禁，令民勿敢犯也。

【提要】言"迎之五里""夺其天气"等针害。

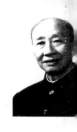

五禁第六十一

（此篇未收集到录音资料，据《黄帝内经章句索引》整理）

篇解： 言刺法有五禁、五夺、五过、五逆、九宜诸端，仅取其先言之"五禁"以名篇也。五禁、五夺、五逆都作了解释，独五过、九宜，未作交代，疑有脱失。惟"九宜"曾见于《灵枢·官针》中，可资参考。全篇可分作四节。

第一节　刺法之宜忌

【原文】黄帝问于岐伯曰：余闻刺有五禁，何谓五禁？岐伯曰：禁其不可刺也。黄帝曰：余闻刺有五夺。岐伯曰：无泻其不可夺者也。黄帝曰：余闻刺有五过。岐伯曰：补泻无过其度。黄帝曰：余闻刺有五逆。岐伯曰：病与脉相逆，命曰五逆。黄帝曰：余闻刺有九宜。岐伯曰：明知九针之论，是谓九宜。

【提要】提出刺法之五禁、五夺、五过、五逆、九宜等理论。

第二节　刺法之五禁

【原文】黄帝曰：何谓五禁，愿闻其不可刺之时。岐伯曰：甲乙日自乘，无刺头，无发蒙于耳内；丙丁日自乘，无振埃于肩喉廉泉；戊己日自乘四季，无刺腹去爪泻水；庚辛日自乘，无刺关节于股膝；壬癸日自乘，无刺足胫。是谓五禁。

【提要】言刺法之五禁。

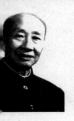

第三节　刺法之五夺

【原文】黄帝曰：何谓五夺？岐伯曰：形肉已夺，是一夺也；大夺血之后，是二夺也；大汗出之后，是三夺也；大泄之后，是四夺也；新产及大血之后，是五夺也。此皆不可泻。

【提要】言刺法之五夺。

第四节　刺法之五逆

【原文】黄帝曰：何谓五逆？岐伯曰：热病脉静，汗已出，脉盛躁，是一逆也；病泄，脉洪大，是二逆也；著痹不移，䐃肉破，身热，脉偏绝，是三逆也；淫而夺形，身热，色夭然白，及后下血衃，血衃笃重，是谓四逆也；寒热夺形，脉坚搏，是谓五逆也。

【提要】言刺法之五逆。

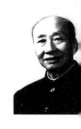

动输第六十二

（此篇未收集到录音资料，据《黄帝内经章句索引》整理）

篇解：马莳云："内论手太阴、足少阴、足阳明之输穴独动不休，故名篇。"（《黄帝内经灵枢注证发微》）如"太渊"是手太阴之动输；"太溪"是足少阴之动输；"人迎"是足阳明之动输；"冲阳"是足阳明下之动输。所谓"动输"皆其动之尤显者也。全篇可分作五节。

第一节　胃气贯诸动脉

【原文】黄帝曰：经脉十二，而手太阴、足少阴、阳明独动不休，何也？岐伯曰：是明胃脉也。

【提要】言诸动脉皆为胃气所贯。

第二节　手太阴之动输

【原文】胃为五脏六腑之海，其清气上注于肺，肺气从太阴而行之，其行也，以息往来，故人一呼脉再动，一吸脉亦再动，呼吸不已，故动而不止。黄帝曰：气之过于寸口也，上十焉息？下入焉伏？何道从还？不知其极。岐伯曰：气之离脏也，卒然如弓弩之发，如水之下岸，上于鱼以反衰，其余气衰散以逆上，故其行微。

【提要】叙手太阴之动输。

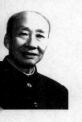

第三节 足阳明之动输

【原文】黄帝曰：足之阳明，何因而动？岐伯曰：胃气上注于肺，其悍气上冲头者，循咽，上走空窍，循眼系，入络脑，出颅，下客主人，循牙车，合阳明，并下人迎，此胃气别走于阳明者也。故阴阳上下，其动也若一。故阳病而阳脉小者为逆，阴病而阴脉大者为逆。故阴阳俱静俱动，若引绳相倾者病。

【提要】叙足阳明之动输。

第四节 足少阴之动输

【原文】黄帝曰：足少阴何因而动？岐伯曰：冲脉者，十二经之海也，与少阴之大络，起于肾下，出于气街，循阴股内廉，斜入腘中，循胫骨内廉，并少阴之经，下入内踝之后。入足下；其别者，斜入踝，出属跗上，入大指之间，注诸络，以温足胫，此脉之常动者也。

【提要】叙足少阴之动输。

第五节 经脉气之病变

【原文】黄帝曰：营卫之行也，上下相贯，如环之无端。今有其卒然遇邪风，及逢大寒，手足懈惰，其脉阴阳之道，相输之会，行相失也，气何由还？岐伯曰：夫四末阴阳之会者，此气之大络也。四街者，气之径路也。故络绝则径通，四末解则气从合，相输如环。黄帝曰：善。此所谓如环无端，莫知其纪，终而复始，此之谓也。

【提要】总叙经气的病变。

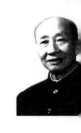

五味论第六十三

（此篇未收集到录音资料，据《黄帝内经章句索引》整理）

篇解：论五味入五脏虽各有所主，究不能过，过则各有所伤，本篇重在讨论五味过伤脏气之所由，及其在临床的见症，故名曰"五味论"。全篇可分作二章。

第一章 五味过伤之见症

【原文】黄帝问于少俞曰：五味入于口也，各有所走，各有所病。酸走筋，多食之，令人癃；咸走血，多食之，令人渴；辛走气，多食之，令人洞心；苦走骨，多食之，令人变呕；甘走肉，多食之，令人悗心。余知其然也，不知其何由？愿闻其故。

【提要】总叙五味走五脏，及其太过所伤的见症。

第二章 五味过伤之病机

【原文】"少俞答曰：酸入于胃"至"故甘走肉"。

【提要】分叙五味过伤五脏的病机。可分作五节。

第一节 酸伤筋之病机

【原文】少俞答曰：酸入于胃，其气涩以收，上之两焦，弗能出入也，不出即留于胃中，胃中和温，则下注膀胱，膀胱之胞薄以懦，得酸则缩绻，

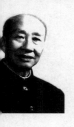

约而不通,水道不行,故癃。阴者,积筋之所终也,故酸入而走筋矣。

【提要】酸伤筋的病机。

第二节 咸伤血之病机

【原文】黄帝曰:咸走血,多食之,令人渴,何也?少俞曰:咸入于胃,其气上走中焦,注于脉,则血气走之,血与咸相得则凝,凝则胃中汁注之,注之则胃中竭,竭则咽路焦,故舌本干而善渴。血脉者,中焦之道也,故咸入而走血矣。

【提要】咸伤血的病机。

第三节 辛伤气之病机

【原文】黄帝曰:辛走气,多食之,令人洞心,何也?少俞曰:辛入于胃,其气走于上焦,上焦者,受气而营诸阳者也,姜韭之气熏之,营卫之气不时受之,久留心下,故洞心。辛与气俱行,故辛入而与汗俱出。

【提要】辛伤气的病机。

第四节 苦伤骨之病机

【原文】黄帝曰:苦走骨,多食之,令人变呕,何也?少俞曰:苦入于胃,五谷之气,皆不能胜苦,苦入下脘,三焦之道皆闭而不通,故变呕。齿者,骨之所终也,故苦入而走骨,故入而复出,知其走骨也。

【提要】苦伤骨的病机。

第五节 甘伤肉之病机

【原文】黄帝曰:甘走肉,多食之,令人悗心,何也?少俞曰:甘入于胃,其气弱小,不能上至于上焦,而与谷留于胃中者,令人柔润者也,胃柔则缓,缓则虫动,虫动则令人悗心。其气外通于肉,故甘走肉。

【提要】甘伤肉的病机。

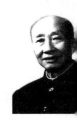

阴阳二十五人第六十四

（此篇未收集到录音资料，据《黄帝内经章句索引》整理）

篇解："阴阳二十五人"者，言人的体质有木、火、土、金、水之不同，而每一体质又各有左右上下之别，所谓"阴阳"即指每一形的左右上下也。如木形人，有属左太角之木者，有属左少角之木者，有属右太角之木者，有属右少角之木者，是谓木之五形，再以五乘之，即为木形之阴阳二十五人。以五行的性质来归纳人的体质尚可以成说，惟将轻财、少信、好利、善附和、清廉等以区分人之体制，殊无关于医学实质，故不足取也。全篇可分作三章。

第一章　不同体质之差异

【原文】"黄帝曰：余问阴阳之人何如"至"是谓年忌"。

【提要】叙述五行二十五人的种种特征。可分作七节。

第一节　五形体质说

【原文】黄帝曰：余问阴阳之人何如？岐伯曰：天地之间，六合之内，不离于五，人亦应之，故五五二十五人之政，而阴阳之人不与焉，其态又不合于众者五。余已知之矣。愿闻二十五人之形，血气之所生，别而以候，从外知内，何如？岐伯曰：悉乎哉问也，此先师之秘也，虽伯高犹不能明之也。黄帝避席遵循而却曰：余闻之，得其人弗教，是谓重失，得而泄之，

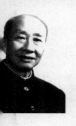

天将厌之。余愿得而明之,金柜藏之,不敢扬之。岐伯曰:先立五形金木水火土,别其五色,异其五形之人,而二十五人具矣。黄帝曰:愿卒闻之。岐伯曰:慎之慎之,臣请言之。

【提要】总叙阴阳二十五人,即以木、火、土、金、水五形区分之。

第二节　木形人体质

【原文】木形之人,比于上角,似于苍帝。其为人:苍色,小头,长面,大肩,背直身,小手足,好有才,劳心,少力,多忧劳于事。能春夏不能秋冬,感而病生,足厥阴佗佗然。太角之人,比于左足少阳,少阳之上遗遗然。左角之人,比于右足少阳,少阳之下随随然。钛角之人,比于右足少阳,少阳之上推推然。判角之人,比于左足少阳,少阳之下栝栝然。

【提要】木形五种人。

第三节　火形人体质

【原文】火形之人,比于上徵,似于赤帝。其为人:赤色,广朋,脱面,小头,好肩背髀腹,小手足,行安地,疾心行摇肩,背肉满,有气轻财,少信多虑,见事明,好颜急心,不寿暴死。能春夏不能秋冬,秋冬感而病生,手少阴核核然。质徵之人,比于左手太阳,太阳之上肌肌然。少徵之人,比于右手太阳,太阳之下慆慆然。右徵之人,比于右手太阳,太阳之上鲛鲛然。质判之人,比于左手太阳,太阳之下支支颐颐然。

【提要】火形五种人。

第四节　土形人体质

【原文】土形之人,比于上宫,似于上古黄帝。其为人:黄色,圆面,大头,美肩背,大腹,美股胫,小手足,多肉,上下相称,行安地,举足浮,安心,好利人,不喜权势,善附人也。能秋冬不能春夏,春夏感而病生,足太阴敦敦然。大宫之人,比于左足阳明,阳明之上婉婉然。加宫之人，比于左足阳明，阳明之下坎坎然。少宫之人，比于右足阳明，阳明之上枢枢然。左宫之人，比于右足阳明，阳明之下兀兀然。

【提要】土形五种人。

第五节　金形人体质

【原文】金形之人，比于上商，似于白帝。其为人：方面，白色，小头，小肩背，小腹，小手足，如骨发踵外，骨轻身，清廉，急心，静悍，善为吏。能秋冬不能春夏，春夏感而病生，手太阴敦敦然。钛商之人，比于左手阳明，阳明之上廉廉然。右商之人，比于左手阳明，阳明之下脱脱然。右商之人，比于右手阳明，阳明之上监监然。少商之人，比于右手阳明，阳明之下严严然。

【提要】金形五种人。

第六节　水形人体质

【原文】水形之人，比于上羽，似于黑帝。其为人：黑色，面不平，大头，廉颐，小肩，大腹，动手足，发行摇身，下尻长，背延延然，不敬畏，善欺绐人，戮死。能秋冬不能春夏，春夏感而病生，足少阴汗汗然。大羽之人，比于右足太阳，太阳之上，颊颊然。少羽之人，比于左足太阳，太阳之下纡纡然。众之为人，比于右足太阳，太阳之下洁洁然。桎之为人，比于左足太阳，太阳之上安安然。是故五形之人二十五变者，众之所以相欺者是也。

【提要】水形五种人。

第七节　五形人年忌

【原文】黄帝曰：得其形，不得其色何如？岐伯曰：形胜色，色胜形者，至其胜时年加，感则病行，失则忧矣。形色相得者，富贵大乐。黄帝曰：其形色相当胜之时，年加可知乎？岐伯曰：凡年忌下上之人大忌，常

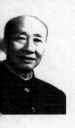

加。七岁、十六岁、二十五岁、三十四岁、四十三岁、五十二岁、六十一岁，皆人之大忌，不可不自安也，感则病行，失则忧矣。当此之时，无为奸事，是谓年忌。

【提要】言二十五人的形色与年忌。

第二章　阳经之气血盛衰

【原文】"黄帝曰：夫子之言"至"血气皆少则掌瘦以寒"。

【提要】言手足三阳经脉气血盛衰之外候及刺法。可分作六节。

第一节　足阳明外候

【原文】黄帝曰：夫子之言，脉之上下，血气之候，以知形气奈何？岐伯曰：足阳明之上，血气盛则髯美长；血少气多则髯短；故气少血多则髯少；血气皆少则无髯，两吻多画。足阳明之下，血气盛则下毛美长至胸；血多气少则下毛美短至脐，行则善高举足，足指少肉，足善寒；血少气多则肉而善瘃；血气皆少则无毛，有则稀枯悴，善痿厥足痹。

【提要】足阳明经脉之外候。

第二节　足少阳外候

【原文】足少阳之上，气血盛则通髯美长；血多气少则通髯美短；血少气多则少髯；血气皆少则无须；感于寒湿则善痹，骨痛爪枯也。足少阳之下，血气盛则胫毛美长，外踝肥；血多气少则胫毛美短，外踝皮坚而厚；血少气多则胻毛少，外踝皮薄而软；血气皆少则无毛，外踝瘦无肉。

【提要】足少阳经脉之外候。

第三节　足太阳外候

【原文】足太阳之上，血气盛则美眉，眉有毫毛；血多气少则恶眉，面多少理；血少气多则面多肉；血气和则美色。足太阴之下，血气盛则跟肉满，踵坚；气少血多则瘦，跟空；血气皆少则善转筋，踵下痛。

【提要】足太阳经脉之外候。

第四节　手阳明外候

【原文】手阳明之上，血气盛则髭美；血少气多则髭恶；血气皆少则无髭。手阳明之下，血气盛则腋下毛美，手鱼肉以温；气血皆少则手瘦以寒。

【提要】手阳明经脉之外候。

第五节　手少阳外候

【原文】手少阳之上，血气盛则眉美以长，耳色美；血气皆少则耳焦恶色。手少阳之下，血气盛则手卷多肉以温；血气皆少则寒以瘦；气少血多则瘦以多脉。

【提要】手少阳经脉之外候。

第六节　手太阳外候

【原文】手太阳之上，血气盛则口多须，面多肉以平；血气皆少则面瘦恶色。手太阳之下，血气盛则掌肉充满；血气皆少则掌瘦以寒。

【提要】手太阳经脉之外候。

第三章　气血阴阳之调治

【原文】"黄帝曰：二十五人者"至篇尾。

【提要】言气血盛衰及调阴阳之刺。可分作二节。

第一节　气血盛衰之刺

【原文】黄帝曰：二十五人者，刺之有约乎？岐伯曰：美眉者，足太

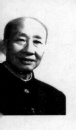

阳之脉,气血多;恶眉者,血气少;其肥而泽者,血气有余;肥而不泽者,气有余,血不足;瘦而无泽者,气血俱不足。审察其形气有余不足而调之,可以知逆顺矣。

【提要】言气血盛衰之刺。

第二节　诸经阴阳之刺

【原文】黄帝曰:刺其诸阴阳奈何?岐伯曰:按其寸口、人迎,以调阴阳,切循其经络之凝涩,结而不通者,此于身皆为痛痹,甚则不行,故凝涩。凝涩者,致气以温之,血和乃止。其结络者,脉结血不和,决之乃行。故曰:气有余于上者,导而下之;气不足于上者,推而休之;其稽留不至者,因而迎之;必明于经隧,乃能持之;寒与热争者,导而行之;其宛陈血不结者,则而予之。必先明知二十五人,则血气之所在,左右上下,刺约毕也。

【提要】调诸经阴阳之刺。

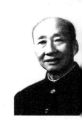

五音五味第六十五

（此篇未收集到录音资料，据《黄帝内经章句索引》整理）

篇解：角、徵、宫、商、羽等五音，以纪五脏之性质，五谷、五果、五畜等五味，以养五脏之精气，故以"五音五味"名篇。前半篇专言五音、五味之应五脏六腑，后半篇则言气血之多少而有其外营之各异。全篇可分作二章。

第一章　脏腑与五音五味

【原文】"右徵与少徵"至"上羽，大羽，少羽"。

【提要】言五音、五味之应五脏六腑。可分作四节。

第一节　五音与六阳之表

【原文】右徵与少徵，调右手太阳上。左商与左徵，调左手阳明上。少徵与大宫，调左手阳明上。右角与大角，调右足少阳下。大徵与少徵，调左手太阳上。众羽与少羽，调右足太阳下。少商与右商，调右手太阳下。桎羽与众羽，调右足太阳下。少宫与大宫，调右足阳明下。判角与少角，调右足少阳下。钛商与上商，调右足阳明下。钛商与上角，调左足太阳下。

【提要】言五音应六阳之表。

第二节　五色五味与五脏

【原文】上徵与右徵同，谷麦，畜羊，果杏，手少阴，脏心，色赤，味苦，

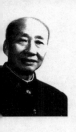

时夏。上羽与大羽同，谷大豆，畜彘，果栗，足少阴，脏肾，色黑，味咸，时冬。上宫与大宫同，谷稷，畜牛，果枣，足太阴，脏脾，色黄，味甘，时季夏。上商与右商同，谷黍，畜鸡，果桃，手太阴，脏肺，色白，味辛，时秋。上角与大角同，谷麻，畜犬，果李，足厥阴，脏肝，色青，味酸，时春。

【提要】言五脏以合四时、五色、五味。

第三节　五音与六阳之表

【原文】大宫与上角，同右足阳明上。左角与大角，同左足阳明上。少羽与大羽，同右足太阳下。左商与右商，同左手阳明上。加宫与大宫，同左足少阳上。质判与大宫，同左手太阳下。判角与大角，同左足少阳下。大羽与大角，同右足太阳上。大角与大宫，同右足少阳上。

【提要】仍言五音配六阳之表。

第四节　五音又各五之数

【原文】右徵，少徵，质徵，上徵，判徵。右角，钛角，上角，太角，判角。右商，少商，钛商，上商，左商。少宫，上宫，大宫，加宫，左角宫。众羽，桎羽，上羽，大羽，少羽。

【提要】五音各五，是为二十五人之数。

第二章　血气盛衰之外营

【原文】"黄帝曰：妇人无须者"至篇尾。

【提要】言气血盛衰，外营各异。可分作二节。

第一节　血气少须不生之理

【原文】黄帝曰：妇人无须者，无血气乎？岐伯曰：冲脉、任脉，皆起于胞中，上循背里，为经络之海。其浮而外者，循腹右上行，会于咽喉，

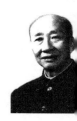

别而络唇口。血气盛则充肤热肉，血独盛者澹渗皮肤，生毫毛。今妇人之生有余于气，不足于血，以其数脱血也，冲任之脉，不荣口唇，故须不生焉。黄帝曰：士人有伤于阴，阴气绝而不起，阴不用，然其须不去，其故何也？宦者独去何也？愿闻其故。岐伯曰：宦者去其宗筋，伤其冲脉，血泻不复，皮肤内结，唇口不荣故须不生。黄帝曰：其有天宦者，未尝被伤，不脱于血，然其须不生，其故何也？岐伯曰：此天之所不足也，其任冲不盛，宗筋不成，有气无血，唇口不荣，故须不生。黄帝曰：善乎哉！圣人之通万物也，若日月之光影，音声鼓响，闻其声而知其形，其非夫子，孰能明万物之精。

【提要】言血气少而须不生，男女皆然。

第二节 血气多少皆有常数

【原文】是故圣人视其颜色，黄赤者多热气，青白者少热气，黑色者多血少气，美眉者太阳多血，通髯极须者少阳多血，美须者阳明多血，此其时然也。夫人之常数，太阳常多血少气，少阳常多气少血，阳明常多血多气，厥阴常多气少血，少阴常多血少气，太阴常多血少气，此天之常数也。

【提要】言气血多少皆有常数。

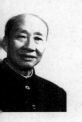

百病始生第六十六

（此篇未收集到录音资料，据《黄帝内经章句索引》整理）

篇解：篇首言"夫百病之始生也"，因以名篇。篇中于病因、病位、病证、病机、辨治等作了扼要的阐发。言病因，则强调虚邪之危害；言病位，则有由浅渐深的规律；言病证，则有脏腑经络之各异；言病机，则有内外归趋之各别；言辨治，则有虚实补泻之各宜。全篇主要内容，略尽于此。全篇可分作五节。

第一节　论病因

【原文】黄帝问于岐伯曰：夫百病之始生也，皆生于风雨、寒暑、清湿、喜怒。喜怒不节则伤脏，风雨则伤上，清湿则伤下。三部之气所伤异类，愿闻其会。岐伯曰：三部之气各不同，或起于阴，或起于阳，请言其方。喜怒不节，则伤脏，脏伤则病起于阴也；清湿袭虚，则病起于下；风雨袭虚，则病起于上。是谓三部，至于其淫泆，不可胜数。黄帝曰：余固不能数，故问先师，愿卒闻其道。岐伯曰：风雨寒热，不得虚邪，不能独伤人。卒然逢疾风暴雨而不病者，盖无虚，故邪不能独伤人，此必因虚邪之风，与其身形，两虚相得，乃客其形，两实相逢，众人肉坚。其中于虚邪也，因于天时，与其身形，参以虚实，大病乃成。气有定舍，因处为名，上下中外，分为三员。

【提要】叙虚邪病因。

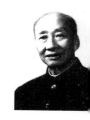

第二节　论病位

【原文】是故虚邪之中人也，始于皮肤，皮肤缓则腠理开，开则邪从毛发入，入则抵深，深则毛发立，毛发立则淅然，故皮肤痛。留而不去，则传舍于络脉，在络之时，痛于肌肉，其痛之时息，大经乃代。留而不去，传舍于经，在经之时，洒淅喜惊。留而不去，传舍于输，在输之时，六经不通，四肢则肢节痛，腰脊乃强。留而不去，传舍于伏冲之脉，在伏冲之时，体重身痛。留而不去，传舍于肠胃，在肠胃之时，贲响腹胀，多寒则肠鸣、飧泄，食不化，多热则溏出糜。留而不去，传舍于肠胃之外，募原之间。留着于脉，稽留而不去，息而成积。或著孙脉，或著络脉，或著经脉，或著输脉，或著于伏冲之脉，或著于膂筋，或著于肠胃之募原，上连于缓筋，邪气淫泆，不可胜论。

【提要】病邪由外入内、由浅渐深为一般规律。

第三节　论病证

【原文】黄帝曰：愿尽闻其所由然。岐伯曰：其著孙络之脉而成积者，其积往来上下，臂手孙络之居也，浮而缓，不能句积而止之，故往来移行肠胃之间，水凑渗注灌，濯濯有音，有寒则䐜，䐜满雷引，故时切痛。其著于阳明之经，则夹脐而居，饱食则益大，饥则益小。其著于缓筋也，似阳明之积，饱食则痛，饥则安。其著于肠胃之募原也，痛而外连于缓筋，饱食则安，饥则痛。其著于伏冲之脉者，揣之应手而动，发手则热气下于两股，如汤沃之状。其著于膂筋在肠后者，饥则积见，饱则积不见，按之不得。其著于输之脉者，闭塞不通，津液不下，孔窍干壅。此邪气之从外入内，从上下也。

【提要】叙不同经脉的病证表现。

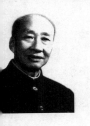

第四节 论病机

【原文】黄帝曰：积之始生，至其已成，奈何？岐伯曰：积之始生，得寒乃生，厥乃成积也。黄帝曰：其成积奈何？岐伯曰：厥气生足悗，悗生胫寒，胫寒则血脉凝涩，血脉凝涩则寒气上入于肠胃，入于肠胃则䐜胀，䐜胀则肠外之汁沫迫聚不得散，日以成积。卒然多食饮则肠满，起居不节，用力过度，则络脉伤，阳络伤则血外溢，血外溢则衄血，阴络伤则血内溢，血内溢则后血，肠胃之络伤，则血溢于肠外，肠外有寒汁沫与血相搏，则并合凝聚不得散，而积成矣。卒然外中于寒，若内伤于忧怒，则气上逆，气上逆则六输不通，温气不行，凝血蕴里而不散，津液涩渗，著而不去，而积皆成矣。黄帝曰：其生于阴者奈何？岐伯曰：忧思伤心；重寒伤肺；忿怒伤肝；醉以入房，汗出当风，伤脾；用力过度，若入房汗出浴，则伤肾。此内外三部之所生病者也。

【提要】自外而内、自内而外均是常见之病机。

第五节 论辨治

【原文】黄帝曰：善。治之奈何？岐伯答曰：察其所痛，以知其应，有余不足，当补则补，当泻则泻，毋逆天时，是谓至治。

【提要】统言治法，不外补泻。

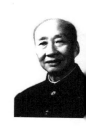

行针第六十七

（此篇未收集到录音资料，据《黄帝内经章句索引》整理）

篇解："行针"者，谓针行之后受针者的感觉，即或神动而气先针行、或气与针相逢、或针已出气独行、或数刺乃知、或发针而气逆、或数次病益剧等六种不同的感觉，并着重讨论了这六种不同感觉各自的机理。全篇可分作七节。

第一节　叙不同针感

【原文】黄帝问于岐伯曰：余闻《九针》于夫子，而行之于百姓，百姓之血气各不同形，或神动而气先针行，或气与针相逢，或针已出气独行，或数刺乃知，或发针而气逆，或数刺病益剧。凡此六者，各不同形，愿闻其方。

【提要】归纳出人对针刺的不同反应。

第二节　神动气先行

【原文】岐伯曰：重阳之人，其神易动，其气易往也。黄帝曰：何谓重阳之人？岐伯曰：重阳之人，熇熇高高，言语善疾，举足善高，心肺之脏气有余，阳气滑盛而扬，故神动而气先行。

【提要】阐明"神动而气先行"的机理。

第三节　神不能先行

【原文】黄帝曰：重阳之人而神不先行者，何也？岐伯曰：此人颇有

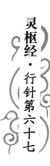

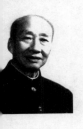

阴者也。黄帝曰：何以知其颇有阴者也？岐伯曰：多阳者多喜，多阴者多怒，数怒者易解，故曰颇有阴，其阴阳之离合难，故其神不能先行也。

【提要】释"神不能先行"之理。

第四节　针与气相逢

【原文】黄帝曰：其气与针相逢奈何？岐伯曰：阴阳和调而血气淖泽滑利，故针入而气出，疾而相逢也。

【提要】阐明"气与针相逢"的机理。

第五节　针出气独行

【原文】黄帝曰：针已出而气独行者，何气使然？岐伯曰：其阴气多而阳气少，阴气沉而阳气浮者内藏，故针已出，气乃随其后，故独行也。

【提要】阐明"针已出气独行"的机理。

第六节　数刺后乃知

【原文】黄帝曰：数刺乃知，何气使然？岐伯曰：此人之多阴而少阳，其气沉而气往难，故数刺乃知也。

【提要】阐明"数刺乃知"的机理。

第七节　针入而气逆

【原文】黄帝曰：针入而气逆者，何气使然？岐伯曰：其气逆与其数刺病益甚者，非阴阳之气，浮沉之势也，此皆粗之所败，工之所失，其形气无过焉。

【提要】阐明"针入气逆"与"数刺益甚"皆为医之所败而非关乎病。

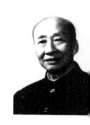

上膈第六十八

（此篇录音资料仅限于提要，其他据《黄帝内经章句索引》整理）

篇解："上膈"者，谓饮食入胃以后复逆行于膈上而吐出之谓，故以"上膈"名篇。篇中提到两种情况：有食入不久即上膈而出者，属气逆；有食入周时复上膈而出者，属虫病。全篇着重讨论了虫病之"上膈"证。全篇可分作二节。

第一节　虫病膈逆症

【原文】黄帝曰：气为上膈者，食饮入而还出，余已知之矣。虫为下膈，下膈者，食晬时乃出，余未得其意，愿卒闻之。岐伯曰：喜怒不适，食饮不节，寒温不时，则寒汁流于肠中，流于肠中则虫寒，虫寒则积聚，守于下管，则肠胃充郭，卫气不营，邪气居之。人食则虫上食，虫上食则下管虚，下管虚则邪气胜之，积聚以留，留则痈成，痈成则下管约。其痈在管内者，即而痛深；其痈在外者，则痈外而痛浮，痈上皮热。

【提要】阐发周时吐食的膈证，多因寒凝为壅使然，盖"寒"为本"虫"为标也。

【讲解】文中的"晬时"，即一周时；"食晬时乃出"，多半是因为寒邪留于肠壅滞于胃造成的，此病以"寒"为本，以"虫"为标，病的时间久了也会出现热象。

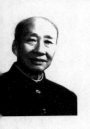

第二节 寒痹之证治

【原文】黄帝曰：刺之奈何？岐伯曰：微按其痏，视气所行，先浅刺其傍，稍内益深，还而刺之，毋过三行，察其沉浮，以为深浅。已刺必熨，令热入中，日使热内，邪气益衰，大痛乃溃。伍以参禁，以除其内，恬憺无为，乃能行气，后以咸苦，化谷乃下矣。

【提要】言寒痹之治。

【讲解】这节是讲"寒痹证"的治疗方法和调养方法。"伍以参禁，以除其内，恬憺无为，乃能行气"，讲的是调养方法，即要用饮食之宜忌来配合治疗。"寒痹"看起来是局部的病变，但还是要用饮食来调养，即调整内在脏腑的关系，而且还需要心理上的调整，即要放松心情。"后以咸苦化，谷乃下矣"，这是讲用药的方法，要治以"咸苦"。"咸"能软坚，"咸"是水之类，是向下走的特性；"苦"是火之味，因其寒邪积聚，所以用苦味药来温其寒。这里指出了治疗寒痹的原则是下其气、温其寒食，针刺、饮食调养、用药治疗都要遵守这个治疗原则。

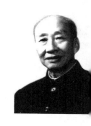

忧恚无言第六十九

（此篇录音资料仅限于提要，其他据《黄帝内经章句索引》整理）

篇解： 本篇主要讨论因情志之忧恚而卒然失音者，故以"忧恚无言"名篇。这种失音多为寒邪客于会厌，忧恚是发病的诱因，以致会厌启闭不利使然，属于实证。故于治疗主张泻其血脉之浊气，即"实者泻之"之意。全篇可分作二节。

【讲解】"无言"是个症状，是指病人讲不出话了，又叫喑哑、失音。"忧恚"可以说是一种诱因，"忧"是指情绪郁闷不舒，"恚"是心怀愤恨而不得发泄的一种情志，总而言之"忧恚无言"是指精神受到某种刺激而导致突然失音。文献认为，这种病变多由寒邪客于会厌引发，古人认为会厌是发音的关键部位，会厌的启闭功能失调就会影响发音。病属实证，所以治疗主张泻其血脉浊气。

第一节 失音之病机

【原文】 黄帝问于少师曰：人之卒然忧恚，而言无音者，何道之塞，何气出行，使音不彰？愿闻其方。少师答曰：咽喉者，水谷之道也；喉咙者，气之所以上下者也；会厌者，音声之户也；口唇者，音声之扇也；舌者，音声之机也；悬雍垂者，音声之关者；颃颡者，分气之所泄也；横骨者，神气所使，主发舌者也。故人之鼻洞涕出不收者，颃颡不开，分气失也。是故厌小而疾薄，则发气疾，其开阖利，其出气易；其厌大而厚，则开阖难，其气出迟，故重言也。人卒然无音者，寒气客于厌，则厌不能发，

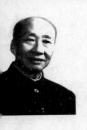

发不能下至其开阖不致，故无音。

【提要】阐明寒气客于会厌而导致卒然失音的病机。

【讲解】文献是在从生理上讲解人为什么会发音、会说话，讲到不能发音的病理，寒气客于会厌是不能发音的根本原因。临床上很多伤寒外感证，也会出现声音嘶哑，也是一个道理。

第二节　失音之刺法

【原文】黄帝曰：刺之奈何？岐伯曰：足之少阴，上系于舌，络于横骨，终于会厌。两泻其血脉，浊气乃辟。会厌之脉，上络任脉，取之天突，其厌乃发也。

【提要】卒然失音的刺法。

【讲解】对失音症的刺法，要刺足少阴经，因足少阴的经脉"上系于舌，络于横骨，终于会厌"。"两泻其血脉"是指要泄左右两条足少阴经之脉，"浊气"是指寒邪之气。由于会厌部的经脉还络于任脉，所以还可以取"天突"穴，"天突"是阴维脉、任脉交汇的部位，"天突"这个穴位是治疗"暴瘖"常用的穴位。

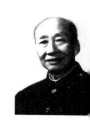

寒热第七十

（此篇录音资料仅限于提要，其他据《黄帝内经章句索引》整理）

篇解： 准确地说，此篇文献名应作"寒热瘰疬"，是言瘰疬之有寒热者，非言一般之寒热也。"瘰疬"为瘘瘵病中常见症之一，其状累累然而历贯于颈腋之间，其病变之状略如鼠穴，塞其一复穿其一，故又名"鼠瘘"。因病毒留滞于经脉，寒热长时间不已为主要表现之一，故以"寒热"名篇。全篇可不分章节。

【原文】黄帝问于岐伯曰：寒热瘰疬在于颈腋者，皆何气使生？岐伯曰：此皆鼠瘘寒热之毒气也，留于脉而不去者也。黄帝曰：去之奈何？岐伯曰：鼠瘘之本，皆在于脏，其末上出于颈腋之间，其浮于脉中，而未内著于肌肉而外为脓血者，易去也。黄帝曰：去之奈何？岐伯曰：请从其本引其末，可使衰去而绝其寒热。审按其道以予之，徐往徐来以去之，其小如麦者，一刺知，三刺而已。黄帝曰：决其生死奈何？岐伯曰：反其目视之，其中有赤脉，上下贯瞳子：见一脉，一岁死；见一脉半，一岁半死；见二脉，二岁死；见二脉半，二岁半死；见三脉，三岁而死。见赤脉，不下贯瞳子，可治也。

【讲解】"瘰疬"是瘘瘵病的一种，从今天来看，属于结核性疾病，所表现出的"寒热"不是外感的寒热，属于内伤之寒热，特点是持续性的低热。瘰疬证又叫做"鼠瘘"，是一种慢性溃疡性疾病，好发于颈部和腋下，这边封口了，那边又漏了，就像老鼠打洞一样，所以叫做"鼠瘘"。古人认为，这种病主要是由一种毒气留滞于经脉引起，疮损之所以串发，

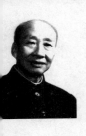

就是因为其病位在经脉的缘故,其特点是溃疡反复发作、寒热缠绵难愈。

瘰疬病多发在少阳经脉的循行部位,两腋和颈项两侧是少阳经脉的循行部位,瘰疬生于少阳而起于阳明,久治不愈就会传入太阴、厥阴,表里相传嘛,阳明传太阴,少阳传厥阴。这种病一般与情志、气血郁积关系密切,所以文曰"鼠瘘之本,皆在于脏",病本还是其脏。"其末上出于颈腋之间","末"是指经脉而言,所以这种病"本"在脏"标"在经脉。"其浮于脉中,而未内著于肌肉而外为脓血者,易去也",是说瘰疬病性属阴,若易溃脓者往往比较容易治疗,溃脓是转阳的表现,不溃脓血者多为阴证,这种情况往往不易治疗。

治疗"瘰疬"要从根本来治疗,病在三阳要从三阳之本来治疗,病在三阴要从三阴之本来治疗。"审按其道以予之,徐往徐来以去之,其小如麦者,一刺知,三刺而已",意思是说这种病越早治疗越好。

文献最后谈到"决其生死"问题,与《灵枢·论疾诊尺》同,是说通过观察病人的眼睛中的赤脉来判断和预测病情的发展趋势。意思是说,赤脉不贯瞳子则病轻,赤脉贯瞳子则病重,赤脉贯瞳是不好的预兆。《灵枢·口问》时曾讲过,"目"为宗脉之所聚,邪气在经脉,而全身的经脉之气都聚于目,"瞳子"是骨之精,肾所主,赤脉贯瞳子说明病邪已经深入于少阴,所以这就是死亡的征象。这里用"一脉""二脉""三脉"来表示病情的轻重程度,但不是一脉轻二脉重三脉更重的意思,二脉、三脉说明其病毒邪气是散在的,所以其病程会长一些,"一脉"说明其病毒比较集中,这种情况是最严重的。观察瞳子赤脉多寡的经验我没有,但是这段文字所叙述的内容应该这样去理解,可能有的同志会有这方面的经验。

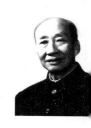

邪客第七十一

（此篇录音资料仅限于提要，其他据《黄帝内经章句索引》整理）

篇解：篇首有"夫邪气之客人也"句，故以"邪客"名篇。而全篇的主要内容，并非专言"邪客"，粗分之略有三端。先言卫气生成和运行之理，并以之阐发"目不瞑"之所由致，即言睡眠质量与卫气有关，继又言体有八虚，因邪客而为病变，此论属于病理、生理范畴，此其一；"愿闻人之肢节以应天地"一节，属于藏象范畴，非但了无精义，反近于董仲舒《春秋繁露》之形而上学，此其二；其余则言持针的纵舍屈折，以及少阴脉独无腧之论，皆属于针法范畴，此其三。全篇可分作四章。

【讲解】篇名很简单，是以文献第一句话的关键词命名的，在《内经》中这种命名的方式很多，这种现象在中国的著书历史上也很普遍，例如"子曰：学而时习之"是第一句，此篇就叫做"学而"。所谓"邪客"，是指病邪客于人体发生的病变。

这篇文献讲的三个内容，前、后两个内容都很有价值，特别是从生理、病理两个方面讲卫气的运行、人体的八虚、针刺手法等，对临床有指导意义。惟中间段讲"天人感应"，我看没有多大的医学意义，基本上属于形而上学的东西，需要批判地接受。

第一章　不寐证治

【原文】黄帝问于伯高曰：夫邪气之客人也，或令人目不瞑不卧出者，

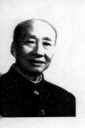

任应秋讲《黄帝内经》二

何气使然？伯高曰：五谷入于胃也，其糟粕、津液、宗气，分为三隧。故宗气积于胸中，出于喉咙，以贯心脉，而行呼吸焉；营气者，泌其津液，注之于脉，化以为血，以荣四末，内注五脏六腑，以应刻数焉；卫气者，出其悍气之慓疾，而先行于四末分肉皮肤之间，而不休者也。昼日行于阳，夜行于阴，常从足少阴之分间，行于五脏六腑。今厥气客于五脏六腑，则卫气独卫其外，行于阳，不得入于阴。行于阳则阳气盛，阳气盛则阳跷陷，不得入于阴，阴虚，故目不瞑。黄帝曰：善。治之奈何？伯高曰：补其不足，泻其有余，调其虚实，以通其道而去其邪，饮以半夏汤一剂，阴阳已通，其卧立至。黄帝曰：善。此所谓决渎壅塞，经络大通，阴阳和得者也。愿闻其方。伯高曰：其汤方以流水千里以外者八升，扬之万遍，取其清五升，煮之，炊以苇薪，火沸，置秫米一升，治半夏五合，徐炊，令竭为一升半，去其滓，饮汁一小杯，日三稍益，以知为度。故其病新发者，覆杯则卧，汗出则已矣。久者，三饮而已也。

【提要】发明目不瞑之理及其治法。

【讲解】"黄帝问于伯高曰：夫邪气之客人也，或令人目不瞑不卧出者，何气使然？"对"不卧出"有的注家认为应该修改，我认为没有必要改，这句话可以理解。"不卧"是说睡不好觉，越睡不着就越烦躁，就越想起床走走，所以这个"出"字没有什么好改的，"不卧出"是描述"目不瞑"程度的。

这样严重的失眠是何气使然呢？下面从卫气的生理、病理的角度进行了解释。其中"常从足少阴之分间，行于五脏六腑"，这是讲卫气生理，卫气五十周于身，每行一周都要进入少阴，这是卫气运行特点，故曰"常从足少阴之分间"。"今厥气客于五脏六腑，则卫气独卫其外，行于阳，不得入于阴。行于阳则阳气盛，阳气盛则阳跷陷，不得入于阴，阴虚，故目不瞑。"这是讲失眠的病理。也就是说，卫气白天行于阳而夜晚行于阴，若卫气受到邪气的阻碍，只能在三阳经运行而不能入于三阴，于是导致失眠。因为卫气行于阳经则阳气盛，人处在兴奋状态，阴虚阳盛故"目不瞑"。

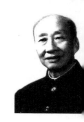

怎样治疗呢？"补其不足，泻其有余，调其虚实，以通其道而去其邪"，这是治疗失眠的治疗原则。"补其不足"是要把阳气引入到阴经中去，"泻其有余"是指泻三阴之邪气，"通其道"是指疏通卫气从阳经入于阴经的通道。"阴阳已通，其卧立至"，是指卫气从阳经能顺利进入阴经，人便不会失眠了。

"黄帝曰：善。此所谓决渎壅塞，经络大通，阴阳和得者也。""决渎壅塞"就是决渎、决壅、决塞之意。临床上可服用"半夏汤"来打通壅塞的气道，为什么呢？是因为"半夏"能"决渎壅塞"。这里还讲了"半夏汤"的具体用法，这是临床常用的方子，很有效果，但是不是都会"汗出"，以我的经验来看，"出汗"者不多。这个方子主要的作用就是通经脉，"半夏"要用"清半夏"，临床常以清半夏五六钱、黄小米一两左右煮汤服用，只要不是阴虚或者阳虚严重的情况，这个方子都适用，但是阴虚失眠这个方子就不适用了。

第二章　天人相应

【原文】黄帝问于伯高曰：愿闻人之肢节，以应天地奈何？伯高答曰：天圆地方，人头圆足方以应之；天有日月，人有两目；地有九州，人有九窍；天有风雨，人有喜怒；天有雷电，人有音声；天有四时，人有四肢；天有五音，人有五脏；天有六律，人有六腑；天有冬夏，人有寒热；天有十日，人有手十指；辰有十二，人有足十指、茎、垂以应之；女子不足二节，以抱人形；天有阴阳，人有夫妻；岁有三百六十五日，人有三百六十节；地有高山，人有肩膝；地有深谷，人有腋腘；地有十二经水，人有十二经脉；地有泉脉，人有卫气；地有草蓂，人有毫毛；天有昼夜，人有卧起；天有列星，人有牙齿；地有小山，人有小节；地有山石，人有高骨；地有林木，人有募筋；地有聚邑，人有䐃肉；岁有十二月，人有十二节；地有四时不生草，人有无子。此人与天地相应者也。

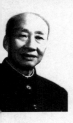

【提要】言人与天地相应。

【讲解】这段讲人与天地相应，我的看法是这段文字对医学没有多大的现实意义，其与董仲舒《春秋繁露》的"天人合一"基本是一个调子。《春秋繁露》中论阴阳、五行，及其他岁露等，都是围绕着"天人合一"来讲的，认为天与人是相互对应的，天上有什么人体就有什么。我认为不能把董仲舒的思想搬到中医学里面来，董仲舒所阐述的"天人合一"有上下尊卑的关系，有统治与被统治的关系，这完全是为封建统治服务的，所以不能拿他的话来解释人与自然的关系。《内经》这段文字所表达的思想与董仲舒的思想差不多，所以我说《内经》中有汉朝意识形态中的东西，这就是个例子。有人认为中医学也有"天人合一"的思想，这提法值得商榷，《内经》讲人与自然的关系是讲三维，天、地、人相关。

第三章 针道诸论

【原文】"黄帝问于岐伯曰：余愿闻持针之数"至"适神不散，邪气得去"。

【提要】言持针的纵舍、五输的屈折、少阴无腧，均关乎针刺法。此章可分作三节。

第一节 输穴顺行逆数

【原文】黄帝问于岐伯曰：余愿闻持针之数，内针之理，纵舍之意，扦皮开腠理，奈何？脉之屈折，出入之处，焉至而出，焉至而止，焉至而徐，焉至而疾，焉至而入？六腑之输于身者，余愿尽闻少序。别离之处，离而入阴，别而入阳，此何道而从行？愿尽闻其方。岐伯曰：帝之所问，针道毕矣。黄帝曰：愿卒闻之。岐伯曰：手太阴之脉，出于大指之端，内屈循白肉际，至本节之后太渊留以淡，外屈上于本节，下内屈，与阴诸络会于鱼际，

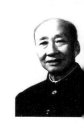

数脉并注，其气滑利，伏行壅骨之下，外屈出于寸口而行，上至于肘内廉，入于大筋之下，内屈上行臑阴，入腋下，内屈走肺，此顺行逆数之屈折也。心主之脉，出于中指之端，内屈循中指内廉，以上留于掌中，伏行两骨之间，外屈出两筋之间，骨肉之际，其气滑利，上二寸，外屈出两筋之间，上至肘内廉，入于小筋之下，留两骨之会，上入于胸中，内络于心脉。

【提要】言五输的"顺行逆数"之屈折。

【讲解】具体解释了五脏腧穴精气的出入流行。

第二节　手少阴脉无腧

【原文】黄帝曰：手少阴之脉独无腧，何也？岐伯曰：少阴，心脉也。心者，五脏六腑之大主也，精神之所舍也，其脏坚固，邪弗能容也。容之则心伤，心伤则神去，神去则死矣。故诸邪之在于心者，皆在于心之包络，包络者，心主之脉也，故独无腧焉。黄帝曰：少阴独无腧者，不病乎？岐伯曰：其外经病而脏不病，故独取其经于掌后锐骨之端。其余脉出入屈折，其行之徐疾，皆如手少阴心主之脉行也。故本腧者，皆因其气之虚实疾徐以取之，是谓因冲而泻，因衰而补，如是者，邪气得去，真气坚固，是谓因天之序。

【提要】释少阴脉无腧之理。

第三节　持针纵舍之道

【原文】黄帝曰：持针纵舍奈何？岐伯曰：必先明知十二经脉之本末，皮肤之寒热，脉之盛衰滑涩。其脉滑而盛者，病日进；虚而细者，久以持；大以涩者，为痛痹；阴阳如一者，病难治。其本末尚热者，病尚在；其热以衰者，其病亦去矣。持其尺，察其肉之坚脆，大小、滑涩、寒温、燥湿。因视目之五色，以知五脏而决死生。视其血脉，察其色，以知其寒热痛痹。黄帝曰：持针纵舍，余未得其意也。岐伯曰：持针之道，欲端以正，安以静，先知虚实，而行疾徐，左手执骨，右手循之，无与肉裹，泻欲端以正，

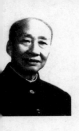

补必闭肤，辅针导气，得淫泆，真气得居。黄帝曰：扞皮开腠理奈何？岐伯曰：因其分肉，左别其肤，微内而徐端之，适神不散，邪气得去。

【提要】言持针纵舍之道。

【讲解】这是讲针刺的手法，如轻重如何、深浅如何，怎样判断是正气之来还是邪气之聚等。

第四章 八虚理论

【原文】黄帝问于岐伯曰：人有八虚，各何以候？岐伯答曰：以候五脏。黄帝曰：候之奈何？岐伯曰：肺心有邪，其气留于两肘；肝有邪，其气流于两腋；脾有邪，其气留于两髀；肾有邪，其气留于两腘。凡此八虚者，皆机关之室，真气之所过，血络之所游，邪气恶血，固不得住留，住留则伤筋络骨节机关，不得屈伸，故枸挛也。

【提要】言"八虚"乃气血之所由行之处，正气居之则为用，邪气居之则为病挛。

【讲解】"八"是指两肘、两腋、两髀、两腘等八个部位，这是人体正气聚会的地方，这八个部位的正气虚了，邪气就会趁虚而入，故曰"八虚"。这里的"八虚"与《素问·五脏生成》讲的"八溪"是一个意思，是指人体气血灌注的地方，若气血灌注得少，那就是"八虚"，若邪气客于这八个部位，不仅会导致拘挛，还会为萎、为痛、为痹。

文曰："凡此八虚者，皆机关之室，真气之所过，血络之所游，邪气恶血，固不得住留，住留则伤筋络骨节机关，不得屈伸，故枸挛也。"由此可以看出，"八虚"在临床上多属于关节病，特别是风湿性关节病。若表现于"两肘"关节，可从心肺治疗；若表现于"两腋"关节，可从肝胆治疗；若表现于"两髀"关节，可从脾胃治疗；若表现于"两腘"关节，可从肾治疗。这是非常有临床意义的。

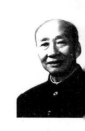

通天第七十二

（此篇录音资料仅限于提要，其他据《黄帝内经章句索引》整理）

篇解："通天"者，通晓天禀之有别也。人的体质、性格之有所不同，皆由于先天禀赋之有各殊，概而言之不出五种，即太阴、太阳、少阴、少阳、阴阳平和。以天禀之纯阴者曰太阴，多阴少阳者曰少阴，纯阳者为太阳，多阳少阴者为少阳。因此虽曰太少，毕竟与三阴三阳之义无关。全篇可分作四节。

【讲解】"天"是指先天禀赋，"通"是"通晓"之意，意思是说要懂得人的先天禀赋是不同的，因此人的体质、性格便各异。从宏观上区分，不外有五种人，即太阴之人、少阴之人、太阳之人、少阳之人、阴阳平和之人。这里的太阴、少阴、太阳、少阳有其特殊的含义，比如太阴之人，其先天禀赋属纯阴，少阴之人其先天禀赋为多阴少阳，太阳之人先天禀赋属纯阳，少阳之人先天禀赋为多阳少阴，这是从阴阳相对之多寡来归纳的，多者称作"太"，少者称作"少"，与三阴三阳之经脉没有直接的关系。

我认为此篇文献的一些提法也存在一些问题，如将"体态"归属之先天禀赋尚无不可，将性格也属于先天禀赋则不免形而上学了，性格是不是完全是先天禀赋的呢？我看还是需要认真考虑，人的性格绝大部分是和后天的环境、条件有关，如社会关系、生活条件、受教育程度等，都会对性格的形成构成影响，如果把人的性格绝对归结于先天，就有些形而上学了。

总之，先天禀赋是不能否认的，这篇文献提出要通晓先天禀赋的知识，这一认识在医学上确实是非常重要的。

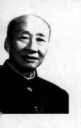

第一节　太少阴阳不同体质

【原文】黄帝问于少师曰：余尝闻人有阴阳，何谓阴人？何谓阳人？少师曰：天地之间，六合之内，不离于五，人亦应之，非徒一阴一阳而已也，而略言耳，口弗能遍明也。黄帝曰：愿略闻其意，有贤人圣人，心能备而行之乎？少师曰：盖有太阴之人，少阴之人，太阳之人，少阳之人，阴阳和平之人。凡五人者，其态不同，其筋骨气血各不等。

【提要】提出阴阳太少五种人的不同体质。

【讲解】从阴阳之太少多寡把人的体质归纳为五种，即五种"态"，因为"态"不同，其筋骨气血各不等。我们不问用这种方法来区分人的体质是不是太简单化了，但我认为区分人体体质是很有必要的，当然人体体质远远不止"五种"这样简单，但从宏观的角度这样来归纳还是有道理的。

文曰："愿略闻其意，有贤人圣人，心能备而行之乎？"怎样理解人的个体差异性，应该怎样去区分人体质的不同，是不是可以通过对某些人群的分析，来建立、掌握对人体体质的认识呢？我认为这是很有意义的，人体体质是可以被认识的。

第二节　不同体质性格各异

【原文】黄帝曰：其不等者，可得闻乎？少师曰：太阴之人，贪而不仁，下齐湛湛，好内而恶出，心和而不发，不务于时，动而后之，此太阴之人也。少阴之人，小贪而贼心，见人有亡，常若有得，好伤好害，见人有荣，乃反愠怒，心疾而无恩，此少阴之人也。太阳之人，居处于于，好言大事，无能而虚说，志发于四野，举措不顾是非，为事如常自用，事虽败而常无悔，此太阳之人也。少阳之人，諟谛好自贵，有小小官，则高自宜，好为外交而不内附，此少阳之人也。阴阳和平之人，居处安静，无为惧惧，无为欣欣，婉然从物，或与不争，与时变化，尊则谦谦，谭而不治，是谓至治。

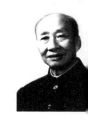

【提要】分言阴阳太少五种人的性格。

【讲解】这一段的内容与医学的关系不大,如文曰:"少阴之人,小贪而贼心,见人有亡,常若有得,好伤好害,见人有荣,乃反愠怒,心疾而无恩,此少阴之人也。"这种性格或品质是与后天的教育有关的,多属社会问题,与医学无关,不能拿阴阳多寡来评价一个人的所有行为,此非医家之言;况且其中有的已不是性格问题了,严格地说是世界观的问题,就更不能用阴阳多寡来评价人的意识形态了,所以这段所论没有多大意义。

第三节　不同体质气血各殊

【原文】古之善用针艾者,视人五态乃治之,盛者泻之,虚者补之。黄帝曰:治人之五态奈何?少师曰:太阴之人,多阴而无阳,其阴血浊,其卫气涩,阴阳不和,缓筋而厚皮,不之疾泻,不能移之。少阴之人,多阴少阳,小胃而大肠,六腑不调,其阳明脉小而太阳脉大,必审调之,其血易脱,其气易败也。太阳之人,多阳而少阴,必谨调之,无脱其阴,而泻其阳,阳重脱者易狂,阴阳皆脱者,暴死不知人也。少阳之人,多阳少阴,经小而络大,血在中而气外,实阴而虚阳,独泻其络脉则强,气脱而疾,中气不足,病不起也。阴阳和平之人,其阴阳之气和,血脉调,谨诊其阴阳,视其邪正,安容仪,审有余不足,盛则泻之,虚则补之,不盛不虚,以经取之。此所以调阴阳,别五态之人者也。

【提要】言人体之阴阳太少不同,气血即有盛衰之各殊。

【讲解】这段议论是有道理的,由于人之阴阳有多寡、气血有盛衰,所以针刺的时候就要仔细观察病人的体质,视不同情况来进行针刺,这是有医学意义的。

第四节　不同体质意识各别

【原文】黄帝曰:夫五态之人者,相与毋故,卒然新会,未知其行也,何以别之?少师答曰:众人之属,不如五态之人者,故五五二十五人,而

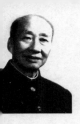

五态之人不与焉。五态之人，尤不合于众者也。黄帝曰：别五态之人奈何？少师曰：太阴之人，其状黮黮然黑色，念然下意，临临然长大，䐃然未偻，此太阴之人也。少阴之人，其状清然窃然，固以阴贼，立而躁崄，行而似伏，此少阴之人也。太阳之人，其状轩轩储储，反身折腘，此太阳之人也。少阳之人，其状立则好仰，行则好摇，其两臂两肘，则常出于背，此少阳之人也。阴阳和平之人，其状委委然，随随然，颙颙然，愉愉然，暶暶然，豆豆然，众人皆曰君子，此阴阳和平之人也。

【提要】叙五态之人，涉及意识形态，亦非医学所宜有。

【讲解】这节内容与第二节的意思一样，意识形态的问题不能用生理性的阴阳理论来讨论的。

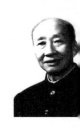

官能第七十三

（此篇录音资料仅限于提要，其他据《黄帝内经章句索引》整理）

篇解：篇中有"愿闻官能"之问，故以"官能"名篇。篇中所谓"各得其人，任之其能，故能明其事"，这是对"官能"的解释。全篇主要讨论的是针刺之道，如何才能被称作针刺之能人呢？应当全面掌握人体的脏腑、经络、腧穴、气血之理，以及阴阳、表里、寒热、虚实病变之理，以及针刺补泻轻重、深浅疾徐的技法，才可能委以针刺之任以疗众疾。全篇可分作四节。

【讲解】"官"是"任用"之意，如"九针"又称为"官针"，即九种不同的针各有不同的用处，需要我们去加以任用；"能"是指充分掌握了针灸技术的人，如能针、能灸；所谓"官能"，是说要任用精通技术的人。

文曰："愿闻官能奈何？"是问如何选择掌握了针刺技术的人来任用呢？这篇文献的主要内容和精神是讨论针刺的理论，哪种人才是真正掌握了针刺理论的人呢？有这么几个方面：第一，首先要掌握人体脏腑、经络、腧穴、气血这些生理的知识；第二，从病变来说，要掌握阴阳、表里、寒热、虚实的种种变化；第三，要掌握补泻、轻重、深浅、疾徐等具体的针刺技术。起码要在这三个方面都比较精通了，这样的人才有可能受到任用和信任，因为这样在临床上才会有疗效。

第一节　针刺之理

【原文】黄帝问于岐伯曰：余闻《九针》于夫子，众多矣不可胜数，

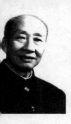

任应秋讲《黄帝内经》二

余推而论之,以为一纪。余司诵之,子听其理,非则语余,请其正道,令可久传,后世无患,得其人乃传,非其人勿言。岐伯稽首再拜曰:请听圣王之道。黄帝曰:用针之理,必知形气之所在,左右上下,阴阳表里,血气多少,行之逆顺,出入之合,谋伐有过。知解结,知补虚泻实,上下气门,明通于四海,审其所在,寒热淋露,以输异处,审于调气,明于经隧,左右肢络,尽知其会。寒与热争,能合而调之,虚与实邻,知决而通之,左右不调,把而行之,明于逆顺,乃知可治,阴阳不奇,故知起时,审于本末,察其寒热,得邪所在,万刺不殆,知官九针,刺道毕矣。

【提要】言熟知经气的生理病理,通晓寒热虚实辨证的方法,掌握针法逆顺补泻的技术,才可以言刺道。

【讲解】黄帝问于岐伯,关于九针理论了解得比较多了,"余推而论之,以为一纪",我想把这些道理总结、归纳一下,请帮我修正一下以传后世。下面是黄帝具体总结、归纳的内容。

"用针之理,必知形气之所在,左右上下,阴阳表里,血气多少,行之逆顺,出入之合,谋伐有过",这几句话都是关乎经脉、经气生理的问题。"左右上下"是指经脉分布的部位,其在形色方面是有所表现的;"行之逆顺,出入之合"讲的是经脉的循行,脏腑经气都各有所合。

"知解结,知补虚泻实","解结"是一种治疗方法;"上下气门","气门"是指气穴;"明通于四海,审其所在",指人体有四海;"寒热淋露","淋露"是指感受邪气,淋于雨,露于风嘛;"以输异处",邪气侵犯人体有不同的部位,故曰"异处";"审于调气,明于经隧,左右肢络,尽知其会",意思是要知道病因、病机,这些是治疗的前提。

下面是谈辨证论治。"寒与热争,能合而调之",寒与热不协调,阴阳不平衡,阳盛则热、阴盛则寒,治疗就要使阴阳平衡。"虚与实邻,知决而通之",临证要辨虚实,在临床上虚实往往差异很小,必须辨别清楚,不能辨别清楚,如何"决而通之"呢?"左右不调,把而行之",有的病证在左但其病灶在右,有的病证在右但其病灶在左,要把握好病之所在,

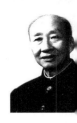

才能进行相应的治疗。"明于逆顺，乃知可治，阴阳不奇，故知起时"，阴与阳总是相对的，"不奇"是指阴阳失去了平衡。总之要"审于本末，察其寒热，得邪所在，万刺不殆，知官九针，刺道毕矣"。

第二节　针刺之法

【原文】明于五输，徐疾所在，屈伸出入，皆有条理，言阴与阳，合于五行，五脏六腑，亦有所藏，四时八风，尽有阴阳，各得其位，合于明堂，各处色部，五脏六腑，察其所痛，左右上下，知其寒温，何经所在，审皮肤之寒温滑涩，知其所苦，膈有上下，知其气所在。先得其道，稀而疎之，稍深以留，故能徐入之。大热在上，推而下之；从下上者，引而去之；视前痛者，常先取之。大寒在外，留而补之；入于中者，从合泻之。针所不为，灸之所宜；上气不足，推而扬之；下气不足，积而从之；阴阳皆虚，火自当之；厥而寒甚，骨廉陷下，寒过于膝，下陵三里。阴络所过，得之留止；寒入于中，推而行之；经陷下者，火则当之；结络坚紧，火所治之。不知所苦，两蹻之下，男阴女阳，良工所禁，针论毕矣。

【提要】言只有先明经脉之道，方可运用各种针灸之法。

【讲解】"明于五输，徐疾所在"，这是讲刺法。"屈伸出入"，是讲经脉的运行。"皆有条理，言阴与阳，合于五行，五脏六腑，亦有所藏"，是讲经脉的阴阳、五行关系。"四时八风，尽有阴阳，各得其位，合于明堂"，是指经脉的分布有其相应的部位。"各处色部，五脏六腑"，在《灵枢·五色》讲过了，五脏六腑的病变，在人的明堂都有其相应部位的病色表现。"察其所痛"，这里"痛"是指病痛。"左右上下，知其寒温，何经所在，审皮肤之寒温滑涩，知其所苦，膈有上下，知其气所在"，这段文字不难理解。"先得其道，稀而疎之"，懂得了前面说的这些经脉、腧穴的理论，才能够少而精的运用，"疎"是"疏通"之意。"稍深以留，故能徐入之"，如果是虚证，留针久一些。"大热在上，推而下之，从下上者，引而去之，视前痛者，常先取之"，这里的"痛"还是指病证而言，

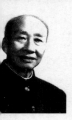

"前痛"是指先得的病，即宿疾，要先取之以治其本。"大寒在外，留而补之"，正气太虚了，就要用补的方法，扶正以驱邪。"入于中者，从合泻之"，病邪已经从表入里了，就要泻其合穴。"针所不为，灸之所宜"，假若这个病针刺效果不好，就要考虑用灸法治疗。"上气不足，推而扬之，下气不足，积而从之，阴阳皆虚，火自当之"，虚证不宜用针而宜用灸，虽然针、灸都有补泻法，但从总体上来看"灸法"偏补"针法"偏泄，所以阴阳皆虚的这种情况就要用"灸"而不用"针"。"厥而寒甚，骨廉陷下，寒过于膝，下陵三里"，这是具体的一些取穴方法。"阴络所过，得之留止，寒入于中，推而行之，经陷下者，火则当之"，这里"经陷下"是说寒气凝聚精气虚而陷于下，就要治以火灸。"结络坚紧，火所治之"，这是说寒邪很深，是用"火"灸的适应症。"不知所苦，两跷之下"，指病人对症状表达不清，痛、胀、酸、麻不知何属，这是麻木不仁的一种情况，要灸两跷之下，如足少阳的"申脉"，足少阴的"照海"，在临床上常常这样来治疗。"男阴女阳，良工所禁"，意思是说辨证不清就进行治疗，这是错误的，应该避免，正常应是"男阳女阴"嘛。等等，上述均为针灸的理论知识，故曰"针论毕矣"。

第三节　针刺之要

【原文】用针之服，必有法则，上视天光，下司八正，以辟奇邪，而观百姓，审于虚实，无犯其邪。是得天之露，遇岁之虚，救而不胜，反受其殃，故曰：必知天忌，乃言针意。法于往古，验于来今，观于窈冥，通于无穷。粗之所不见，良工之所贵，莫知其形，若神髣髴。邪气之中人也，洒淅动形。正邪之中人也，微先见于色，不知于其身，若有若无，若亡若存，有形无形，莫知其情。是故上工之取气，乃救其萌芽；下工守其已成，因败其形。是故工之用针也，知气之所在，而守其门户，明于调气，补泻所在，徐疾之意，所取之处。泻必用圆，切而转之，其气乃行，疾而徐出，邪气乃出，伸而迎之，遥大其穴，气出乃疾。补必用方，外引其皮，令当

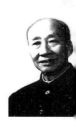

其门，左引其枢，右推其肤，微旋而徐推之，必端以正，安以静，坚心无解，欲微以留，气下而疾出之，推其皮，盖其外门，真气乃存。用针之要，无忘其神。

【提要】明于天忌，见微知著，方圆补泻，皆为用针之要。

【讲解】这节主要讲的是针法要点。第一，要明于天忌，原文说"必知天忌，乃言针意"。什么叫"天忌"呢？在《素问·八正神明论》中提到"天寒无刺，天温无疑，月生无泻，月满无补，月郭空无治，是谓得时而调之"，这就是"天忌"，具体的内容还有很多，如气候是否合适，时辰是否合适等。第二，要见微知著。第三，要方圆补泻，即泻用圆针，补用方针。这段主要讲的就是这样三个方面的内容，这是针法的使用原则，所以文云"用针之服，必有法则"，"用针之服"就是用针之事。

"上视天光，下司八正，以辟奇邪，而观百姓，审于虚实，无犯其邪"，是说用针要观天象，要避时邪。"是得天之露，遇岁之虚，救而不胜，反受其殃，故曰：必知天忌，乃言针意"，"天露"是指不正常的气候，"遇岁之虚"之虚是指虚邪，这种不正常的气候如果不掌握，就会"救而不胜，反受其殃"。

"泻必用圆，切而转之"，"圆"是指用针很流利、很迅速的意思，即泻法，泻法要快嘛。"补必用方"，"方"是说针要持得端正，进针不要太快，补法要缓嘛。"外引其皮，令当其门"，这是指在皮肤上选择经穴。"左引其枢，右推其肤，微旋而徐推之，必端以正，安以静，坚心无解"，"解"通"懈"，指大夫用针时要精神专一，不能分散注意力，即候气的方法。"欲微以留，气下而疾出之，推其皮，盖其外门，真气乃存"，这是讲出针的方法，这样出针不伤人的正气。"用针之要，无忘其神"，选穴、进针、候气、出针的整个过程要讲究"得神"。

第四节 因能任人

【原文】雷公问于黄帝曰：《针论》曰：其人乃传，非其人勿言。何

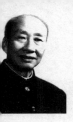

任应秋 讲《黄帝内经》二

以知其可传？黄帝曰：各得其人，任之其能，故能明其事。雷公曰：愿闻官能奈何？黄帝曰：明目者，可使视色；聪耳者，可使听音；捷疾辞语者，可使传论；语徐而安静，手巧而心审谛者，可使行针艾，理血气而调诸逆顺，察阴阳而兼诸方。缓节柔筋而心和调者，可使导引行气；疾毒言语轻人者，可使唾痈呪病；爪苦手毒，为事善伤者，可使按积抑痹。各得其能，方乃可行，其名乃彰。不得其人，其功不成，其师无名。故曰：得其人乃言，非其人勿传。此之谓也。手毒者，可使试按龟，置龟于器下，而按其上，五十日而死矣；手甘者，复生如故也。

【提要】言任人者当各因其能，并示以验手毒之法。

【讲解】文曰："各得其人，任之其能，故能明其事。"篇名的"能"源于这里，这句话的意思是，只有掌握了针刺技术才"任之"，否则就不"任之"，这样才能"明其事"。

什么是"官能"呢？"明目者，可使视色；聪耳者，可使听音；捷疾辞语者，可使传论；语徐而安静，手巧而心审谛者，可使行针艾，理血气而调诸逆顺，察阴阳而兼诸方。""语徐而安静"，是指不随便乱讲话的人。

什么人不得任用呢？"疾毒言语轻人者，可使唾痈呪病"，是说讲话恶毒的人就不能任用；"爪苦手毒，为事善伤者，可使按积抑痹"，是说重手重脚的人，只宜按积抑痹，也不能任以重用。

"不得其人，其功不成，其师无名。故曰：得其人乃言，非其人勿传。此之谓也。手毒者，可使试按龟，置龟于器下，而按其上，五十日而死矣；手甘者，复生如故也。"这段话的意思是针刺、艾灸时，动作要轻快、熟练，不要那么鲁莽，要细致而有耐心。

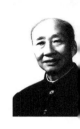

论疾诊尺第七十四

（此篇录音资料仅限于提要，其他据《黄帝内经章句索引》整理）

篇解："疾诊尺"者，诊尺肤以知疾病之谓，此为古诊法之一，亦饶有实践意义。前半篇言诊尺之法，后半篇言色脉诸诊，故不限于诊尺也。全篇可分作三章。

第一章　调尺诊疾

【原文】黄帝问岐伯曰：余欲无视色持脉，独调其尺，以言其病，从外知内，为之奈何？岐伯曰：审其尺之缓急、小大、滑涩，肉之坚脆，而病形定矣。视人之目窠上微痈，如新卧起状，其颈脉动，时欬，按其手足上，窅而不起者，风水肤胀也。尺肤滑其淖泽者，风也。尺肉弱者，解㑊，安卧脱肉者，寒热，不治。尺肤滑而泽脂者，风也。尺肤涩者，风痹也。尺肤粗如枯鱼之鳞者，水泆饮也。尺肤热甚，脉盛躁者，病温也，其脉甚而滑者，病且出也。尺肤寒，其脉小者，泄、少气。尺肤炬然，先热后寒者，寒热也。尺肤先寒，久大之而热者，亦寒热也。肘所独热者，腰以上热；手所独热者，腰以下热。肘前独热者，膺前热；肘后独热者，肩背热。臂中独热者，腰腹热；肘后粗以下三四寸热者，肠中有虫。掌中热者，腹中热；掌中寒者，腹中寒。鱼上白肉有青血脉者，胃中有寒。尺炬然热，人迎大者，当夺血。尺坚大，脉小甚，少气，悗有加，立死。

【提要】言调尺诊疾诸法，即如何从尺肤的变化来诊断疾病。

245

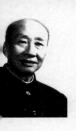

任应秋 讲《黄帝内经》二

【讲解】有的注家认为"尺"是指寸口脉，这里的"尺"不是指寸口脉，因为前面说了"余欲无视色持脉，独调其尺"，所以下面的缓急、小大、滑涩、肉之坚脆等，都是指尺肤而言。皮肤为什么言大小呢？这个"大小"实际上是指皮肤的粗细。诊皮肤的缓急、小大、滑涩、肉之坚脆，是尺肤诊的基本内容。

"尺肤滑其淖泽者，风也。尺肉弱者，解㑊，安卧脱肉者，寒热，不治。""不治"是说病情复杂比较难治，因为正气亏虚已极而邪气尚在，正气大伤而邪气犹存就不太好治疗。"尺肤滑而泽脂者，风也"，尺肤润泽发亮，属风。"尺肤涩者，风痹也"，因营血不能达于皮肤，故皮肤涩。"尺肤粗如枯鱼之鳞者，水泆饮也"，尺肤粗如枯鱼之鳞是由于土的精气衰败之极，土衰而水盛，土不能制水，水反侮土之故。"尺肤热甚，脉盛躁者，病温也，其脉甚而滑者，病且出也。""且"是"将要"之意，说明邪气将要撤退，正气将要恢复。"尺肤寒，其脉小者，泄、少气。尺肤炬然，先热后寒者，寒热也。尺肤先寒，久大之而热者，亦寒热也。"这段文字比较容易理解。"肘所独热者，腰以上热；手所独热者，腰以下热"，这里的"所"是指部位，"肘所"是指肘这个部位，肘部候腰，"手所"是指手这个部位，手候腰以下。"肘前独热者，膺前热"，"肘前"是指"内廉"穴，是三阴经所过之穴，所以候胸膺部心肺的病变。"肘后独热者，肩背热"，"肘后"是指"外廉"穴，外廉属阳，肩背也属阳，故可诊热。"臂中独热者，腰腹热"，这是"中"以候"中"之意。"肘后粗以下三四寸热者，肠中有虫"，"肘后粗以下三四寸"是指"内关"这一段，主肠中有虫。"掌中热者，腹中热；掌中寒者，腹中寒；鱼上白肉有青血脉者，胃中有寒"，这段文字不难理解。"尺炬然热，人迎大者，当夺血"，此属阴虚火旺证。"尺坚大，脉小甚，少气，悗有加，立死"，"悗"同"闷"，这是形有余而气衰少，加之又有烦悗，也属阴虚邪热盛，病情严重。以上均为诊尺肤的内容，从尺肤来观察和判断病变的表里、内外、虚实。

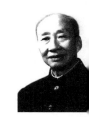

第二章 色脉诸诊

【原文】"目赤色者病在心"至"手足温，泄易已"。

【提要】讲色诊和脉诊。可分作三节。

第一节 目与齿之诊

【原文】目赤色者病在心，白在肺，青在肝，黄在脾，黑在肾；黄色不可名者，病在胸中。诊目痛，赤脉从上下者，太阳病；从下上者，阳明病；从外走内者，少阳病。诊寒热，赤脉上下至瞳子，见一脉一岁死，见一脉半一岁半死，见二脉二岁死，见二脉半二岁半死，见三脉三岁死。诊龋齿痛，按其阳之来，有过者独热，在左左热，在右右热，在上上热，在下下热。

【提要】言目与齿之诊。

【讲解】先讲诊目色，次讲"诊目痛"，再讲"诊寒热"，最后讲"诊龋齿痛"。"诊寒热"与前面《灵枢·寒热》的内容相似，赤脉之多少与邪气聚散有关，邪气聚则病重，邪气散则病情较轻。"诊龋齿痛，按其阳之来，有过者独热，在左左热，在右右热，在上上热，在下下热"，"阳之来"的"阳"是指阳明经的"人迎"脉，"上""下"指上齿和下齿而言。

第二节 络脉黄疸诊

【原文】诊血脉者，多赤多热，多青多痛，多黑为久痹，多赤、多黑、多青皆见者，寒热。身痛而色微黄，齿垢黄，爪甲上黄，黄疸也，安卧，小便黄赤，脉小而涩者，不嗜食。

【提要】诊血脉黄疸。

【讲解】"诊血脉者，多赤多热，多青多痛，多黑为久痹，多赤、多黑、多青皆见者，寒热"，是指络脉诊，如小儿的"指诊"、舌下血脉诊等属此范畴。"身痛而色微黄，齿垢黄，爪甲上黄，黄疸也，安卧，小便黄赤，

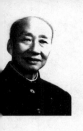

脉小而涩者，不嗜食。"这是诊黄疸病，前面说的是阳黄，后面说的是阴黄。

第三节 诸病之脉诊

【原文】人病，其寸口之脉，与人迎之脉小大等及其浮沉等者，病难已也。女子手少阴脉动甚者，妊子。婴儿病，其头毛皆逆上者，必死。耳间青脉起者，掣痛。大便赤瓣，飧泄，脉小者，手足寒，难已；飧泄，脉小，手足温，泄易已。

【提要】诸病之诊。

【讲解】"人病，其寸口之脉，与人迎之脉小大等及其浮沉等者，病难已也。"本来人迎、寸口之脉若引绳大小齐等，这在《灵枢·禁服》已经讲过了，为什么这里说"病难已"呢？按四时之脉来讲，春夏人迎为大，秋冬寸口为大，这里的人迎、寸口，大小浮沉都一样，没有阴阳盛衰的规律性变化，所以说"病难已"。

"女子手少阴脉动甚者，妊子。"一般的注家解释这里的"手少阴脉"都是讲的寸口的心脉，其实《内经》中没有这个概念，这里实际上指的是"神门"穴，神门脉动甚者是妊娠的脉象。

"婴儿病，其头毛皆逆上者，必死。"这可以理解，毛发枯槁不泽，预示精气大伤。

"大便赤瓣"，指大便夹血；"飧泄，脉小者，手足寒，难已"，这是说邪盛正衰，故曰"难已"；"飧泄，脉小，手足温，泄易已"，这说明正气未衰，故曰"易已"。

第三章 四时病变

【原文】四时之变，寒暑之胜，重阴必阳，重阳必阴。故阴主寒，阳主热，故寒甚则热，热甚则寒。故曰：寒生热，热生寒，此阴阳之变也。故曰：冬伤于寒，春生瘅热；春伤于风，夏生后泄肠澼；夏伤于暑，秋生

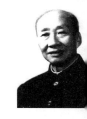

痎疟；秋伤于湿，冬生咳嗽。是谓四时之序也。

【提要】言四时病变。

【讲解】此内容与《素问·阴阳应象大论》中讲的意思基本是一样的。

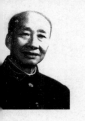

刺节真邪第七十五

（此篇录音资料仅限于提要，其他据《黄帝内经章句索引》整理）

篇解：全篇内容由四部分组成，先论刺节，次论五邪，又次论解结推引，后论真邪，取首尾两部分以概全篇，故名"刺节真邪"。"刺节"者，"刺有五节"之谓，即振埃、发蒙、去爪、彻衣、解惑等五刺也；"五邪"者，即持痈、容大、狭小、热、寒也；"解结推引"者，或解结，或引之，或推之等不同针效也；"真邪"者，言真气与邪气也，真胜其邪则不病，邪胜其真则病也。全篇可分作四章。

第一章 五节之刺

【原文】"黄帝问于岐伯曰：余闻刺有五节"至"不敢妄出也"。

【提要】言刺有五节之分。可分作六节。

第一节 五节刺法

【原文】黄帝问于岐伯曰：余闻刺有五节，奈何？岐伯曰：固有五节，一曰振埃，二曰发蒙，三曰去爪，四曰彻衣，五曰解惑。黄帝曰：夫子言五节，余未知其意。岐伯曰：振埃者，刺外经，去阳病也；发蒙者，刺腑输，去腑病也；去爪者，刺关节肢络也；彻衣者，尽刺诸阳之奇输也；解惑者，尽知调阴阳，补泻有余不足，相倾移也。

【提要】总言刺有五节之分。

【讲解】什么叫"刺节"呢？文中云"刺有五节"，"五节"是指五种刺法。岐伯对此五节之刺做了进一步的解释，但黄帝认为这样解释太笼统了，还需要更详细地解释，因此有了下文。

第二节 振埃刺法

【原文】黄帝曰：刺节言振埃，夫子乃言刺外经，去阳病，余不知其所谓也，愿卒闻之。岐伯曰：振埃者，阳气大逆，上满于胸中，愤䐜肩息，大气逆上，喘喝坐伏，病恶埃烟，嚘不得息，请言振埃，尚疾于振埃。黄帝曰：善。取之何如？岐伯曰：取之天容。黄帝曰：其欬上气穷诎胸痛者，取之奈何？岐伯曰：取之廉泉。黄帝曰：取之有数乎？岐伯曰：取天容者，无过一里，取廉泉者，血变而止。帝曰：善哉。

【提要】言振埃刺。

【讲解】什么叫"振埃"呢？"振埃者，阳气大逆，上满于胸中，愤䐜肩息，大气逆上，喘喝坐伏，病恶埃烟，嚘不得息，请言振埃，尚疾于振埃。"这是振埃刺法的适应证，阳气大逆于胸中，呼吸困难，甚至需要两肩扇动着来帮助呼吸。其中"病恶埃烟"，注家有多种解释，有些注家的解释很难理解，我认为《针灸甲乙经》的解释最好，《甲乙经》中没有"恶埃烟"这几个字，直接就是"病嚘不得息"，就是说气道阻塞而喘不过气来。这是阳热邪气上逆引起的病变，要用"振埃"刺法。"振埃"是"掸灰尘"之意，是说这种刺法就像掸灰尘一样，针一扎下去气就通了，马上就不喘了。"尚疾于振埃"，意思是说"振埃"针法比掸落灰尘还快，很快即可见效。

"取之天容"，"天容"是通阳降逆的经穴，凡是气逆于上者可以取"天容"穴来治疗。"其咳上气，穷诎胸痛者，取之奈何？""诎"是"屈"之意，"穷诎"是指身体前屈下弯，这个姿势与胸痛有关。"取之廉泉"，要取任脉的"廉泉"穴来治疗。单是咳嗽就取"天容"，咳嗽兼胸痛就取"廉泉"。"取天容者，无过一里，取廉泉者，血变而止"，是说刺"天

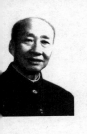

容"的时间不要过长，如人行一里路的时间就行了；刺"廉泉"往往需要放血，血的颜色变正常了就可以了。

第三节 发蒙刺法

【原文】黄帝曰：刺节言发蒙，余不得其意。夫发蒙者，耳无所闻，目无所见，夫子乃言刺腑输，去腑病，何输使然，愿闻其故。岐伯曰：妙乎哉问也！此刺之大约，针之极也，神明之类也，口说书卷，犹不能及也，请言发蒙耳，尚疾于发蒙也。黄帝曰：善。愿卒闻之。岐伯曰：刺此者，必于日中，刺其听宫，中其眸子，声闻于耳，此其输也。黄帝曰：善。何谓声闻于耳？岐伯曰：刺邪以手坚按其两鼻窍而疾偃，其声必应于针也。黄帝曰：善。此所谓弗见为之，而无目视，见而取之，神明相得者也。

【提要】言发蒙刺。

【讲解】这段主要是解释"发蒙"。"发蒙"的意思是，准确刺激"听宫"穴能够治疗视觉、听觉障碍。"刺此者，必于日中，刺其听宫，中其眸子，声闻于耳，此其输也"，是说在太阳阳气最盛的时候，刺"听宫"穴，这是手太阳的"腑输"，刺"听宫"病人会有反应，尤其是眸子、耳朵会有反应。一般是这样来理解这几句话，有的注家解释说还要"刺眸子"，与这里的意思不符合。

"刺邪以手坚按其两鼻窍而疾偃，其声必应于针也"，这是验证刺中还是没有刺中"听宫"穴的一种方法。"此所谓弗见为之，而无目视，见而取之，神明相得者也"，意思是耳闻不如目见，如果没有看到、听到就不会相信，刺"听宫"穴真有这么灵验。

第四节 去爪刺法

【原文】黄帝曰：刺节善去爪，夫子乃言刺关节肢络，愿卒闻之。岐伯曰：腰脊者，身之大关节也；肢胫者，人之管以趋翔也；茎垂者，身中之机，阴精之候，津液之道也。故饮食不节，喜怒不时，津液内溢，乃下

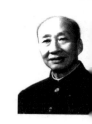

留于睾,血道不通,日大不休,俛仰不便,趋翔不能,此病荥然有水,不上不下,铍石所取,形不可匿,常不得蔽,故命曰去爪。帝曰:善。

【提要】言去爪刺。

【讲解】什么叫"去爪刺"呢?是说不选手、脚的穴位来刺,而是刺肢体的大关节而收效,故命曰"去爪"。

第五节 彻衣刺法

【原文】黄帝曰:刺节言彻衣,夫子乃言尽刺诸阳之奇输,未有常处也,愿卒闻之。岐伯曰:是阳气有余而阴气不足,阴气不足则内热,阳气有余则外热,内热相搏,热于怀炭,外畏绵帛近,不可近身,又不可近席,腠理闭塞则汗不出,舌焦唇槁腊,干嗌燥饮食,不让美恶。黄帝曰:善。取之奈何?岐伯曰:取之于其天府、大杼三痏,又刺中膂,以去其热,补足手太阴,以去其汗,热去汗稀,疾于彻衣。黄帝曰:善。

【提要】言彻衣刺。

【讲解】"彻衣刺"是治高热病的一种方法。怎样取穴呢?"取之于其天府、大杼三痏,又刺中膂,以去其热",这些都属于泻法,是泻足太阳经脉。"补足手太阴,以去其汗,热去汗稀,疾于彻衣",为什么叫做"彻衣"呢?是指针刺以后高热立刻消退,退热的速度就像把衣服脱了一样的快。

第六节 解惑刺法

【原文】黄帝曰:刺节言解惑,夫子乃言尽知调阴阳,补泻有余不足,相倾移也,惑何以解之?岐伯曰:大风在身,血脉偏虚,虚者不足,实者有余,轻重不得,倾侧宛伏,不知东西,不知南北,乍上乍下,乍反乍覆,颠倒无常,甚于迷惑。黄帝曰:善。取之奈何?岐伯曰:泻其有余,补其不足,阴阳平复,用针若此,疾于解惑。黄帝曰:善。请藏之灵兰之室,不敢妄出也。

【提要】言解惑刺。

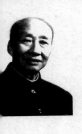

【讲解】根据文献的描述，这种病类似于脑血管病，即中风。怎样刺呢？"泻其有余，补其不足"，有余是指风邪，不足的是指血脉虚。"阴阳平复，用针若此，疾于解惑"，所谓"解惑"，是指祛风邪、补血脉，因为此病以人体血脉不足而中伤于风邪为病机。

第二章　五邪之刺

【原文】"黄帝曰：余闻刺有五邪"至"刺寒者用毫针也"。

【提要】言五邪之刺，所谓"五邪"是指五种病证。可分作七节。

第一节　五邪内容

【原文】黄帝曰：余闻刺有五邪，何谓五邪？岐伯曰：病有持痈者，有容大者，有狭小者，有热者，有寒者，是谓五邪。黄帝曰：刺五邪奈何？岐伯曰：凡刺五邪之方，不过五章，瘅热消灭，肿聚散亡，寒痹益温，小者益阳，大者必去，请道其方。

【提要】提出"五邪"内容。

第二节　痈邪之刺

【原文】凡刺痈邪无迎陇，易俗移性不得脓，脆道更行去其乡，不安处所乃散亡。诸阴阳过痈者，取之其输泻之。

【提要】言刺痈邪，讲刺疮痈之法。

【讲解】"无迎陇"是针刺的基本原则，"陇"是指邪气盛旺之时，疮痈也好，其他病证也好，当病邪最盛的时候不要行刺。比如疟疾高热之时不能刺，出汗的时候也不要刺，疮痈正是红肿热痛的时候不要刺。要"易俗移性"，要有耐心地等其病势缓和下来后再刺。什么是"不得脓"？治疮痈先要采用内消法，用针、用灸使其变得柔软，重要的是要随着疮痈的发展变化而调整治法，如托里法、外散法等要随证而施，是用"针"还是

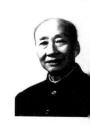

用"灸",也是需要讲究的。如果是阴证就要考虑先用灸,如果是阳证可以先用针,这就叫做"脆道更行","脆道"是软坚之意,具体应该怎样去"脆",就要辨证了;"去其乡",是说要把握住病证发展的趋向,"乡"就是"向"之意,要掌握疮痛发展的趋向,如是在"内溃"还是在"外散",是在"脏"还是在"腑"。总之要令邪气"不安处所",使其"散亡",否则疮痈之邪会越来越深入。此段即"不过五章"中的"肿聚散亡"。

第三节 大邪之刺

【原文】凡刺大邪曰以小,泄夺其有余乃益虚,剽其通,针其邪,肌肉亲视之,毋有反其真,刺诸阳分肉间。

【提要】言刺大邪。

【讲解】"大邪"是指实邪,风、寒、暑、湿、燥、火都有大邪,即邪气盛大的意思。治疗大邪之症不可能一下子就能治好,"曰以小",指邪气需要一天天渐渐地消散。"泄夺其有余乃益虚","虚"是指邪气衰。"剽其通","剽"是用砭针刺出血的一种方法,血一出邪气就跟着去了。"肌肉亲视之",从肌肉的哪些部位观察邪气是否已经衰退。"毋有反其真",意思是辨证要准确,不能把阳证辨为阴证,阴证辨为阳证。此段即"不过五章"中的"大者必去"。

第四节 小邪之刺

【原文】凡刺小邪曰以大,补其不足乃无害,视其所在迎之界,远近尽至其不得外,侵而行之乃自费。刺分肉间。

【提要】言刺小邪。

【讲解】"小邪"是指虚邪,与"大邪"相对,虚邪不是一天就能补起来的,所以要"曰以大",需要一天天逐渐强壮起来;"视其所在迎之界"要看虚在哪一经,以明确应该怎样去补;"远近尽至其不得外",不管是远近、阴阳、深浅、脏腑,要使气来而不外泄;"侵而行之乃自费",

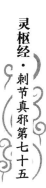

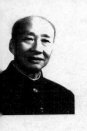

如果把虚证当成实证来治疗，就会虚其更虚；辨别虚在哪一经后，"刺分肉间"。此段即"不过五章"中的"小者益阳"。

第五节　热邪之刺

【原文】凡刺热邪越而苍，出游不归乃无病，为开通辟门户，使邪得出病乃已。

【提要】言刺热邪。

【讲解】"苍"通"仓"，即仓促、很快之意。让热邪尽快地发散出去，只要邪气排除体外不再反复，病就好了。此段即"不过五章"中的"瘅热消灭"。

第六节　寒邪之刺

【原文】凡刺寒邪曰以温，徐往徐来致其神，门户已闭气不分，虚实得调其气存也。

【提要】言刺寒邪。

【讲解】刺"寒邪"要慢慢地温补阳气，要闭其门户，使正气不再分散。此段即"不过五章"中的"寒痹益温"。

第七节　刺邪用针

【原文】黄帝曰：官针奈何？岐伯曰：刺痈者用铍针，刺大者用锋针，刺小者，用圆利针，刺热者用镵针，刺寒者用毫针也。

【提要】刺不同邪气，用针不同。

第三章　解结推引

【原文】请言解论，与天地相应，与四时相副，人参天地，故可为解。下有渐洳，上生苇蒲，此所以知形气之多少也。阴阳者，寒暑也，热则滋

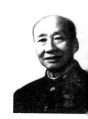

雨而在上，根荄少汁。人气在外，皮肤缓，腠理开，血气减，汗大泄，皮淖泽。寒则地冻水冰，人气在中，皮肤致，腠理闭，汗不出，血气强，肉坚涩。当是之时，善行水者，不能往冰；善穿地者，不能凿冻；善用针者，亦不能取四厥；血脉凝结，坚搏不往来者，亦未可即柔。故行水者，必待天温冰释，冻解，而水可行，地可穿也。人脉犹是也，治厥者，必先熨调和其经，掌与腋、肘与脚、项与脊以调之，火气已通，血脉乃行，然后视其病，脉淖泽者，刺而平之，坚紧者，破而散之，气下乃止，此所谓以解结者也。用针之类，在于调气，气积于胃，以通营卫，各行其道。宗气留于海，其下者注于气街，其上者走于息道。故厥在于足，宗气不下，脉中之血，凝而留止，弗之火调，弗能取之。用针者，必先察其经络之实虚，切而循之，按而弹之，视其应动者，乃后取之而下之。六经调者，谓之不病，虽病，谓之自已也。一经上实下虚而不通者，此必有横络盛加于大经，令之不通，视而泻之，此所谓解结也。上寒下热，先刺其项太阳，久留之，已刺则熨项与肩胛，令热下合乃止，此所谓推而上之者也。上热下寒，视其虚脉而陷之于经络者取之，气下乃止，此所谓引而下之者也。大热遍身，狂而妄见、妄闻、妄言，视足阳明及大络取之，虚者补之，血而实者泻之，因其偃卧，居其头前，以两手四指夹按颈动脉，久持之，卷而切推，下至缺盆中，而复止如前，热去乃止，此所谓推而散之者也。

【提要】阐发解结、推引之义，解结、推引是两种针刺的方法。

【讲解】"与天地相应，与四时相副，人参天地，故可为解。"要懂得人与自然的关系，只有具备了这一知识，才可以谈"解结"的问题。人生存在自然界不是孤立的，人与天地、四时是相应的。

"下有渐洳，上生苇蒲，此所以知形气之多少也。"这里举了这样一个例子，地下有水，其上才能长出蒲苇，通过观察蒲苇生长的状况，能判断地下水源的多少，以"渐洳"和"蒲苇"的关系来比喻人的气血多少与形体盛衰的关系。后面的内容就不详细分析了，择其要论之。

"故行水者，必待天温冰释，冻解，而水可行，地可穿也。"这是解

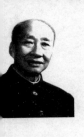

任应秋讲《黄帝内经》二

释治水邪之病为什么要采用"温法",这是因为温则水行、寒则水凝,自然之寒热与人体之寒热是有共性的。

"治厥者,必先熨调和其经,掌与腋、肘与脚、项与脊以调之,火气已通,血脉乃行,然后视其病,脉淖泽者,刺而平之,坚紧者,破而散之,气下乃止,此所谓以解结者也。"这是讲"解结"的一些具体方法和原理。

"故厥在于足,宗气不下,脉中之血,凝而留止,弗之火调,弗能取之。"寒邪凝聚,不用"火"不用"温"的疗法,就不能取得效果的。

"用针者,必先察其经络之实虚,切而循之,按而弹之,视其应动者,乃后取之而下之,六经调者,谓之不病,虽病,谓之自已也。"针刺的主要功能是调节经脉,只要经脉调,就不会生病,即使是已经生病了也能自愈,说明疾病与经脉不调关系密切。

"一经上实下虚而不通者,此必有横络盛加于大经,令之不通,视而泻之,此所谓解结也。"是说若上实下虚则经脉不通,是因为中间有"横络"阻滞,依据阻滞的具体部位,然后去泻之,这也是"解结"范畴。

"上寒下热,先刺其项太阳,久留之,已刺则熨项与肩胛,令热下合乃止,此所谓推而上之者也。"若上寒下热,上面阳虚下面有热邪,于是"推而上之",引阳气上走。"上热下寒,视其虚脉而陷之于经络者取之,气下乃止,此所谓引而下之者也。"若上热下寒,用以"引而下之"。上寒下热、上热下寒都是讲"推引"的方法。

"大热遍身,狂而妄见、妄闻、妄言,视足阳明及大络取之,虚者补之,血而实者泻之,因其偃卧,居其头前,以两手四指夹按颈动脉,久持之,卷而切推,下至缺盆中,而复止如前,热去乃止,此所谓推而散之者也。"狂而妄见、妄闻、妄言是说"大热"一些表现或曰程度,这里介绍了一种按摩疗法来驱除热邪,简曰为"推散",属"推引"的范畴。

这章主要就讲了这样两个方法,一是解结,二是推引,"解结"适用于经脉不通,"推引"(包括现在的按摩疗法)适用于正邪偏盛偏衰。

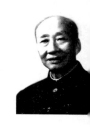

第四章 真邪之论

【原文】"黄帝曰：有一脉生数十病者"至篇尾。

【提要】言气有真、邪之分，"真"不胜则"邪"变无穷。可分作三节。

第一节 真气与邪气

【原文】黄帝曰：有一脉生数十病者，或痛、或痈、或热、或寒、或痒、或痹、或不仁，变化无穷，其故何也？岐伯曰：此皆邪气之所生也。黄帝曰：余闻气者，有真气，有正气，有邪气，何谓真气？岐伯曰：真气者，所受于天，与谷气并而充身也。正气者，正风也，从一方来，非实风，又非虚风也。邪气者，虚风之贼伤人也，其中人也深，不能自去。正风者，其中人也浅，合而自去，其气来柔弱，不能胜真气，故自去。

【提要】言真气与邪气的区别。

第二节 虚邪之传变

【原文】虚邪之中人也，洒淅动形，起毫毛而发腠理。其入深，内搏于骨，则为骨痹；搏于筋，则为筋挛；搏于脉中，则为血闭不通，则为痈；搏于肉，与卫气相搏，阳胜者则为热，阴胜者则为寒，寒则真气去，去则虚，虚则寒；搏于皮肤之间，其气外发，腠理开，毫毛摇，气往来行，则为痒，留而不去，则痹，卫气不行，则为不仁；虚邪偏容于身半，其入深，内居营卫，营卫稍衰，则真气去，邪气独留，发为偏枯，其邪气浅者，脉偏痛。

【提要】虚邪病人，由浅入深，传变无穷。

第三节 虚邪之积留

【原文】虚邪之入于身也深，寒与热相搏，久留而内著，寒胜其热，则骨疼肉枯；热胜其寒，则烂肉腐肌为脓，内伤骨，内伤骨为骨蚀；有所

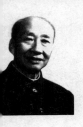

疾,前筋,筋屈不得伸,邪气居其间而不反,发于筋溜;有所结,气归之,卫气留之,不得反,津液久留,合而为肠溜,久者数岁乃成,以手按之柔;已有所结,气归之,津液留之,邪气中之,凝结日以易甚,连以聚居,为昔瘤,以手按之坚;有所结,深中骨,气因于骨,骨与气并,日以益大,则为骨疽;有所结,中于肉,宗气归之,邪留而不去,有热则化而为脓,无热则为肉疽。凡此数气者,其发无常处,而有常名也。

【提要】虚邪深入,积而为瘤,传变无穷。

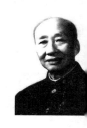

卫气行第七十六

（此篇未收集到录音资料，据《黄帝内经章句索引》整理）

篇解：详论卫气运行于三阴三阳之次，因以"卫气行"名篇。先言卫气尽行阳分，始于足太阳经以周六腑而及于肾，是为一周。次言卫气运行之数，可以日行之度计之。又次言卫气夜行阴分始于足少阴肾经，以周五脏，并以相制之次为序。又次言卫气有在阳、在阴之时，刺诸经者，必候卫气之所在而刺之。全篇可分作四节。

第一节　卫气阳经之行

【原文】黄帝问于岐伯曰：愿闻卫气之行，出入之合，何如？岐伯曰：岁有十二月，日有十二辰，子午为经，卯酉为纬。天周二十八宿，而一面七星，四七二十八星，房昴为纬，虚张为经。是故房至毕为阳，昴至心为阴，阳主昼，阴主夜。故卫气之行，一日一夜五十周于身，昼日行于阳二十五周，夜行于阴二十五周，周于五岁。是故平旦阴尽，阳气出于目，目张则气上行于头，循项下足太阳，循背下至小指之端；其散者，别于目锐眦，下手太阳，下至手小指之间外侧；其散者，别于目锐眦，下足少阳，注小指次指之间；以上循手少阳之分，侧下至小指之间；别者以上至耳前，合于颔脉，注足阳明，以下行至跗上，入五指之间；其散者，从耳下下手阳明，入大指之间，入掌中；其至于足也，入足心，出内踝下，行阴分，复合于目，故为一周。

【提要】言卫气昼行阳分，始于足太阳经，以周六腑，而及于肾经，

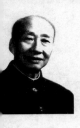

是为一周。

第二节 卫气行之度数

【原文】是故日行一舍，人气行一周与十分身之八；日行二舍，人气行二周于身与十分身之六；日行三舍，人气行于身五周与十分身之四；日行四舍，人气行于身七周与十分身之二；日行五舍，人气行于身九周；日行六舍，人气行于身十周与十分身之八；日行七舍，人气行于身十二周在身与十分身之六；日行十四舍，人气二十五周于身有奇分与十分身之二，阳尽于阴阴受气矣。

【提要】言卫气运行之数，可用日行之度以计之。

第三节 卫气阴经之行

【原文】其始入于阴，常从足少阴注于肾，肾注于心，心注于肺，肺注于肝，肝注于脾，脾复注于肾为周。是故夜行一舍，人气行于阴脏一周与十分脏之八，亦如阳行之二十五周，而复合于目。阴阳一日一夜，合有奇分十分身之四，与十分脏之二。是故人之所以卧起之时有早晏者，奇分不尽故也。

【提要】言卫气夜行阴分，始于足少阴肾经，以周五脏，并以相制之次为序。

第四节 卫气行之刺法

【原文】黄帝曰：卫气之在于身也，上下往来不已，期候气而刺之奈何？伯高曰：分有多少，日有长短，春秋冬夏，各有分理，然后常以平旦为纪，以夜尽为始。是故一日一夜，水下百刻，二十五刻者，半日之度也，常如是毋已，日入而止，随日之长短，各以为纪而刺之。谨候其时，病可与期，失时反候者，百病不治。故曰：刺实者，刺其来也；刺虚者，刺其去也。此言气存亡之时，以候虚实而刺之。是故谨候气之所在而刺之，是谓逢时。在于三阳，必候其气在于阳而刺之；病在于三阴，必候其气在阴分而刺之。水下一刻，人气在太阳；水下二刻，人气在少阳；水下三刻，人气在阳明；水下四刻，人气在阴分；水下五刻，人气在太阳；水下六刻，人气在少阳；水下七刻，人气在阳明；水下八刻，人气在阴分；水下九刻，人气在太阳；水下十刻，人气在少阳；水下十一刻，人气在阳明；水下十二刻，人气在阴分；水下十三刻，人气在太阳；水下十四刻，人气在少阳；水下十五刻，人气在阳明；水下十六刻，人气在阴分；水下十七刻，人气在太阳；水下十八刻，人气在少阳；水下十九刻，人气在阳明；水下二十刻，人气在阴分；水下二十一刻，人气在太阳；水下二十二刻，人气在少阳；水下二十三刻，人气在阳明；水下二十四刻，人气在阴分；水下二十五刻，人气在太阳，此半日之度也。从房至毕一十四舍，水下五十刻，日行半度，回行一舍，水下三刻与七分刻之四。《大要》曰：常以日之加于宿上也，人气在太阳。是故日行一舍，人气行三阳行与阴分，常如是无已，天与地同纪，纷纷𦙝𦙝，终而复始，一日一夜，水下百刻而尽矣。

【提要】言卫气既有在阴、在阳之时，刺诸经者必候卫气之所在而刺之。

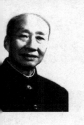

九宫八风第七十七

（此篇的录音资料不完整，据《黄帝内经章句索引》整理）

篇解： "九宫"是指九个方位，即北、南、东、西、东北、西南、西北、东南、中央，如坎一宫位于北，离九宫位于南，震三宫位于东，兑七宫位于西，艮八宫位于东北，坤二宫位于西南，乾六宫位于西北，巽四宫位于东南，中五宫位于中央也。"八风"，是指除中央外来自其他八个方位的风，如北来之大刚风，南来之大弱风，东来之婴儿风，西来之刚风，东北来之凶风，西南来之谋风，西北来之折风，东南来之弱风。知"九宫"之方位所在，即知其"风"之来为何风。全篇可分作三节。

第一节　太一居九宫之日次

【原文】太一常以冬至之日，居叶蛰之宫四十六日，明日居天留四十六日，明日居仓门四十六日，明日居阴洛四十五日，明日居天宫四十六日，明日居玄委四十六日，明日居仓果四十六日，明日居新洛四十五日，明日复居叶蛰之宫，曰冬至矣。太一日游，以冬至之日，居叶蛰之宫，数所在，日从一处，至九日，复返于一，常如是无已，终而复始。

【提要】言太一居九宫之日次。

第二节　太一游宫所占之变

【原文】太一移日，天必应之以风雨，以其日风雨则吉，岁美民安少病矣。先之则多雨，后之则多汗。太一在冬至之日有变，占在君；太一在

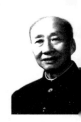

春分之日有变，占在相；太一在中宫之日有变，占在吏；太一在秋分之日有变，占在将；太一在夏至之日有变，占在百姓。所谓有变者，太一居五宫之日，病风折树木，扬沙石。各以其所主，占贵贱，因视风所从来而占之。风从其所居之乡来为实风，主生，长养万物；从其冲后来为虚风，伤人者也，主杀主害者。谨候虚风而避之，故圣人曰避虚邪之道，如避矢石，然邪弗能害，此之谓也。

【提要】言太一游宫所占之变。

第三节　八风主病及其病机

【原文】是故太一入徙，立于中宫，乃朝八风，以占吉凶也。风从南方来，名曰大弱风，其伤人也，内舍于心，外在于脉，气主热；风从西南方来，名曰谋风，其伤人也，内舍于脾，外在于肌，其气主为弱；风从西方来，名曰刚风，其伤人也，内舍于肺，外在于皮肤，其气主为燥；风从西北方来，名曰折风，其伤人也，内舍于小肠，外在于手太阳脉，脉绝则溢，脉闭则结不通，善暴死；风从北方来，名曰大刚风，其伤人也，内舍于肾，外在于骨与肩背之膂筋，其气主为寒也；风从东北方来，名曰凶风，其伤人也，内舍于大肠，外在于两胁腋骨下及肢节；风从东方来，名曰婴儿风，其伤人也，内舍于肝，外在于筋纽，其气主为身湿；风从东南方来，名曰弱风，其伤人也，内舍于胃，外在肌肉，其气主体重。此八风皆从其虚之乡来，乃能病人。三虚相搏，则为暴病卒死。两实一虚，病则为淋露寒热。犯其两湿之地，则为痿。故圣人避风，如避矢石焉。其有三虚而偏中于邪风，则为击仆偏枯矣。

【提要】言八风所主之病。

【讲解】"风从北方来"，太一在南、在离，北方是"离"的春候；"名曰大刚风，其伤人也，内舍于肾，外在于骨与肩背之膂筋"，北方是坎水，其气寒，肩背之膂筋是肾之表，太阳寒水之脏，"其气主为寒也"。

"风从东北方来"，太一在西南；"名曰凶风，其伤人也，内舍于大

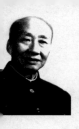

肠,外在于两胁腋骨下及肢节。"

"风从东方来",太一在西方,东是西的春候;"名曰婴儿风,其伤人也,内舍于肝,外在于筋纽,其气主为身湿。"

"风从东南方来",太一在西南;"名曰弱风,其伤人也,内舍于胃,外在肌肉,其气主体重",是指湿气太重。

以上就是所谓的八风虚邪。从春候来的风为什么叫"虚风"呢?是因为其本方之气虚,实际上"虚风"是很强的风而不是弱风,这点要了解。"此八风皆从其虚之乡来,乃能病人",这种邪气病人与一般的邪气病人不一样。"三虚相搏,则为暴病卒死","三虚"即逢年之衰、逢月之空、逢时之不和,年、月、时三虚,遇到这种情况得病就很严重。"两实一虚,病则为淋露寒热",三虚犯其一,病情要轻松一点。"犯其两湿之地,则为痿。故圣人避风,如避矢石焉。其有三虚而偏中于邪风,则为击仆偏枯矣",这些都是在讨论八风致病的问题。

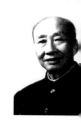

九针论第七十八

（此篇录音资料仅限于提要，其他据《黄帝内经章句索引》整理）

篇解：讨论"针"以"九"数概之的意义。篇中云："九针者，天地之大数也，始于一而终于九。"又云："一而九之……九九八十一，以起黄钟数焉，以针应数也。""黄钟"者，《淮南子》以纵黍之长为"分"，九分为"寸"，九寸为"黄钟"，九而九之，得八十一分，是为律本，故"黄钟"即九数也。"黄钟"始于一终于九，故有"黄钟为万事本"之说。针取乎"九"，以其能起百病之本之意也。全篇可分作五章。

第一章　九为黄钟之数

【原文】黄帝曰：余闻《九针》于夫子，众多博大矣，余犹不能寤，敢问九针焉生？何因而有名？岐伯曰：九针者，天地之大数也，始于一而终于九。故曰：一以法天，二以法地，三以法人，四以法时，五以法音，六以法律，七以法星，八以法风，九以法野。黄帝曰：以针应九之数奈何？岐伯曰：夫圣人之起天地之数也，一而九之，故以立九野，九而九之，九九八十一，以起黄钟数焉，以针应数也。

【提要】阐明"九"为黄钟之数，"九针"者"以针应数也"。

【讲解】文献从宏观的角度来解释"九"这个数，"九"是什么数呢？九是"黄钟数"，所以要用"九"来区别针的不同。"九针者，天地之大数也，始于一而终于九"，"九"是最大的数。"故曰：一以法天，二以

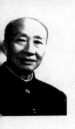

法地,三以法人,四以法时,五以法音,六以法律,七以法星,八以法风,九以法野。"《灵枢》的第一篇"九针十二原"第一法天,"本输"第二法地,"小针解"第三法人,……一直到"终始"第九法野,与这里的九个数一一对应。这种对应是毫无意义的,没有什么道理可言,不知是哪个后人添进去的。

解释一下"黄钟数",这要从中国数学的历史来讲。中国最原始的记数方式是以"黍"来记的,最早见于《淮南子》。《淮南子》把黍米的长度作为记"分"的标准,一黍就是一分,九颗黍米就是一寸,九寸就是黄钟数,即八十一分。这是我国古代算数的根本,"黄钟数"在中国的计数史上是最原始、最基础的数。为什么针要用"九"来区别呢?就是因为"九"是最大的数,也是最基础的数,"黄钟"为万事之本,其包含了变化无穷之意,意思是说只要有了这九种针,就什么病都可以治疗了。

第二章 人病应之九数

【原文】一者天也,天者阳也,五脏之应天者肺,肺者五脏六腑之盖也,皮者肺之合也,人之阳也。故为之治针,必以大其头而锐其末,令无得深入而阳气出。二者地也,人之所以应土者肉也。故为之治针,必筩其身而圆其末,令无得伤肉分,伤则气得竭。三者人也,人之所以成生者血脉也。故为之治针,必大其身而圆其末,令可以按脉勿陷,以致其气,令邪气独出。四者时也,时者四时八风之客于经络之中,为痼病者也。故为之治针,必筩其身而锋其末,令可以泻热出血,而痼病竭。五者音也,音者冬夏之分,分于子午,阴与阳别,寒与热争,两气相搏,合为痈脓者也。故为之治针,必令其末如剑锋,可以取大脓。六者律也,律者调阴阳四时而合十二经脉,虚邪客于经络而为暴痹者也。故为之治针,必令尖如氂,且圆其锐,中身微大,以取暴气。七者星也,星者人之七窍,邪之所客于经,而为痛痹,舍于经络者也。故为之治针,令尖如蚊虻喙,静以徐往,微以

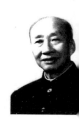

久留，正气因之，真邪俱往，出针而养者也。八者风也，风者人之股肱八节也，八正之虚风，八风伤人，内舍于骨解腰脊节腠理之间，为深痹也。故为之治针，必长其身，锋其末，可以取深邪远痹。九者野也，野者人之节解，皮肤之间也，淫邪流溢于身，如风水之状，而溜不能过于机关大节者也。故为之治针，令尖如挺，其锋微圆，以取大气之不能过于关节者也。

【提要】释"九"之义，以及应于人病之九类。

【讲解】此章解释"一"到"九"的含义，同时把疾病分为九大类，所以就要用九种不同的针来进行治疗。

"一者天也，天者阳也，五脏之应天者肺，肺者五脏六腑之盖也，皮者肺之合也，人之阳也。故为之治针，必以大其头而锐其末，令无得深入而阳气出"，这是解释第一种针，即"镵针"。镵针是用来治肺、治气方面的疾病的，人之气是最宝贵的，所以镵针的针尖要锐利，针刺时要浅，不得伤人阳气。

"二者地也，人之所以应土者肉也。故为之治针，必筩其身而圆其末，令无得伤肉分，伤则气得竭"，这是解释第二种针。这是用来治疗皮肤、肌肉疾病的"圆针"，"筩其身"是说针尖针身一样粗，这样就不能深刺，也就不能伤人。

"三者人也，人之所以成生者血脉也。故为之治针，必大其身而圆其末，令可以按脉勿陷，以致其气，令邪气独出"，这是解释第三种针，即"鍉针"。鍉针"必大其身而圆其末"，主要是用于刺经脉、血脉。

下面对法时、法音、法律、法星、法风、法野，都做了解释，说明"九针"的取义是从自然界现象来的，我就不一一讨论了。总之，人生病了要用不同的针来对应治疗。

第三章　明九针之形度

【原文】黄帝曰：针之长短有数乎？岐伯曰：一曰镵针者，取法于巾

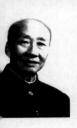

针，去末寸半，卒锐之，长一寸六分，主热在头身也。二曰圆针，取法于絮针，筒其身而卵其锋，长一寸六分，主治分间气。三曰锃针，取法于黍粟之锐，长三寸半，主按脉取气，令邪出。四曰锋针，取法于絮针，筒其身，锋其末，长一寸六分，主痈热出血。五曰铍针，取法于剑锋，广二分半，长四寸，主大痈脓，两热争者也。六曰圆利针，取法于氂，针微大其末，反小其身，令可深内也，长一寸六分，主取痈痹者也。七曰毫针，取注于毫毛，长一寸六分，主寒热痛痹在络者也。八曰长针，取法于綦针，长七寸，主取深邪远痹者也。九曰大针，取法于锋针，其锋微圆，长四寸，主取大气不出关节者也。针形毕矣，此九针大小长短法也。

【提要】明九针之形度，具体介绍九针长短大小的尺度。

第四章 人体气旺之所

【原文】黄帝曰：愿闻身形应九野奈何？岐伯曰：请言身形之应九野也，左足应立春，其日戊寅己丑；左胁应春分，其日乙卯；左手应立夏，其日戊辰己巳；膺喉首头应夏至，其日丙午；右手应立秋，其中戊申己未；右胁应秋分，其日辛酉；右足应立冬，其日戊戌己亥；腰尻下窍应冬至，其日壬子；六腑膈下三脏应中州，其大禁，大禁太一所在之日及诸戊己。凡此九者，善候八正所在之处，所主左右上下身体有痈肿者，欲治之，无以其所直之日溃治之，是谓天忌日也。

【提要】言天地八正之方，即人体气旺之所。

【讲解】天地八正之方应人体气旺之所，天有春夏秋冬，人有五脏，各有旺气，各有所主，持针不能犯天忌。如"春"为"肝"所主，治肝不能犯春之气，伤春就是犯了天忌，"天忌"的内容很广泛。

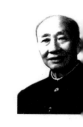

第五章 针刺宜忌诸端

【原文】"形乐志苦，病生于脉"至篇尾。

【提要】言用针时所应注意之诸端。可分作三节。

第一节 形志辨治

【原文】形乐志苦，病生于脉，治之于灸刺；形苦志乐，病生于筋，治之以熨引；形乐志乐，病生于肉，治之以针石；形苦志苦，病生于咽喝，治之以甘药；形数惊恐，筋脉不通，病生于不仁，治之以按摩醪药。是谓形。

【提要】观察形志以辨证施治。

【讲解】主要是观察病人的情志进行辨证治疗，其内容与《素问·血气形志》的内容基本是一样的，可以参考。

第二节 五脏辨治

【原文】五脏气：心主噫，肺主欬，肝主语，脾主吞，肾主欠。六腑气：胆为怒，胃为气逆哕，大肠小肠为泄，膀胱不约为遗溺，下焦溢为水。五味：酸入肝，辛入肺，苦入心，甘入脾，咸入肾，淡入胃，是谓五味。五并：精气并肝则忧，并心则喜，并肺则悲，并肾则恐，并脾则畏，是谓五精之气并于脏也。五恶：肝恶风，心恶热，肺恶寒，肾恶燥，脾恶湿，此五脏气所恶也。五液：心主汗，肝主泣，肺主涕，肾主唾，脾主涎，此五液所出也；五劳，久视伤血，久卧伤气，久坐伤肉，久立伤骨，久行伤筋，此五久劳所病也。五走：酸走筋，辛走气，苦走血，咸走骨，甘走肉，是谓五走也。五裁：病在筋，无食酸；病在气，无食辛；病在骨，无食咸；病在血，无食苦；病在肉，无食甘；口嗜而欲食之，不可多也，必自裁也，命曰五裁。五发：阴病发于骨，阳病发于血，以味发于气，阳病发于冬，阴病发于夏。五邪：邪入于阳，则为狂；邪入于阴，则为血痹；邪入于阳，

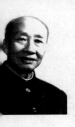

转则为癫疾；邪入于阴，转则为瘖；阳入于阴，病静；阴出之于阳，病喜怒。五藏：心藏神，肺藏魄，肝藏魂，脾藏意，肾藏精志也。五主：心主脉，肺主皮，肝主筋，脾主肌，肾主骨。

【提要】观察五脏诸病变，以及五味所主治，藉以辨证论治。

【讲解】其内容与《素问·宣明五气》一致，可以参考。

第三节 气血辨治

【原文】阳明多血多气，太阳多血少气，少阳多气少血，太阴多血少气，厥阴多血少气，少阴多气少血。故曰：刺阳明出血气，刺太阳出血恶气，刺少阳出气恶血，刺太阴出血恶气，刺厥阴出血恶气，刺少阴出气恶血也。足阳明、太阴为里表，少阳、厥阴为表里，太阳、少阴为表里，是谓足之阴阳也。手阳明、太阴为表里，少阳心主为表里，太阳、少阴为表里，是谓手之阴阳也。

【提要】从气血多少、阴阳表里来辨证论治。

【讲解】与《素问·血气形志》的内容基本一致，可作参考。

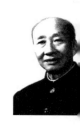

岁露论第七十九

（此篇录音资料仅限于提要，其他据《黄帝内经章句索引》整理）

篇解："岁露"者，岁时不正之气也，即指四时之"虚邪"而言，如"立春"风从西方来，"冬至"风从南方来，皆为从冲后来者之类，皆为扬沙折木之大风是也。故篇中云："因立春之日风从西方来，故诸逢其风而遇其雨者，命曰遇岁露焉。"文章开首言"人气"，中段"人气""天气"并言，篇末专言"天气"，是专对"岁露"的发挥之作。全篇可分作三节。

【讲解】"露"又叫露气，包括风、雨、寒、热等邪气。"岁露"是指前面所讲的"虚邪"，即"九宫八风"中所论及的"虚邪"。

第一节 风邪疟邪病人之别

【原文】黄帝问于岐伯曰：经言夏日伤暑，秋病疟，疟之发以时，其故何也？岐伯对曰：邪客于风府，病循膂而下，卫气一日一夜，常大会于风府，其明日日下一节，故其日作晏。此其先客于脊背也，故每至于风府则腠理开，腠理开则邪气入，邪气入则病作，此所以日作尚晏也。卫气之行风府，日下一节，二十一日下至尾底，二十二日入脊内，注于伏冲之脉，其行九日，出于缺盆之中，其气上行，故其病稍益至。其内搏于五脏，横连募原，其道远，其气深，其行迟，不能日作，故次日乃稸积而作焉。黄帝曰：卫气每至于风府，腠理乃发，发则邪入焉。其卫气日下一节，则不当风府，奈何？岐伯曰：风府无常，卫气之所应，必开其腠理，气之所舍节，则其府也。黄帝曰：善。夫风之与疟也，相与同类，而风常在，而疟

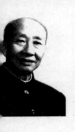

特以时休，何也？岐伯曰：风气留其处，疟气随经络沉以内搏，故卫气应乃作也。帝曰：善。

【提要】言风邪、疟邪病于人，风邪留其处而常在，疟邪随经络以内薄，其为病变之不同如此，其内容与《素问·疟论》的内容基本一致。

第二节　贼风虚邪病人之别

【原文】黄帝问于少师曰：余闻四时八风之中人也，故有寒暑，寒则皮肤急而腠理闭，暑则皮肤缓而腠理开。贼风邪气，因得以入乎？将必须八正虚邪，乃能伤人乎？少师答曰：不然。贼风邪气之中人也，不得以时。然必因其开也，其入深，其内极病，其病人也卒暴；因其闭也，其入浅以留，其病也徐以迟。黄帝曰：有寒温和适，腠理不开，然有卒病者，其故何也？少师答曰：帝弗知邪入乎？虽平居，其腠理开闭缓急，其故常有时也。黄帝曰：可得闻乎？少师曰：人与天地相参也，与日月相应也。故月满则海水西盛，人血气积，肌肉充，皮肤致，毛发坚，腠理郄，烟垢著。当是之时，虽遇贼风，其入浅不深。至其月郭空，则海水东盛，人气血虚，其卫气去，形独居，肌肉减，皮肤纵，腠理开，毛发残，膲理薄，烟垢落。当是之时，遇贼风则其入深，其病人也卒暴。黄帝曰：其有卒然暴死、暴病者何也？少师答曰：三虚者，其死暴疾也；得三实者，邪不能伤人也。黄帝曰：愿闻三虚。少师曰：乘年之衰，逢月之空，失时之和，因为贼风所伤，是谓三虚。故论不知三虚，工反为粗。帝曰：愿闻三实。少师曰：逢年之盛，遇月之满，得时之和，虽有贼风邪气，不能危之也。黄帝曰：善乎哉论！明乎哉道！请藏之金匮，命曰三实，然此一夫之论也。

【提要】言一般的贼风邪气。贼风邪气不同于八正虚邪，最大的区别是一般的贼风邪气使个别人受病，而八正虚邪往往导致多人同病。

【讲解】贼风邪气和八正虚邪伤人是不是一样的呢？"不然。贼风邪气之中人也，不得以时。然必因其开也，其入深，其内极病，其病人也卒暴；因其闭也，其入浅以留，其病也徐以迟。"这是讲一般的贼风邪气致

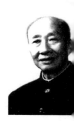

病的轻重也不一样，但这种邪气不会使多数人同病，"不得以时"就是对比八风虚邪致病而言，因为八风虚邪致病的时间性很强，而一般的贼风邪气致病随时都有可能。

"黄帝曰：有寒温和适，腠理不开，然有卒病者，其故何也？少师答曰：帝弗知邪入乎？虽平居，其腠理开闭缓急，其故常有时也。"这意思是说，只要生病就会有致病因子存在，不管是察觉得到还是察觉不到。"虽平居，其腠理开闭缓急，其故常有时也"，是说有的致病因子人体是没有察觉的，且随时随地都可能出现。这个认识是非常正确的，不能说因为没有什么感觉，就否定致病因子的存在。

"人与天地相参也，与日月相应也"，是说人与自然是一个整体，文献从两种不同的情况来分析人与自然的联系。"故月满则海水西盛，人血气积，肌肉充，皮肤致，毛发坚，腠理郄，烟垢著。""月满"是自然界的现象，月为阴，水为阴，月满则海水西盛，即自然界阴气很盛的时候，人体的阴血相应也很旺盛；表现为肌肉充、皮肤致、毛发坚、腠理郄、烟垢著等；"烟垢著"是说人气血很盛的时候，皮肤的新陈代谢很快，排泄分泌物就多。"当是之时，虽遇贼风，其入浅不深"，在这个时候，尽管自然界的阴气很盛，但人的气血也很足，所以就不容易致病，虽病也很浅在。另一种情况是，"至其月郭空，则海水东盛"，这是自然界阴衰之象，反应在人体上，即"人气血虚，其卫气去，形独居，肌肉减，皮肤纵，腠理开，毛发残，膲理薄，烟垢落"，于是"当是之时，遇贼风则其入深，其病人也卒暴"。

这段文字从自然界的阴气盛衰、人体的气血盛衰两个方面来讨论的。一是说，尽管自然界的邪气很盛，但由于人的正气也很强，所以邪气中人不深；另一是说，尽管邪气很衰，但因人的正气也非常衰弱，所以邪气中人就会很深。

"三虚者，其死暴疾也；得三实者，邪不能伤人也。""三虚"的致病性很强，"三实"的危害性就没有那么大。

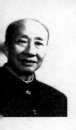

"乘年之衰，逢月之空，失时之和，因为贼风所伤，是谓三虚，故论不知三虚，工反为粗。"这是具体讲"三虚"，所谓"三虚"就是乘年之衰、逢月之空、失时之和。如春温、夏热是"时之和"，春不温、夏不热就是"失时之和"。

"逢年之盛，遇月之满，得时之和，虽有贼风邪气，不能危之也"，这是具体讲三实，三实致病的危害性不大。"黄帝曰：善乎哉论！明乎哉道！请藏之金匮，命曰三实，然此一夫之论也。""命曰三实"这四个字应该放在"得时之和"或"不能危之也"的后面，放在这里令人不好理解，这显然是错简。"然此一夫之论也"，这句是总结上文，是说三虚、三实致病，只能使个别人生病，不会使多数人同病，因为这是一般的贼风邪气而不是八正虚邪，而且体质强壮的人可以不病，体质脆弱的人得病也有轻重之分。

第三节 岁露即为八风虚邪

【原文】黄帝曰：愿闻岁之所以皆同病者，何因而然？少师曰：此八正之候也。黄帝曰：候之奈何？少师曰：候此者，常以冬至之日，太一立于叶蛰之宫，其至也，天必应之以风雨者矣。风雨从南方来者，为虚风，贼伤人者也。其以夜半至也，万民皆卧而弗犯也，故其岁民小病。其以昼至者，万民懈惰而皆中于虚风，故万民多病。虚邪入客于骨而不发于外，至其立春，阳气大发，腠理开，因立春之日，风从西方来，万民又皆中于虚风，此两邪相搏，经气结代者矣。故诸逢其风而遇其雨者，命曰遇岁露焉。因岁之和，而少贼风者，民少病而少死；岁多贼风邪气，寒温不和，则民多病而死矣。黄帝曰：虚邪之风，其所伤贵贱何如？候之奈何？少师答曰：正月朔日，太一居天留之宫，其日西北风，不雨，人多死矣。正月朔日，平旦北风，春，民多死。正月朔日，平旦北风行，民病多者，十有三也。正月朔日，日中北风，夏，民多死。正月朔日，夕时北风，秋，民多死。终日北风，大病死者十有六。正月朔日，风从南方来，命曰旱乡，

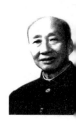

从西方来，命曰白骨，将国有殃，人多死亡。正月朔日，风从东方来，发屋，扬沙石，国有大灾也。正月朔日，风从东南方行，春有死亡。正月朔，天利温不风，籴贱，民不病；天寒而风，籴贵，民多病。此所谓候岁之风，残伤人者也。二月丑不风，民多心腹病；三月戌不温，民多寒热；四月巳不暑，民多瘅病；十月申不寒，民多暴死。诸所谓风者，皆发屋，折树木，扬沙石，起毫毛，发腠理者也。

【提要】阐发"岁露"为八正虚邪。

【讲解】所谓"八正"就是前面讲的九宫八风，这里主要是区别前面的第二节谈的一般的贼邪。

文中云："以冬至之日，太一立于叶蛰之宫。"这是《灵枢·九宫八风》中一个内容，"太一"居于北方即"坎"位，冬至以后应该是北风，但若风从南方来，这就是虚风即虚邪。虚风如果是夜半到，人在睡眠中，故影响还不大，若是白天来，则万民多病。若是到了立春，风从西方来，这也是虚邪，冬至的南风加上立春的西风，于是"两邪相搏，经气结代者矣"。"代"是指虚邪，如冬至的北风被南风代之，立春的东风被西风代之，"结"是指虚邪结而不去。

文云："故诸逢其风而遇其雨者，命曰遇岁露焉。"这是解释什么叫"岁露"，可理解为岁时不正之虚邪。"岁多贼风邪气，寒温不和，则民多病而死矣"，这里讲的是多人同病，有流行性的意思。

下文言"正月朔日"是指正月初一，古人认为观察这一天不同时辰的天气变化，可以对这一年春夏秋冬的气候做出大致的预测。"风从南方来，命曰旱乡"，"旱乡"是指火热之气太盛。"从西方来，命曰白骨"，"白骨"指燥金之气太盛。"风从东方来，发屋，扬沙石，国有大灾也"，东方是风之本方，不属虚邪，但这个风"发屋，扬沙石"，仍属风气不正，故曰"国有大灾也"。"正月朔，天利温不风，籴贱，民不病"，"籴贱"是说风调雨顺五谷丰登，粮食的价格也不高。"天寒而风，籴贵，民多病"，气候不好，收成不好，粮食价格上涨，且民多病。"此所谓候岁之风"，

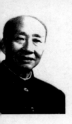

正月初一这一天被称作"候岁之风"。

文云:"二月丑不风,民多心腹病;三月戌不温,民多寒热;四月巳不暑,民多瘅病;十月申不寒,民多暴死。"这里列举出二月、三月、四月、十月的气候分析及对人的影响。若农历二月逢丑日,天不刮风,民多心腹病。"丑"是十二月份的月建,是阳气应该发动的时候,"丑"者"纽"也,正值阴尽阳回之机,阳气发动就应该有风,若无风,即阳气还未发动,这说明阳气衰,阳气衰就易得心腹病,"丑"属土嘛,这是说脾胃阳气不足。若农历三月逢戌日,天不转暖,民多病寒热。"戌"是九月的月建,应该是万物肃杀、阳气下降的时候,若"不温",这是阴寒之气太盛,收敛太盛,所以人会"多寒热"。若农历四月逢巳日,"巳"是四月的月建,应该是阳气盛的时候,若"不暑",则阳气郁积于内,"民多瘅病"。若农历十月逢申日,"申"是七月的月建,应该是阳气衰,若"不寒",则"民多暴死"。

最后文云:"诸所谓风者,皆发屋,折树木,扬沙石,起毫毛,发腠理者也。"是说所谓虚风、虚邪都不是抽象的,是看得见摸得着的,如发屋、折树木、扬沙石、起毫毛、发腠理等。

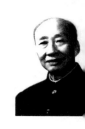

大惑论第八十

（此篇录音资料仅限于提要，其他据《黄帝内经章句索引》整理）

篇解：全篇以讨论"眩惑"为主，故名"大惑论"。篇中提出眩惑的病位在脑，文曰："脑转则引目系急，目系急则目眩以转矣。"至于使脑病惑之因有内外之殊，"精神魂魄，散不相得"内因也，"邪中于项，随眼系以入脑"外因也。文中又论及善忘、饥不嗜食、不得卧、多卧、目不得视诸症，都与"眩惑"有关系。全篇可分作二章。

【讲解】有文章说，眼与脑的关系发明于王清任，实际上这一认识要早很多，眼和脑的关系在这篇文献中就讲得很清楚，中医文献中对"脑"的讨论不多，但是时间很早，并不是到王清任以后才认识的。全篇可分作二章。

第一章　眩惑

【原文】黄帝问于岐伯曰：余尝上于清冷之台，中阶而顾，匍匐而前，则惑。余私异之，窃内怪之，独瞑独视，安心定气，久而不解。独博独眩，披发长跪，俛而视之，后久之不已也。卒然自上，何气使然？岐伯对曰：五脏六腑之精气，皆上注于目而为之精。精之窠为眼，骨之精为瞳子，筋之精为黑眼，血之精为络，其窠气之精为白眼，肌肉之精为约束。裹撷筋骨血气之精而与脉并为系，上属于脑，后出于项中。故邪中于项，因逢其身之虚，其入深，则随眼系以入于脑，入于脑则脑转，脑转则引目系急，

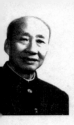

目系急则目眩以转矣。邪其精，其精所中不相比也，则精散，精散则视歧，视歧见两物。目者，五脏六腑之精也，营卫魂魄之所常营也，神气之所生也。故神劳则魂魄散，志意乱。是故瞳子、黑眼法于阴，白眼、赤脉法于阳。故阴阳合传而精明也。目者，心使也，心者，神之舍也，故神精乱而不转。卒然见非常处，精神魂魄，散不相得，故曰惑也。黄帝曰：余疑其然。余每之东苑，未曾不惑，去之则复，余唯独为东苑劳神乎？何其异也？岐伯曰：不然也。心有所喜，神有所恶，卒然相惑，则精气乱，视误故惑，神移乃复。是故间者为迷，甚者为惑。

【提要】论眩惑的病因、病位、病机、病证表现。

【讲解】文云："余尝上于清冷之台，中阶而顾，匍匐而前，则惑。余私异之，窃内怪之，独瞑独视，安心定气，久而不解。独博独眩，披发长跪，俛而视之，后久之不已也。卒然自上，何气使然？"这几句话描述了眩惑的病证表现。

"五脏六腑之精气，皆上注于目而为之精。精之窠为眼，骨之精为瞳子，筋之精为黑眼，血之精为络，其窠气之精为白眼，肌肉之精为约束。裹撷筋骨血气之精而与脉并为系，上属于脑，后出于项中。"这段文献讲的是眼的生理、眼的结构，总的概念是"五脏六腑之精气，皆上注于目而为之精"，"为之精"的"精"指功能而言。把眼睛的结构与五脏六腑联系起来认识，这是"五轮"学说的来源，眼睛的部位与五脏精气是密切联系的，"上属于脑"。

文云："故邪中于项，因逢其身之虚，其入深，则随眼系以入于脑，入于脑则脑转，脑转则引目系急，目系急则目眩以转矣。"这是讲眩晕的病机，邪中于项，项属于督脉，通过项入于脑，再影响到眼，眼受到脑的支配则"目眩以转"。

"邪其精，其精所中不相比也，则精散，精散则视歧，视歧见两物"，这是讲眩惑的症状表现。"邪其精"的"邪"通"斜"，"精"是指"睛"，即目斜之意，不能像正常人一样正视了，意思就是目眩睛斜，视物不正。

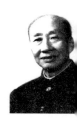

"其精所中不相比也"，这里的"精"指五脏六腑的精气，"不相比"是"不相等"之意，左右两眼失去平衡，则"精散，精散则视歧，视歧见两物。"

"目者，五脏六腑之精也，营卫魂魄之所常营也，神气之所生也。故神劳则魂魄散，志意乱。是故瞳子、黑眼法于阴，白眼、赤脉法于阳也。故阴阳合传而精明也。"五脏六腑的阴阳之精都布于眼，"阴阳合传而精明也"，"合传"是说五脏六腑的精气要统一，即阴阳平衡之意，这样眼睛功能才能正常。"神劳则魂魄散，志意乱"，是说内在的病因可以影响到眼睛和脑正常关系。

"目者，心使也，心者，神之舍也，故神精乱而不转。卒然见非常处，精神魂魄，散不相得，故曰惑也。"这是讲"惑"的病机，五脏主神智，神志不安，神志不安是引起眩惑的内在因素，表现于外则睛就不能正视。

"黄帝曰：余疑其然。余每之东苑，未曾不惑，去之则复，余唯独为东苑劳神乎？何其异也？"这句与第一句对照起来看，前面说上"清冷之台"会眩晕，即登高台会眩惑，现在这里是说"每于东苑"也会眩晕，"东苑"是平地，这又是为什么呢？"岐伯曰：不然也。心有所喜，神有所恶，卒然相惑，则精气乱，视误故惑，神移乃复。是故间者为迷，甚者为惑。"就是说还是因情志引发的，过度兴奋都会发生情志失常。

第二章　诸病

【原文】"黄帝曰：人之善忘者"至篇尾。

【提要】论善忘、不嗜食、不得卧、多卧、不得视等。可分作六节。

第一节　论善忘

【原文】黄帝曰：人之善忘者，何气使然？岐伯曰：上气不足，下气有余，肠胃实而心肺虚，虚则营卫留于下，久之不以时上，故善忘也。

【提要】论善忘。

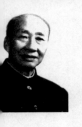

第二节 不嗜食

【原文】黄帝曰：人之善饥而不嗜食者，何气使然？岐伯曰：精气并于脾，热气留于胃，胃热则消谷，谷消故善饥；胃气逆上，则胃脘寒，故不嗜食也。

【提要】论不嗜食。

【讲解】这里有点不好理解，热气留于胃，胃气逆上，为什么会"胃脘寒"呢？《针灸甲乙经》中这里的"寒"作"塞"，我认为《甲乙经》的说法是正确的。

第三节 目不瞑

【原文】黄帝曰：病而不得卧者，何气使然？岐伯曰：卫气不得入于阴，常留于阳，留于阳则阳气满，阳气满则阳跷盛，不得入于阴则阴气虚，故目不瞑矣。

【提要】论目不瞑。

【讲解】与前面"半夏秫米汤"的主治相同。

第四节 不得视

【原文】黄帝曰：病目而不得视者，何气使然？岐伯曰：卫气留于阴，不得行于阳，留于阴则阴气盛，阴气盛则阴跷满，不得入于阳则阳气虚，故目闭也。

【提要】论目不得视。

第五节 论多卧

【原文】黄帝曰：人之多卧者，何气使然？岐伯曰：此人肠胃大而皮肤湿，而分肉不解焉。肠胃大则卫气留久，皮肤湿则分肉不解，其行迟。夫卫气者，昼日常行于阳，夜行于阴，故阳气尽则卧，阴气尽则寤。故肠

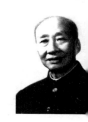

胃大，则卫气行留久；皮肤湿，分肉不解，则行迟。留于阴也久，其气不清，则欲瞑，故多卧矣。其肠胃小，皮肤滑以缓，分肉解利，卫气之留于阳也久，故少瞑焉。黄帝曰：其非常经也，卒然多卧者，何气使然？岐伯曰：邪气留于上焦，上焦闭而不通，已食若饮汤，卫气留久于阴而不行，故卒然多卧焉。

【提要】论多卧。

【讲解】"此人肠胃大而皮肤湿，而分肉不解焉"，《甲乙经》中是这样的："此人肠胃大而皮肤涩，涩则分肉不解焉。"《甲乙经》的观点可以考虑，我认为"皮肤涩"比"皮肤湿"合理。

第六节　论治则

【原文】黄帝曰：善。治此诸邪，奈何？岐伯曰：先其脏腑，诛其小过，后调其气，盛者泻之，虚者补之，必先明知其形志之苦乐，定乃取之。

【提要】论诸邪治疗原则。

【讲解】这是讲前面诸病的治法、治则。这些病首先要看是属哪脏哪腑，脏腑为"本"经络为"标"。所以要"先其脏腑，诛其小过"，即有邪要先去邪，总的原则还是"盛者泻之，虚者补之"。并且要考虑病人的精神因素，因为上述这些病都与病人的情志有很大的关系。

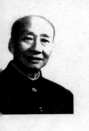

痈疽第八十一

（此篇录音资料仅限于提要，其他据《黄帝内经章句索引》整理）

篇解：这是一篇"痈疽"专论，从营血的正常生理说到痈疽病变和治疗，从痈疽的变证说到痈疽的鉴别。特别是下论"大热不止，热胜则肉腐，肉腐则为脓，然不能陷，骨髓不为燋枯，五脏不为伤，故命曰痈。……热气淳盛，下陷肌肤筋髓枯，内连五脏，血气竭，当其痈下，筋骨良肉皆无余，故命曰疽。疽者，上之皮夭以坚，上如牛领之皮。痈者，其皮上薄以泽"，一直为辨痈疽之阴阳的临床指导思想。全篇可分作三节。

【讲解】《内经》中很少有就一个病专门论述的，这是唯一的一篇。文献中很多观点对今天痈疽的论治仍具有指导意义。如什么是痈？什么是疽？痈疽的阴证、阳证如何区别？这些于临床是很有意义的。

第一节 营血与痈疽之变

【原文】黄帝曰：余闻肠胃受谷，上焦出气，以温分肉，而养骨节，通腠理；中焦出气如露，上注溪谷，而渗孙脉，津液和调，变化而赤为血。血和则孙脉先满溢，乃注于络脉，皆盈，乃注于经脉，阴阳已张，因息乃行。行有经纪，周有道理，与天合同，不得休止。切而调之，从虚去实，泻则不足，疾则气减，留则先后，从实去虚，补则有余，血气已调，形气乃持。余已知血气之平与不平，未知痈疽之所从生，成败之时，死生之期，有远近，何以度之，可得闻乎？岐伯曰：经脉留行不止，与天同度，与地合纪。故天宿失度，日月薄蚀，地经失纪，水道流溢，草萱不成，五谷不殖，径

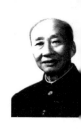

路不通，民不往来，巷聚邑居，则别离异处，血气犹然，请言其故。夫血脉营卫，周流不休，上应星宿，下应经数。寒邪客于经络之中则血泣，血泣则不通，不通则卫气归之，不得复反，故痈肿。寒气化为热，热胜则腐肉，肉腐则为脓，脓不泻则烂筋，筋烂则伤骨，骨伤则髓消，不当骨空，不得泄泻，血枯空虚，则筋骨肌肉不相荣，经脉败漏，熏于五脏，脏伤故死矣。

【提要】叙述营血的生理，以及发生痈疽的病变。

【讲解】"肠胃受谷，上焦出气，以温分肉，而养骨节，通腠理"，这是在讲"宗气"，宗气带动营卫的运行而温分肉、养骨节、通腠理。"中焦出气如露，上注溪谷，而渗孙脉，津液和调，变化而赤为血。血和则孙脉先满溢，乃注于络脉，皆盈，乃注于经脉，阴阳已张，因息乃行。"这几句话讲的是"营气"，至于后面的"阴阳已张，因息乃行"，是说营气的运行要由宗气来带动，所以可以通过呼吸来计算经脉行了多少至。"行有经纪，周有道理，与天合同，不得休止"，这是讲经脉持续地运行是有规律的，这种运行是永恒的，直至生命的结束。

"切而调之，从虚去实，泻则不足，疾则气减，留则先后，从实去虚，补则有余，血气已调，形气乃持"，这几句话从文字上看似乎不够通顺，实际上没有什么问题。"切而调之"是说切经脉的虚实而调之。"从虚去实"是说用虚之之法以去其实，即实则泻之的意思，这里的"虚"是"泻"的意思。"泻则不足"是泻之则邪气大衰，是指邪气不足，而不是指正气的不足。"疾则气减，留则先后"，这是针刺法，凡泻者针法要快，疾速进针疾速出针，故曰"疾则气减"，气减是指邪气减；"留则先后"，补法就要久留针，"先后"是说补泻之法有留针、疾针先后的不同，有的病要先疾后留，有的病要先留后疾。"从实去虚，补则有余，"是说用补的方法来治疗虚证，这里的"有余"是指正气的恢复。"血气已调，形气乃持"，是说这样来调节气血，则能保持人体的健康。

"经脉留行不止，与天同度，与地合纪。故天宿失度，日月薄蚀，地经失纪，水道流溢，草萱不成，五谷不殖，径路不通，民不往来，巷聚邑

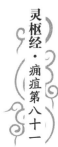

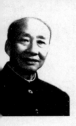

居,则别离异处,血气犹然。"这里用了很多的比喻来描述经脉的通与不通,言外之意"痈疽"的关键就在经脉的通与不通。接下来是从病机的角度来讨论痈疽。文云:"寒邪客于经络之中则血泣,血泣则不通,不通则卫气归之,不得复反,故痈肿。""反"通"返",能返就是能够循环,不返就是不能够循环。"不通则卫气归之",意思是由营气不通影响到卫气不通,营卫循环障碍引发"痈疽",关键就在于"反"与"不反"。

"寒气化为热,热胜则腐肉,肉腐则为脓,脓不泻则烂筋,筋烂则伤骨,骨伤则髓消,不当骨空,不得泄泻,血枯空虚,则筋骨肌肉不相荣,经脉败漏,熏于五脏,脏伤故死矣。"这是讲痈疽的发病过程和预后,根据痈疽发病的规律,中医治疗痈疽首先是要采用内托法。

第二节　猛疽十九证辨治

【原文】黄帝曰:愿尽闻痈疽之形,与忌曰名。岐伯曰:痈发于嗌中,名曰猛疽,猛疽不治,化为脓,脓不泻,塞咽,半日死;其化为脓者,泻则合豕膏,冷食,三日而已。发于颈,名曰夭疽,其痈大以赤黑,不急治,则热气下入渊腋,前伤任脉,内熏肝肺,熏肝肺十余日而死矣。阳留大发,消脑留项,名曰脑烁,其色不乐,项痛而如刺以针,烦心者死不可治。发于肩及臑,名曰疵痈,其状赤黑,急治之,此令人汗出至足,不害五脏,痈发四五日逞焫之。发于腋下赤坚者,名曰米疽,治之以砭石,欲细而长,疎砭之,涂以豕膏,六日已,勿裹之。其痈坚而不溃者,为马刀夹瘿,急治之。发于胸,名曰井疽,其状如大豆,三四日起,不早治,下入腹,不治,七日死矣。发于膺,名曰甘疽,色青,其状如谷实葫蒌,常苦寒热,急治之,去其寒热,十岁死,死后出脓。发于胁,名曰败疵,败疵者,女子之病也,灸之,其病大痈脓,治之,其中乃有生肉,大如赤小豆,剉䔖翘草根各一升,以水一斗六升煮之,竭为取三升,则强饮,厚衣坐于釜上,令汗出至足已。发于股胫,名曰股胫疽,其状不甚变,而痈脓搏骨,不急治,三十日死矣。发于尻,名曰锐疽,其状赤坚大,急治之,不治,三十

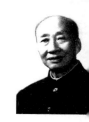

日死矣。发于股阴,名曰赤施,不急治,六十日死,在两股之内,不治,十日而当死。发于膝,名曰疵痈,其状大,痈色不变,寒热,如坚石,勿石,石之者死,须其柔,乃石之者生。诸痈疽之发于节而相应者,不可治也。发于阳者,百日死;发于阴者,三十日死。发于胫,名曰兔啮,其状赤至骨,急治之,不治害人也。发于内踝,名曰走缓,其状痈也,色不变,数石其输,而止其寒热,不死。发于足上下,名曰四淫,其状大痈,急治之,百日死。发于足傍,名曰厉痈,其状不大,初如小指发,急治之,去其黑者,不消辄益,不治,百日死。发于足指,名脱痈,其状赤黑,死不治;不赤黑,不死。不衰,急斩之,不则死矣。

【提要】分叙猛疽、脱痈等十九痈疽的证治。

【讲解】第一句"愿尽闻痈疽之形,与忌曰名。""忌曰"是错误的,应该是"忌日"。这篇文献中没有讲到忌日,大家可以去看《甲乙经》,里面讲了忌日的问题,这里可能是有脱简,这也说明《甲乙经》是校正《素问》《灵枢》不可或缺的一本书。下面就十九种痈疽分别进行了讲解。

"痈发于嗌中,名曰猛疽,猛疽不治,化为脓,脓不泻,塞咽,半日死;其化为脓者,泻则合豕膏,冷食,三日而已。"这是讲"猛疽"。"豕膏"就是猪油,在《万氏家藏方》中有这个方子,是用"大油"一斤和"蜂蜜"一斤,一起炼成膏服用,专门治疗猛疽。

"发于颈,名曰夭疽,其痈大以赤黑,不急治,则热气下入渊腋,前伤任脉,内熏肝肺,熏肝肺十余日而死矣。"这是讲"夭疽"。发于颈部特别是后颈部的"疽",病情往往是非常严重的,尤其是"对口疽",临床上见到不少,这种痈疽发展非常迅速。

"阳留大发,消脑留项,名曰脑烁,其色不乐,项痛而如刺以针,烦心者死不可治。"这是讲"脑烁",这种痈疽也是不好治的。"阳留大发"是说热毒很盛,一旦感染邪毒很快入脑,因此发病之初,病人就出现神志表现,如郁闷、沉寂的状态。

"发于肩及臑,名曰疵痈,其状赤黑,急治之,此令人汗出至足,不

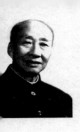

害五脏,痈发四、五日逞焫之。"这是"疵痈"。这种痈疽不会伤及五脏要害,可以先发汗,邪外出就不会伤及五脏。在发病的第四、五日赶紧烧艾以治之,"逞芮之","逞"是"急速"之意;当然这也要看是阴证还是阳证,如是阳证还是不宜烧艾,烧艾适宜于阴证。

"发于腋下赤坚者,名曰米疽,治之以砭石,欲细而长,疎砭之,涂以豕膏,六日已,勿裹之。其痈坚而不溃者,为马刀夹瘿,急治之。"这是讲"米疽"和"马刀夹瘿"。"疎砭之"即不要刺破得太多,稍微刺破一些地方可使邪气外出,涂上豕膏,不要包扎,使其邪气往外排。其痈坚而不溃者,为"马刀夹瘿",属于疽症,包括现在的结核病,一般属于少阳、肝胆的问题。

"发于胸,名曰井疽,其状如大豆,三四日起,不早治,下入腹,不治,七日死矣。"这是讲"井疽",属于心肺的问题,位在上焦,如不及早治疗而深入于肝肾,就很难治愈了。"井"是"深在"之意。

"发于膺,名曰甘疽,色青,其状如谷实菰瓤,常苦寒热,急治之,去其寒热,十岁死,死后出脓。"这是讲"甘疽",这种痈疽以阴证为多,长时间不能成脓,凡是患痈疽,伴有寒热表明邪气尚存,"膺"是乳房的部位,这种痈疽包括乳痈、乳癌这一类疾病。

"发于胁,名曰败疵,败疵者,女子之病也,灸之,其病大痈脓,治之,其中乃有生肉,大如赤小豆,剉䔖翘草根各一升,以水一斗六升煮之,竭为取三升,则强饮,厚衣坐于釜上,令汗出至足已。"这是讲"败疵"。对这种痈疽可以治以"䔖翘",即"连翘",用连翘的草和根各一升,要让病人发汗,且汗要出透,手经、足经都要出汗。此病多属阳证,"其病大痈脓"为其特点,这种痈疽比较容易治疗。

"发于股胫,名曰股胫疽,其状不甚变,而痈脓搏骨,不急治,三十日死矣。"这是讲"股胫疽",这种病不易治疗。

"发于尻,名曰锐疽,其状赤坚大,急治之,不治,三十日死矣。"这是讲"锐疽"。"尻"是"长强"穴的部位,也是很要紧的部位。

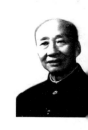

"发于股阴,名曰赤施,不急治,六十日死,在两股之内,不治,十日而当死。"这是讲"赤施"。"股阴"是指大腿内侧,"箕门"穴这些部位,属于三阴经的病,其病邪深在,故曰"十日而当死"。

"发于膝,名曰疵痈,其状大,痈色不变,寒热,如坚石,勿石,石之者死,须其柔,乃石之者生。"这是讲"疵痈"。"勿石"是说不要随便把这种痈刺破,凡是痈疽坚硬的时候都不要去刺,要等其柔软成脓以后才能刺破引流,没有成脓时只能用内托的办法促使其成脓,这是中医治痈一般经验。

"诸痈疽之发于节而相应者,不可治也。发于阳者,百日死;发于阴者,三十日死。""节"是指经穴的部位,特别是主要的经穴,凡是痈疽正好发在经穴上都是不太好治的,发于阳经者还稍微好一点,发于阴经者一般都很严重,因为"节"是直接通于脏腑的部位,如"对口疽"为什么发展那么迅速,就是这个道理。

下面还讲了兔啮、走缓、四淫、厉痈等痈疽。"发于足指,名脱痈,其状赤黑,死不治;不赤黑,不死。不衰,急斩之,不则死矣。"这是讲"脱痈"。"急斩之"是指用手术去掉其手足,即截肢,避免毒气漫延。

第三节 言痈与疽之鉴别

【原文】黄帝曰:夫子言痈疽,何以别之?岐伯曰:营卫稽留于经脉之中,则血泣而不行,不行则卫气从之而不通,壅遏而不得行,故热。大热不止,热胜则肉腐,肉腐则为脓。然不能陷,骨髓不为燋枯,五脏不为伤,故命曰痈。黄帝曰:何谓疽?岐伯曰:热气淳盛,下陷肌肤筋髓枯,内连五脏,血气竭,当其痈下,筋骨良肉皆无余,故命曰疽。疽者,上之皮夭以坚,上如牛领之皮。痈者,其皮上薄以泽。此其候也。

【提要】言痈疽的鉴别。

【讲解】"营卫稽留于经脉之中,则血泣而不行,不行则卫气从之而不通,壅遏而不得行,故热。大热不止,热胜则肉腐,肉腐则为脓。然不

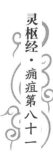

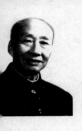

能陷,骨髓不为燋枯,五脏不为伤,故命曰痈。"痈多为阳证,既不伤骨髓也不伤五脏,向外发不往内传,因此尽管痈肿很大,但其预后较好。

"热气淳盛,下陷肌肤筋髓枯,内连五脏,血气竭,当其痈下,筋骨良肉皆无余,故命曰疽。"疽多属阴证,"热气淳盛"是指其毒气深在、积聚。

"疽者,上之皮夭以坚,上如牛领之皮;痈者,其皮上薄以泽。此其候也。"这是从局部的表现来讲痈疽之鉴别。

以上这些文字讲了痈与疽的鉴别,后世研究痈疽者多引之为据。

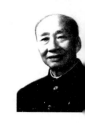

附1 《内经》学习答疑

同学们大部分的问题都随各篇解答了，还有一些问题在这里解答一下。

1. 《内经》中为什么脉象不讲寸关尺？

在《内经》讨论的脉象内容中，的确没有寸、关、尺的内容，有时讲寸、尺，讲人迎、寸口，没有提及"关脉"。那么古人是怎样通过脉象候脏腑的呢？要回答这个问题先需要复习两段文献。

《素问·三部九候论》中云："帝曰：何谓三部？岐伯曰：有下部，有中部，有上部，部各有三候，三候者，有天有地有人也，必指而导之，乃以为真。上部天，两额之动脉；上部地，两颊之动脉；上部人，耳前之动脉。中部天，手太阴也；中部地，手阳明也；中部人，手少阴也。下部天，足厥阴也；下部地，足少阴也；下部人，足太阴也。故下部之天以候肝，地以候肾，人以候脾胃之气。帝曰：中部之候奈何？岐伯曰：亦有天，亦有地，亦有人。天以候肺，地以候胸中之气，人以候心。帝曰：上部以何候之？岐伯曰：亦有天，亦有地，亦有人。天以候头角之气，地以候口齿之气，人以候耳目之气。三部者，各有天，各有地，各有人。三而成天，三而成地，三而成人。三而三之，合则为九，九分为九野，九野为九脏。故神脏五，形脏四，合为九脏。五脏已败，其色必夭，夭必死矣。"

这段文献说得很清楚，脉分三部，即下部、中部、上部，每部各有三候，即天、地、人，这就是《内经》有关切脉部位的叙述。"上部"是指头部，头部"天"之动脉在"颔厌"穴这个部位，头部"地"之动脉在地仓、大迎两穴处，头部"人"之动脉在"禾髎"穴这个部位，这是头部的三候脉。"中部"是指手部，手部"天"之动脉，属手太阴脉，在寸口部的"经渠"穴这个部位；手部"地"之动脉，属手阳明脉，在"合谷"穴

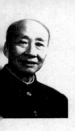

这个部位;手部"人"之动脉,属少阴脉,在"神门"穴这个部位。这是手部的三候脉。"下部"是指下肢部,下部"天"之动脉,属厥阴脉,原在"足五里"穴这个部位,即"气冲"穴下三寸,古人认为女子"足五里"这个地方不方便诊察,于是用"太冲"代"五里";下部"地"之动脉,属足少阴脉,是在"太溪"这个部位;下部"人"之动脉,属足太阴脉,在大腿内侧的"箕门"穴这个部位。这就是所谓的"三部九候"。

怎样通过脉象候脏腑呢?下部之候,"五里"(太冲)属足厥阴可候肝,"太溪"属足少阴可候肾,"箕门"属足太阴可候脾胃。中部之候,"经渠"属手太阴可候肺,"合谷"属手阳明可候胸中之气,"神门"属手少阴可候心。上部之候,"颔厌"可候头角之气,地仓、大迎可候口齿之气,"禾髎"可候耳目之气。可见古人候脏腑基本是以"五脏"为主,依据脏腑的表里关系以候"六腑"。这是全身的脉诊方法,与现在的"寸口"诊法不同。这种诊法看起来是很全面,涉及头部动脉、上肢动脉、下肢动脉,但操作起来很不方便,因而现在不用了。

《素问·六节藏象论》中云:"人迎一盛病在少阳,二盛病在太阳,三盛病在阳明,四盛已上为格阳。寸口一盛病在厥阴,二盛病在少阴,三盛病在太阴,四盛以上为关阴。人迎与寸口俱盛四倍以上为关格,关格之脉羸,不能极于天地之精气,则死矣。"

这段文献所述,又比头、手、足之全身诊要方便许多。在"人迎"颈动脉这个部位可以候三阳经脉之病,"太阳"包括膀胱、小肠,"阳明"包括胃、大肠,"少阳"包括三焦、胆。《灵枢·禁服》中说:"寸口主中,人迎主外。"所以"人迎"可候三阳的病,即可候六腑的病。"寸口"主内、主里,可候三阴经脉之病,"厥阴"指心包络,"少阴"包括心、肾,"太阴"包括脾、肺。"人迎"属阳明脉,主外候六腑,"寸口"属太阴脉,主内候五脏,这就是古人候脏腑的方法。

由此看来,脉诊的方法随着医学的发展而趋于简化。至于说"左为人迎,右为寸口"的提出,那是王叔和以后的事,《内经》中也没有这个概念。从《难经》提出"关脉"以后，一直到王叔和这个时代，脉诊发展到一般只诊手动脉了，使脉诊有了更好的可操作性。张仲景在《伤寒论》中记载有"握手不及足，人迎、趺阳，三部不参，动数发息，不满五十"的做法，可见在仲景时代基本还是采用《内经》人迎、寸口、趺阳等全身脉诊法，诊法简化是王叔和以后的事，这与中国封建社会文化的影响有关。

2. 膻中、心包络、心、上气海之间的关系是怎样的？

"膻中"是人体一个部位的名称，不是一个脏器；"心包络"是个脏器，有"手厥阴心包经"与之相连；"心"也是一个脏器，有"手少阴心经"与之相连。

心包络、心均位于膻中，它们之间仅限于位置上的关系，其功能是不相同的，膻中被称作"上气海"，即指其功能而言。

心与心包络有内外关系，所属经脉虽不同，但两者的性质大致相同，其差别仅在于所主之"火"，心所主之火为"君火"，心包络所主之火为"相火"。人体中含有相火的器官有心包络、三焦、膀胱、胆、肝、肾等。《素问·五常政大论》中说："君火以明，相火以位。"人体生命之"火"有上下之分，上者是"君火"，下者是"相火"。

归纳起来四者之间的关系要点为：一主气，一主血；一是脏器，一是部位。

3. 怎样体会脉象中的胃气？

究竟什么样的脉象是"有胃气"的呢？向大家介绍《内经》中的相关资料。

《素问·玉机真脏论》中云："弱以滑是有胃气。"是说要在"弱"与"滑"这两种脉象中去体会"有胃气"。"弱"是主虚的脉象，"滑"是主实的脉象，既不是"弱"又不是"滑"，而鉴于弱、滑之间带有和缓之象的脉就是"有胃气"的脉象。具体到临床，虚弱的脉中若微微地带一

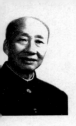

点"滑"象，或滑实的脉中若带有"弱"意，这都是"有胃气"的脉象。

《灵枢·终始》中云："邪气来也紧而疾，谷气来也徐而和。"是说要在"徐"与"和"当中去体会"有胃气"。"谷气"是指"胃气"，即有胃气的脉象是"徐而和"的，"徐"是"缓"之意，但不是过慢之脉，是"徐"中带一点和缓之象的脉，这是有胃气的脉象。

《素问·平人气象论》中"春胃微弦曰平""夏胃微钩曰平""长夏胃微耎弱曰平""秋胃微毛曰平""冬胃微石曰平"等记载，是说有胃气之脉象会随季节的变化而有所变化。春天的脉象"微弦"，夏天的脉象"微钩"，长夏的脉象"微耎弱"，秋天的脉象"微毛"，冬天的脉象"微石"。这个"微"字是关键，即指无论哪种变化都不太过，而有和缓的气象。

总而言之，有胃气的脉象，既不是"太过"又不是"不及"，带有雍容和缓的气象，与之密切相关的就是有根、无根脉象的讨论。若浮取脉象感觉很清楚，但稍一重按脉搏就消失了，这就是"无根"的脉象，也就是无胃气的脉象。尤其是浮取、中取脉很有力，重按脉搏消失的脉象预后都较差，这种脉象不管出现在病的任何阶段，都要提高警惕。所谓"根"就是指胃气，有人说脉"有力"就是有胃气，"有力"不能代表有胃气。

《素问·玉机真脏论》与《素问·脉要精微》中谈及"真脏脉"，"真脏脉"是无胃气的脉象。所谓"真脏脉"，就像病入膏肓时回光返照的现象，是一种极其危重的信号。"真"是指脏之真精，有胃气时脏之真精是内藏不露的，所以真脏脉与无胃气之脉本质上是没有什么区别的。古人总结出"真脏脉"有七种，称作"怪脉"，而"无胃气"是其共性特点。

4. 临床上有没有肝阳虚证？

从临床实践来看，是有"肝阳虚证"的。有种观点认为"肝无虚证"，这个说法是不全面的。"肝阳虚"是指肝的升发之气不足，而出现的"肝寒证"，这在临床是常见的。如疝病，多为肝阳虚而寒气重，肝之生发之气虚了，阴寒随之而重，阳虚才阴盛嘛，因此"疝病"多称为"寒疝"。

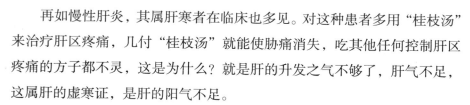

再如慢性肝炎，其属肝寒者在临床也多见。对这种患者多用"桂枝汤"来治疗肝区疼痛，几付"桂枝汤"就能使胁痛消失，吃其他任何控制肝区疼痛的方子都不灵，这是为什么？就是肝的升发之气不够了，肝气不足，这属肝的虚寒证，是肝的阳气不足。

《金匮要略·脏腑经络先后病脉证第一》中说："此治肝补脾之要妙也。肝虚则用此法，实则不在用之。"所以说肝有虚证，阴虚、阳虚都有，肝之虚寒证为临床常见。

5. 临床上肾有没有实证？

"肾无实证"这个话导源于"钱乙"，因为钱乙是小儿科的大夫，他很重视保护小儿的先天之气，先天之气就是"肾气"，最常用的方子是"六味地黄丸"，因此他认为"肾无实证"。

"实证"的概念我们已经都清楚了，邪气有余即为"实"，难道肾就没有"邪气"问题吗？实际上，"肾实证"在临床也是常见的，如腹水、水肿病中，就有肾实问题，且有热、有寒，都属实邪。肾实证中以"肾寒"多见，如水湿邪盛者。肾是水火之脏，因此热邪盛者也不少见。据此，钱乙的话是局限于新生儿疾病的范畴而谈的。

6. 脾、肾均称为"至阴"，两者有什么分别？有什么联系？"至"字何意？

"至"是"往复"的意思，如冬至、夏至。"冬至"到了，阳气开始回复，"夏至"到了，阴气开始回复，这个"至"是"往复"的意思。"脾"之所以称为"至阴"，是因为脾主"运"，起到了"中枢"的作用。运气学说中讲，"天"之气要下降，中焦脾胃之气也要先降，"地"之气要上升，中焦脾胃之气也要先升，这就是中焦脾胃之气主"运"的含义，这个"运"是往复不断的，所以称脾为"至"。"脾"虽属阴脏，但其以气为主，没有"气"怎样"运"呢？怎样把津液行于三阴三阳呢？脾是太阴之

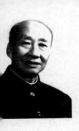

脏,但是它有土气,这个"气"能够往复健运于周身、于五脏六腑,这是"脾主至阴"的意思。不能把"至"理解为"极",不能理解为"极致"之阴脏,"脾"不是纯阴无阳的器官,没有"阳气"怎样执行运输的任务呢?在临床上,脾气虚、脾阳虚是很常见的,"健脾"就是扶阳、扶脾气嘛,绝不是在补阴。

"至"既是"往复"的意思,肾为"至阴"就可以理解了。"肾"属水,是少阴,但是它有阳、有火,是水火之脏,所以有称肾为"水火之宅"。肾水之所以能变化为"精",全是肾阳的作用。中医学还认为,人体之卫气出于下焦,就是指"肾"而言,为肾中之阳所化生,与太阳膀胱之水通过下焦肾中之阳的蒸发密切相关,这里也有个阴极阳升之往复的意思。不能把"肾"理解为极阴之脏,有阴无阳之器,这不符合临床的实际,只有用"往复"之功能来理解"至阴",才具有临床意义,也符合临床实际。

总之,脾属阴,但以"气"为用;肾属阴,但以"火"为主;两者都是阴中有阳之脏,而阴阳俱有相互依存、相互转化之往复变化无穷的规律。所以作为先后天的两者,均有"至阴"之称,这是具有临床意义的。

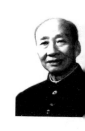

附2 关于《内经》的学习方法

《内经》是祖国医学现存文献中一部重要的著作，几千年来，无论是理论研究还是临床实践，中医学理论虽然在不断地丰富和发展，惟其中许多带有根本性质的医学理论和认识观，基本上都渊源于《内经》，因此学习《内经》是学习祖国医学不可缺少的一个重要步骤。怎样才能学好《内经》呢？我没有很成熟的经验提供给大家，只是把自己学习的体会归纳成几个方面，供大家参考。

一、了解《内经》内容

《内经》，包括《素问》《灵枢》两个部分。《素问》二十四卷，自"上古天真论"起，至"解精微论"止，凡81篇。其中第七十二篇"刺法论"、第七十三篇"本病论"原缺，至宋代才发现这两篇遗文，但多数人认为不甚可靠，故坊刻本仍缺。《灵枢》十二卷，自"九针十二原"起，至"痈疽"止，仍为81篇。两部书共计162篇文献。

《内经》所叙述的内容，约而言之，不外以下十几个方面：曰阴阳五行、曰五运六气、曰人与自然、曰藏象、曰经络、曰预防、曰病因、曰疾病（含病机）、曰诊法、曰辨证、曰论治、曰针灸、曰药食、曰方剂、曰护理、曰摄生。其中尤以阴阳五行、人与自然、藏象（含经络），病因病机、辨证论治、针灸、药食等方面最关紧要。所以如滑伯仁、李念莪、汪昂、薛生白等对《内经》的分类，都未能越此范围。

阴阳五行学说，是《内经》理论之基础，贯彻其中的是朴素的唯物认识观和自发的辩证法思想。阴阳五行学说明确地指出，世界上一切事物的根源是作为原始物质的"气"，并认为事物不是一成不变的，而是在阴阳

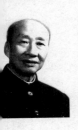

二气对抗的矛盾斗争中不断地发展和变化着,正如《素问·阴阳应象大论》中说:"阴阳者,天地之道也,万物之纲纪,变化之父母,生杀之本始,神明之府也。"《内经》对每个主题的讨论无不贯穿了阴阳五行学说的认识方法。

人与自然是一个整体,这是《内经》中一个突出的理念,认为人生活在自然界中,必然受着自然界运动变化的影响,因而无论言生理、病理、治疗、摄生等,都不能离开"人与自然是一整体"的观念,尤其在"摄生"和"预防"疾病方面,这一理念起着重要的主导作用。

藏象学说("经络"包括在"藏象"中),与现代解剖生理学有近似之处,却不能用现代解剖生理的知识来说明之。藏象学说是用对生活着的人体进行观察的方法,来研究人体内脏活动规律的学说,这是《内经》的创造。藏象学说,是在整体观念指导下,对五脏六腑、经脉气血等不同机能及其相互间生制关系的抽象阐述,是中医学最具特色的地方,而为临床辨证施治最不可缺少的理论依据。

病因学说,主要包括六淫致病、七情致病、饮食劳伤等三个部分,是中医学对疾病发病规律和特点的重要总结;疾病学说(含病机),是建立在藏象学说基础上的,是对疾病发展过程的特殊性和普遍性的分析和认识。

辨证论治学说,由辨证、论治两部分构成。其"辨证"则以阴阳、表里、寒热、虚实为纲,如《灵枢·刺节真邪》中说"阳胜者则为热,阴胜者则为寒",《素问·调经论》中说"阳虚则外寒,阴虚则内热,阳盛则外热,阴盛则内寒"等等,虽寥寥数语,已深刻地表达出"八纲辨证"的奥义,自张仲景著《伤寒论》据此以发挥其大义后,直至今日都是中医临床辨证的主要依据。"论治"诸理,突出地揭示于《素问·阴阳应象大论》《素问·至真要大论》《素问·五常政大论》《素问·六元正纪大论》等诸篇大论中,凡有关施治的气味性能、辨证立法、配伍方药、制约适宜、饮食宜忌诸端,无不阐发尽致,而为临证运用的准绳。

针灸学说,在《内经》中的内容特别丰富,尤其是《灵枢》,还有"针经"之称。单以"刺法"言，便有刺营、刺卫、输刺、分刺、推引、解结等39种方法之多；讨论诸病刺法，竟达62种之广，如其论刺热性病59穴、刺水气病57穴等。其理论和经验均称卓绝，其中实有丰富的"宝藏"可以发掘。

药食学说，在《内经》中所记载的药物虽不多，而于辨识药物性味之阴阳、喜恶、宜忌等重要的药学命题，则黧栝无遗，故诸家论本草者无不以此为渊数。

于此不难看出，《内经》的价值不仅在于它总结了先秦以前的医疗经验，而在于它运用古代唯物主义哲学原理，以自发的辩证方法，奠定了祖国医学系统而有效的理论基础，历来就被尊之为"经"，这是很有道理的。

《内经》的内容已如上述，而其整个内容之中又都是贯穿着古代朴素的唯物辩证法哲学思想，即"阴阳五行学说"，因而《内经》是基于阴阳五行学说来阐明人体生理现象、心理现象、病理现象的。它认为人体的生命现象是遵循阴阳对立、五行生制规律的，而自然的变化与生命的变化是息息相关的，因而《内经》非常强调整体观，认为人体的内部是联系的，以及和外界也是联系的，即人与自然是有机的统一整体。这一整体观，对阅读和学习《内经》来说，是最基本的，也是最关键的。

二、整理《内经》资料

（一）资料整理的要点

首先要掌握资料。以中医理论体系结构为纲，完成《内经》文献资料的制作，是学习《内经》的一个好方法。如哪些文献内容属于"藏象"，哪些文献内容属于"病机"，哪些文献内容属于"诊断"，哪些文献内容属于"辨证论治"，哪些文献内容属于"阴阳五行"认识观，等等。分别地摘抄出来进行归类，使《内经》文献内容便于查询和掌握。如《素问·上古天真论》中有讲摄生，有讲脏腑，特别是讲了肾气；《素问·生气通天论》中有脏腑内容，有阴阳内容，有诊法内容。把这些文献分别制作成文献资

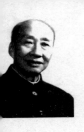

料卡片，使之容易归类，便于掌握。今后无论是搞科研也好，搞教学也好，不掌握资料就谈不上出成绩，这是最基本的。在这方面我有切身的体会，这次讲《内经》，我手头什么资料都没有了，过去整理的资料全在文革中被烧光了，所以我备课就很费劲。资料掌握得越多，组织管理得越好，那就省劲得多了。所以建议大家用分类整理的方法来整理《内经》的资料。

第二点，熟悉资料。资料整理好了，分类归档管理以后，对其中比较常用的、基本的资料，要反复地熟悉和理解。如在关于藏象的资料里面，选择三、四十条最基本的、最关紧要的，读熟、背熟，反复地理解。

第三点，制作提要。这是要把每篇文献的题目、章、节、段的中心思想提炼出来，制作成系统的提要，一定要掌握这些提要。如什么叫"上古天真论"？什么叫"生气通天论"？"上古天真论"中讨论了些什么内容？"生气通天论"中讨论了些什么内容？一定要具体地掌握。我们这个班与西苑那个班不太一样，我们这边全文讲解了部分文献，那边一篇都没有讲，主要就是讲解了每篇的提要。那边的同学强烈要求把《灵枢》、《素问》每篇的提要都要做出来，对这一要求原计划中是没有考虑的，因为没有那么多时间，只想做一部分，也就三分之一吧，现在他们强烈要求要做完，说明他们认识到制作提要的重要性。吸取西苑班的经验，我们这个班除去讲解的全文之外，其余没有讲到的篇章也要做出提要，这对提高大家自学的能力是有好处的。这是《素问》部分。《灵枢》部分目前还没有具体的解决方案，也想另外找老师来讲提要。有些篇章做提要有些困难，有困难的我再来讲，就看时间是否允许了。我们计划讲的文献篇数目前看来是增加不了了，只有在做提要方面多给大家一些支持。

第四点，专题分析。有了资料分类的基础，便可进行"专题分析"。如"阴阳五行学说""藏象学说""经络学说""病机学说""诊法学说""治则治法学说"等，从每一类资料里面选择一两个专题作为重点，进行分析研究。如关于"藏象学说"，整理有三四十条资料，看看这些资料中哪些是重点，自己先做个分析，然后进一步考虑做个提纲，做出研究设计等。

对每一类的资料都应该这样做，可以先选一两个专题试着做起来，一个不成再来第二个，第二个不成再来第三个。对你所选中的主题，自己想从哪几个方面进行研究和发挥，可以制作出一个规划。

（二）资料整理的方法

1. 制作编目　《内经》资料整理的重要性和要点我已经谈过了，现在谈一下具体的方法。这是针对《内经》来谈的，因此不具有普遍性，其他文献或临床资料的整理方法又有所不同，这个问题我们以后有机会再讨论。《内经》资料整理的目的是为了梳理和分析《灵枢》《素问》文献的内容，为科研和教学奠定基础，具体方法如下。首先要把"编目"制作出来，没有编目就无法整理资料，编目包括类目、分目、细目、子目等基本内容。

（1）类目：首先要确定文献资料究竟应分为几个大类，这是编目的第一节内容，我们习惯称作"大类"或"类目"。什么叫类目呢？举例来说，如《灵枢》《素问》的内容可以分作 10 个类目：阴阳五行第一，属方法论范畴的问题，《灵枢》中阴阳五行讨论得比较多，在祖国医学基础理论中普遍运用了这个思想方法，所以"阴阳五行"应该是个大类；藏象第二，藏象问题是中医学最基础的问题之一，相当于中医的生理学；病机第三，这是祖国医学中关于病理变化的知识，当然是传统的，这也应该算是个类目；病证第四，《内经》文献中记载了不少的病证，这两部书至少有 200 多个病证，病机是病变机理问题，病证是疾病的名称及其具体的临床表现，如咳嗽、头痛等；诊法第五，中医学的诊断方法应该是个类目；辨证第六，辨阴阳、表里、寒热、虚实的问题也应该算个大目；治则第七，治疗的原则和方法应该算个大目；针灸第八，有关针灸的问题应该算个大目，"经络"可以包括在藏象中；养生第九，养生保健的问题也应该是个类目；方药第十，《内经》中没有什么具体的方药，但提出了关于组方遣药的一些原则，这也应该是一个类目。总之，中医学理论体系的内容，"类目"均应该包括，一般来说，总得有十来个大目。这是编目的第一节内容，要先确定下来。

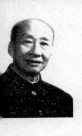

（2）分目：编目的第二节内容是"分目"。比如藏象之下，应该有分目，如五脏、六腑、奇恒之腑、经络、气血津液等等，都可以是分目。分目下面还有具体内容。

（3）细目：编目的第三节内容是"细目"。如分目"五脏"下，可分作心、肝、脾、肺、肾等细目。细目下面还有具体内容。

（4）子目：编目的第四节内容是"子目"。如细目"心"下，可分作心属火、心主神志、心主血脉、心开窍于舌等子目。以此类推，各细目下可分作若干子目。

当然编目的提纲还是要根据需要来调整，不必求同，如"心"的子目也可以按照心的生理、心的病理来安排，不同的设计编排，有不同的作用。

在座的有些同志不是正在参与编写"中医基础理论"吗，参照那个设计，就可以把编目制作出来了。我们这次制作的编目，要适应《内经》的分析研究，是有目标的。而就文献资料的整理而言，无论是搞中医的还是搞西医的，无论是搞生理的还是搞病理的，"掌握资料"是普遍适用的，要掌握资料都需要制作编目。

按照中医学理论体系的知识构架，完成《内经》资料编目的制作，通过这种方法把《内经》的知识系统地掌握起来，整理出《内经》的理论体系，这样才能在中医基础理论方面打下坚实的基础。有了这个基础，不管是教学也好，科研也好，才会做到心中有数。

有些人对《内经》还有点玄秘感，不知道《内经》里面究竟有多少知识，对这区区十几万字的文献还处在一种朦胧的状态。不能长期地处于这种不可知的状态，通过《内经》资料的整理分析，完全可以掌握《内经》的系统内容，这样你就有了发言权。《内经》中哪些是精华？哪些是糟粕？哪些有深入研究的价值？这就是所谓"批判地接受"。没有全面地掌握，没有脚踏实地的调查，就没有发言权，因为你拿不出有力而全面的依据来。

因此我希望大家能认真地完成对《内经》资料的整理。先把"编目"的问题解决，大致类分求同，具体地细分存异。编目的制作是必须的，能不能统一不是主要的,可以统一,也可以不统一,能各自发挥自己的见解是件好事。

2. 资料采集

(1)资料卡片的制作:"编目"撰写好了,就要按其目录采摘资料。可以采用卡片制作的方法。摘抄资料的过程就是个分析的过程,资料能不能摘好,体现的是你对《内经》学习研究的水平。也就是说,资料采摘的好坏,取决于对《内经》理解和分析的程度。实际上采集资料的过程是个学习研究的过程,要有体会以后才能够动手。

如《素问·五脏生成》中有这样一段文字:"故人卧血归于肝,肝受血而能视,足受血而能步,掌受血而能握,指受血而能摄。卧出而风吹之,血凝于肤者为痹,凝于脉者为泣,凝于足者为厥,此三者,血行而不得反其空,故为痹厥也。"先要分析这段文献资料讲了些什么内容。从"人卧血归于肝"一直到"为痹厥也",综合地、全面地分析,这段文献资料讨论的是"血"这个主题。然后再具体来分析:"血归于肝,肝受血而能视,足受血而能步,掌受血而能握,指受血而能摄",这是讲"血"的生理;"卧出而风吹之,血凝于肤者为痹,凝于脉者为泣,凝于足者为厥",这讲的是血的病变;"此三者,血行而不得反其空,故为痹厥也",这是讲痹、泣、厥的病机,即发病机制都是由于"血行而不得反其空",即血循环障碍了。通过具体的分析可以更清楚地看出,这段文献讲的是有关"血"的生理、病理问题。

对这段文献资料该如何采摘呢?若整段摘抄,应该归在"藏象"目下的"气血津液"中的"血"子目下。若分段摘抄可细分为:"故人卧血归于肝,肝受血而能视,足受血而能步,掌受血而能握,指受血而能摄",归为"血"的生理;"卧出而风吹之,血凝于肤者为痹,凝于脉者为泣,凝于足者为厥,此三者,血行而不得反其空,故为痹厥也",归为"血"的病理。这样就制作完成了题为"血"的卡片。

(2)资料卡片的处理:仍以上述这段话为例,这段资料是不是这样采摘就完成了呢?还不行,还不够全面,还不能满足应用时的需要。因为

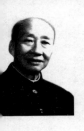

这里还提供了几个病的信息，如痹、厥，都属病证范畴，应该同时将其也归属在"病证"类目下。

如《素问·热论》有这样几段话："今夫热病者，皆伤寒之类也"；"人之伤于寒也，则为病热"；"凡病伤寒而成温者，先夏至日者为病温，后夏至日者为病暑"。这些话都是我们经常引用的，应该如何摘抄呢？

综合来分析，这三句话都可以摆在"伤寒"里面去，那么这可以制作成一张卡片。具体来分析，先看第一句，"今夫热病者，皆伤寒之类也"，这是在讲"病"，就当归在"病证"类目下；病证下面又分具体的病、症，分析具体内容应归在"伤寒"病之下；同时这句话又可以归到"热病"里面去，这样一句话就可制作出2张卡片。第二句，"人之伤于寒也，则为病热"，这句话可以归到"热病"里面去。第三句，"凡病伤寒而成温者，先夏至日者为病温，后夏至日者为病暑，"这里提到有温病、暑病，但又不便将其分开处理，所以可以摘到"暑病"里去，又可以摘到"温病"里去，即一式两份处理。

如此来看，资料卡片的制作可以是多向的，这在资料整理中是经常要遇到的情况，只要能比较完整地反映一个主题，就可以重复处理，必要时还可以多次重复摘抄，这样你查"伤寒"可以查到它，查"温病"也可以查到它，查"暑病""热病"都可以查到它，如上述的三句话，就可以做出四、五张卡片出来。资料卡片制作的复见率越高，查检率就会越高，这是因为，一个问题从一个角度可以查，从另外的一些角度也可以查询，这样可以满足多角度查检的需要。人脑不是电脑，所以要用一些科学的方法来帮助自己，全靠脑子记忆是不行的，我这个脑筋就不灵，所以我要依赖科学方法的帮助。

（3）资料卡片的编号：每制作一张卡片都应该要进行编号，而且这个"编号"应该是相对固定的和唯一的。编目分类首先要有编码，如阴阳五行、藏象、病机、病证、诊法、辨证、治则、方药、针灸、养生这些大类的编号要永久性地固定下来。如"阴阳五行"编码用"A"，就永远是"A"，不可能在其他内容的编码中见到"A"，当然你用"甲"作为"阴阳五行"编码也行。总之编码一定要是固定的和唯一的，这是编码制作的原则，也是一种技术，编码一旦混乱，资料就全废了，什么也查检不出来。

（4）资料摘抄的出处：每一张卡片的摘抄资料一定要注明"出处"。如"人卧血归于肝，肝受血而能视"，出自《素问·五脏生成篇第十》，出处要一字不漏地照原文献抄下来，不能"偷工减料"。如"《素问·五脏生成篇第十》"不能写成"《素问·五脏生成篇》"，省掉"第十"两个字的水平就不够高，因为资料的"索引"是很重要的一个环节，索引要越详细越好，尤其是关键的字绝不能省，有个"第十"就很容易在原书中找到相应的位置，没有"第十"就不好查原文献的位置，别看就差两个字，这会相差很远的，否则需要把八十一篇的目录背熟才行。再举个例子，《辞海》与《辞源》比较一下，为什么说《辞海》的水平比《辞源》高？如果是《辞海》，它会告诉你"人卧血归于肝"这句话出自《素问·五脏生成》，而《辞源》只告诉你这句话出自《素问》，作为工具书，哪个提供的信息越详细，用着就越方便，水平就越高。所以"出处"的注明一点都不能忽略。

（5）资料卡片制作时间：还要养成个习惯，制作完成一张资料卡片时，要把制作的年、月、日记录下来。虽然这不是十分紧要的一件事，但也是有意义的。如果你过了若干年后，再回头看你做的这些资料卡片，你可以发现在某时期的某种水平，看得出学术水平进步的印迹，这还是有参考意义的。虽然没有"出处"那样重要，一般我做资料卡片还是会把时间写下来。

（6）资料卡片的维护和更新：这有几张资料卡片发给大家看一看。我想强调的是，做资料摘抄要有分析，不能只是抄书，资料整理本身就是个基础性的科研工作。现在我们国家还是个科技比较落后的国家，我讲的这些工作，在科技先进的国家都有电子计算机帮忙了，可我们国家目前还办不到，即使有了电子计算机，做资料卡片方法还是不能废除的，计算机还无法把这个过程全部替代了。何况制作资料卡片的过程，就是学习和研究的过程，不这样，我们怎么全面、系统地掌握《内经》的理论体系呢？

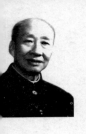

任应秋讲《黄帝内经》二

另外，整理资料也不可能一次到位，随着分析认识水平的提高，资料也是需要不断维护和更新的。过若干时间就维护、更新一次，资料整理的水平就会越来越高，积累的资料就越来越宝贵。为了维护和更新的方便，一条记录只作一张资料卡片，不能节省；不管这条记录有多短，哪怕就是一句话或两个字，也还是只能用一张卡片，这不是浪费。

综上所述，既领悟各篇的全貌后，就要更深入地、系统地、分类地撷取其资料。《内经》的主要内容，不外乎阴阳五行、五运六气等十几个大类，将各篇有关各类的内容分别摘录成为资料卡片，各以类从，分别归档，使其既细致又系统，这样便能把《内经》的内容全面、系统、具体掌握起来。无论于治疗、于科研都有绝大裨益，这实为学习和研究《内经》最不可少的工作。历史上杨上善、李东垣、罗天益、滑伯仁、张景岳等，都下过这样的工夫，只是他们都限于历史条件，不可能充分运用科学方法来分析归纳就是了。

三、撰写《内经》提要

学习《素问》《灵枢》，首先抓住每篇文献的中心思想，围绕文献的中心思想，把每篇具体内容划分成几个层次或几个方面来理解，这也是学习《内经》很重要的一种方法。这和写文章是一样的，首先确定中心思想，第二要把具体内容划分成几个段落来阐述，这样才能做到结构严谨、条理清楚，才能把你想要说的表达清楚。

《内经》共162篇文章，每篇各有其命题的中心思想，而一篇又由若干段、若干节来构成，每一段、每一节，无不有其重点的旨意，均须一一参透，得其旨意所在，才算是有了心得。如《素问·上古天真论》，全篇主要阐发的主题是"如何通过保养真精来延长人类的寿命"，即讲求卫生之道的养生意义。围绕这一命题共叙四段内容：第一段，说明人类生命的修短，取决于讲求卫生之道的程度，绝非侥幸可致；第二段，指出卫生之道是可以通过教育使人人都能掌握的；第三段，言先天禀赋不完全可恃，

306

最可恃的还是在讲求卫生之道；第四段，指出不同程度的讲求卫生之道，可以获得不同的寿命。

又如《素问·生气通天论》内容提要结构如下：

全篇讨论的主题：人体中的阴阳之气与自然界的阴阳之气息息相通，以维持人类的生命及其健康。全篇可分作三章。第一章：篇首至"气之削也"，概括地叙述了生气与天气的关系，人们必须做到"传精神，服天气"与之适应，以维持寿命之本。第二章：从"阳气者，若天与日"至"形乃困薄"，包括四个小节；第一节，从"阳气者，若天与日"至"阳气乃竭"止，阐述外感邪气伤害阳气的病变；第二节，从"阳气者，烦劳则张"至"郁乃痤"止，叙述阳气伤于内的病变；第三节，从"阳气者，精则养神"至"粗乃败之"止，畅发阳气受伤、邪陷经脉的病变；第四节，从"故阳气者"至"形乃困薄"止，提出保护和调养阳气的方法。第三章：从"岐伯曰：阴者，藏精而起亟也"至篇尾，亦分做四节；第一节，从章首至"气立如故"止，阐述阴阳不能失去平衡的道理；第二节，从"风客淫气"至"乃生寒热"止，叙述阳气不能外固而发生的一系列伤损阴精的病变；第三节，从"是以春伤于风"至"更伤五脏"止，说明阳不固于外是四季均可感受外邪的根本原因；第四节，从"阴之所生"至篇尾，畅叙阴气内伤影响各脏而发生的病变，并提出保护阴气的方法。

如上示例，若对《内经》各篇均能如此会悟贯通，才能逐次地窥其全貌，这是我撰写文献内容提要的一点体会。

四、讨论《内经》学术

（一）学术讨论的必要性

我们已经讲解了十多篇了，要找些重点题目来进行讨论。如《素问·上古天真论》强调"肾气"，把后面文章中有关"肾气"的论述联系起来，或者与临床上的体会结合起来，是不是可以组织一次学术讨论？又如《素问·生气通天论》强调"阳气"，以及"阳气"的发病机制，临床上很多

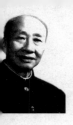

外感疾病、内伤疾病都是与"阳气"先伤有关，是不是可以搞个专题进行一下讨论？再如《素问·阴阳应象大论》讨论了"阴阳"概念，自然界的阴阳现象那么普遍，人体中的阴阳表现也那么普遍，如何在"普遍"之中提炼出中医学阴阳学说的准确概念来？还有如《素问·灵兰秘典论》强调"君主之官"的重要，《素问·六节藏象论》有"十一脏取决于胆"的论点，《素问·五脏生成》《素问·脉要精微》《素问·平人气象论》都强调了"胃气"，等等。对这些学术问题，我们如何来统一认识，都是可以进行讨论的。

讨论可以广开思路，如《素问·上古天真论》中强调"肾气"的重要性，《素问·六节藏象论》中强调"十一脏取决于胆"，《素问·平人气象论》、《素问·脉要精微》中又强调"胃气"，望色、切脉都要看胃气，等等。文献所强调的这些问题，相互之间是矛盾的？还是不矛盾的？怎样理解？怎样诠释？这些问题都是中医基础理论中的重要问题，一些不关乎主流的枝节问题可以慢一步讨论，而对那些主要的问题要先进行讨论。

（二）学术讨论的思考题

有关《内经》学术的讨论，我拟了几个思考题，供大家讨论时参考。

第一，关于阳气的理论。特别是在《素问·生气通天论》中，非常强调人体中的"阳气"，阳气在人体的生理方面有哪些作用？阳气如果发生了病理变化会导致哪些病变？其中的规律是怎样的？

第二，关于诊脉独取寸口的理论。有关的几篇文献如《素问·三部九候论》《素问·平人气象论》《素问·太阴阳明论》《素问·五脏别论》等，这些文献都有关于"独取寸口"的讨论，其具体的要点是什么，有何临床价值？

第三，关于阴阳五行学说。用唯物辩证法的观点来分析"阴阳五行学说"对中医学理论的形成有何现实意义？其缺点和局限是什么？

第四，关于十二官功能的理论。具体分析《素问·灵兰秘典论》中关于"十二官"的生理功能。君主之官、相傅之官、将军之官、中正之官，这些喻词的意义是什么？说明什么？其精神实质是什么？

第五，关于脉诊的理论。《素问·脉要精微论》中于诊脉方面提出了哪几个重要的问题？可以试着分析这些问题的临床意义。

第六，关于四季脉象变化的理论。所谓春脉弦、夏脉钩、秋脉毛、冬脉沉实的现实意义是什么？临床上不可能见到如此典型的变化，那么临床的现实意义体现在哪里？

第七，关于人与自然关系的认识。从《素问·生气通天论》《素问·阴阳应象大论》《素问·脏气法时论》《素问·异法方宜论》等几篇文章中，都有人与自然关系的综合分析，现在最前沿的科学研究也在讨论这个命题，人与自然究竟应该是什么关系？主要体现在哪些方面？

第八，关于胃气的理论。望色、切脉都重视胃气，其意义何在？无胃气的脉和真脏脉究竟有无区别？结合临床谈谈有胃气面色与无胃气的面色怎样区别？

第九，关于"两感病"的理论。热病的两感为什么认为是死证？临床上有什么意义？热病为什么要提出两感问题？治疗难度大的关键在什么地方？

关于《内经》"考试"的问题，这不是主要的，只要大家能做到以上三点，自然就胸有成竹了，也就不存在考试不考试的问题了。重复一下这三点：第一，按照篇、节、段的结构理解和掌握文献的主要精神；第二，《内经》的文献资料要尽力做好，这个工作量比较大，随你们个人，你们能够做多好就做多好，不具体要求，但一定要做；第三，就是思考题，我提出的九个思考题希望大家一定要进行思考，进行讨论，将来还可以不断地补充思考题，思考题并不是论文的题目，但这确实是在给论文做准备。

五、阅读《内经》方法

（一）阅读所需小学基础

《内经》是秦汉以前的文献，应具有辨音读、明训诂的知识才能对《内

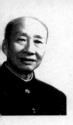

经》的文字作出较正确的理解。在《内经》中，同此一字，平仄不同，意义悬殊；同此一句，句读离合，词义迥别。如《素问·阴阳别论》云："三阳三阴发病，为偏枯痿易。""易"应读为"施"，"施"即"驰"字；《毛诗·何人斯篇》中云"我心易也"，释文云"易，韩诗作施"；《尔雅释诂》中云"驰，易也"，释文云"驰"本作"施"；是易、施、驰三字，在古为通用字。王冰注为"变易"，便失经义。又如《素问·痹论》中云："逢寒则虫。"虫，即"痋"字，音义均与"疼"字同。王冰注云："虫，谓皮中如虫行。"此由不辨音读，而望文生义耳。

所谓"训诂"，即正确地以今语解释古语。如《素问·诊要经终论》中云："十一月，十二月，冰复，地气合。""复"与"腹"字通，作"厚"字解。《礼记·月令篇·季冬》中云："冰方盛，水泽腹坚。"郑注云："腹，厚也。"《素问·诊要经终论》中云："中心者，环死。""环"与"还"通，"还死"犹言顷刻即死。王注云："气行如环之一周则死。"此为不通之至。凡此之类，不胜枚举，以此说明不辨音读，不明训诂，要想正确地理解《内经》文字，是有不少困难的。

《内经》虽是谈理论的书，但绝非空洞浮泛的理论，而多半都是能指导临床实践而具有现实意义的，因而理解《内经》文字，应以符合临床实际为准则。如《素问·玉机真脏论》中云："疝瘕，少腹冤热而痛，出白。""出白"犹言出汗，因剧烈的疼痛而致大汗也。"白""魄"古为通用字，这里的"出白"和《素问·生气通天论》中"魄汗"意同一义，故《淮南子》中亦有"白汗交流"的话。疝痛而汗出，这是临床习见的现象，而旧注谓"便出色白淫浊之类"，便非习见的事实了。又如《素问·生气通天论》中云："高粱之变，足生大丁。"王注谓："丁生于足者，四支为诸阳之本也。"这也不符合临床的实际，这个"足"只是义同"乃"的虚词而已。由此可见，要理解和汲取《内经》的理论知识，统以能够指导临床为标准，否则就是强作解人而侈谈臆说。

（二）选择《内经》版本

"工欲善其事，必先利其器"，读书能得善本，对于做学问是很有帮助的。什么叫"善本"呢？张之洞曾说："善本非纸白、版新之谓，谓其为前辈通人用古刻数本，精校细勘付椠，不伪不阙之本也。故善本之义有三：一足本，无阙卷，未删削；二精本，精校精注；三旧本，旧刻，旧抄。"（见《輶轩语》）因此，所谓之善本，主要是指经过通人的精校细勘之本而言。从版本的历史价值来讲，无论《素问》还是《灵枢》，现在都还可以得到较古老的刻本。如《素问》有宋嘉祐刊本、绍定重刊本，金、元、明各种刊本；《灵枢》亦还可以看到元代至元庚辰刊本，明成化、嘉靖等刊本。但据我看来，这些版本都不十分理想，残缺的地方还是不少。人民卫生出版社1956年出版者，《素问》是根据明嘉靖二十九年庚戌武陵顾从德翻宋刊本影印的，《灵枢》是据明赵府居敬堂刊本影印的；商务印书馆1954年出版者，《素问》是据四部丛刊影印顾本复加校刊而排印的，《灵枢》亦是据赵本排的。两者比较，后者排印本的校勘工作略优于前者影印本。顾刻本《素问》、赵刻本《灵枢》，较为一般所熟悉，但若以善本的标准衡量，顾、赵两刊本仍嫌其不足，我介绍几个善本的刻本如下。

摹刻宋本《素问》，清光绪十年甲申（1884）京口文成堂刻本。这是丹徒赵云生据蒋宝素医家所藏宋椠本而摹刻的，不仅字体端整，粗看一过，确较顾本为优。如卷十一的《举痛论》中："脉寒则缩蜷，缩蜷则脉绌急，绌急则外引小络。"顾本缺末句"绌急"二字，而摹刻本则补足完好。又如《六元正纪大论》中"天气反时，则可依时"句，顾本误作"则可依则"，而摹刻本不误。再如《标本病传论》中："先病而后生中满者"句，顾本误作"后先"，而摹刻本不误。虽然摹刻本与顾本同样存在错误之处，但确要少得多。（按：浙江有此复刊本，较劣。）

黄校《内经针刺》，清光绪十年甲申黄以周校刊本，即《灵枢》，书末附《素问遗编》，字划最为端正，全书"胍"不作"脉"，"痹"不作"痺"，"决"不作"决"，"飧"不作"飱"，医籍中校刻如此之精者，实少见。

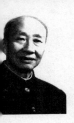

钱校《黄帝素问二十四卷校勘记》,守山阁单刻本咸丰二年刊;钱校《灵枢经二十四卷校勘记》,守山阁单刻本咸丰二年刊。两书均为金山钱熙祚校刻,钱校多据《难经》《甲乙经》以及两书相互校勘。《灵枢》的残缺甚于《素问》,而钱氏于《灵枢》的校勘独多,尤为难得。两书的校勘记,当顾尚之作,于"王冰注"及"新校正"语,都有所补苴纠正,无论其为或引旧说、或出己见,均极精当。因此这两部校刻本,对于治《内经》的帮助很大。原刻本已不易得,惟中医学会戊辰影印本还有流通的,在古旧书店里时或可购。

《内经评文》,清光绪二十四年戊戌(1896)皖南建德周学海刻周氏医学丛书本,全书仍照《素问》《灵枢》原本分卷,为周学海澂之氏所评。这个刻本的优点有二:首先是把每篇文字,按其内容分做若干段节,读起来易于理解,这样的工作姚复庵也做过,但有删削,不如周氏的完整;其次是校刊较好,基本上错误很少,断句亦较正确。过去商务印书馆排印本的断句不好,不可从。至于周氏用乡学究评点文章的方法,架空臆说,没有多大用处。我们选用这个刻本的优点,不取其缺点,对研读《内经》仍有帮助。惟此刻本单独发行较少(我曾得一部,印制极精),一般都在《周氏医学丛书》里,而《周氏医学丛书》既有原刊本,亦有影印本,时而可以买到。

以上这四种刊本,都是《内经》较好的读本。从这几部刻本入门阅读,必然会获得与阅读一般坊刻本不同的另一境界。

(三)选择《内经》注本

《内经》的注本并不太多,除去名存实亡者外,兹将能见到的书籍开列于下,以供大家的选读。

1.《素问》《灵枢》全注本 《素问》《灵枢》全注本计有:隋杨上善的《黄帝内经太素》;明马玄台的《黄帝内经素问注证发微》《黄帝内经灵枢注证发微》;明张景岳的《类经》;清张志聪的《黄帝内经素问集注》《黄帝内经灵枢集注》;清姚复庵(姚止庵)的《素问经注节解》《灵枢经注节解》;清黄元御的《素问悬解》《灵枢悬解》等六种。

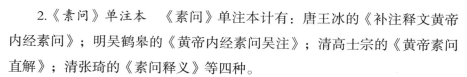

2.《素问》单注本　《素问》单注本计有：唐王冰的《补注释文黄帝内经素问》；明吴鹤皋的《黄帝内经素问吴注》；清高士宗的《黄帝素问直解》；清张琦的《素问释义》等四种。

3.《内经》节注本　《内经》节注本计有：元朱震亨的《素问纠略》；元滑伯仁的《黄帝素问抄》；明汪机的《读素问抄》；明丁瓒的《素问补抄》；明胡文焕的《素问心得》；明李念莪的《内经知要》；明徐春甫的《内经要旨》《内经正脉》；明王九达的《黄帝内经素问灵枢经合类》；清章合节的《素问缺疑》；清汪昂的《素问灵枢类纂约注》；清薛生白的《医经原旨》；清徐大椿的《内经要略》《内经诠释》；清陈修园的《灵素节要浅注》《内经纂要》等十六种。

4.其他节本　他如《黄帝内经灵枢略》（未著姓氏）、沈又彭的《医经读》、余正燮的《癸巳类稿·持素脉篇》，都为《内经》节文而无注者。

5.专题注本　刘河间的《素问玄机原病式》，刘温舒的《素问入式运气论奥》，罗美的《内经博议》，黄元御的《素灵微蕴》，程扶生的《医经理解》，方本恭的《内经述》等，都是据经而各自发挥议论者。

6.校勘本　胡澍的《黄帝内经素问校义》，俞樾的《内经辨言》，孙诒让的《素问王冰注校》，廖平的《内经平脉考》《杨氏太素诊络篇补证》《营卫运行杨注补证》《黄帝内经太素诊皮篇补证》《黄帝太素人迎脉口诊补证》《诊骨篇补证》《诊筋篇补证》，陆九芝的《内经难字音义》等，都属于训诂、校雠、考据一类的书，对于阅读《内经》都有帮助。大家根据自己的条件进行阅读就行了。

（四）精读《内经》注本

至于上开的几十种注本，究竟读哪几家注本较好，依我的看法，各家各有其优缺点，都能阅读一遍最好，如不可能，可以尽先选择几种来精读，这是非常必要的。

如杨上善的《黄帝内经太素》最应精读。因"杨注"实为诸家注之所本，对杨注有较深的体会后，便有了权衡诸家之注的基础。如杨注《素问·刺

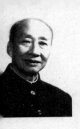

禁论》"脏有要害,不可不察。肝生于左,肺藏于右,心部于表,肾治于里,脾为之使,胃为之市,膈肓之上,中有父母,七节之傍,中有小心"一段云:"五脏之气所在,须知针之为害至要,故欲察而识之。"只此"五脏之气所在"一句,便把全段的主要内容和中心思想都揭示无遗了。而后世的王冰注、马莳注、吴崑注、景岳注、志聪注等,都没有揭示出这个精神,惟高士宗据《太素》略有体会,而曰:"五脏之气,从内达外,由经隧而出于孙络皮肤,有紧要为害之处,不可不察。"的确,这段文字如不从脏气方面来体会,是会发生种种误解的。

除精读《太素注》而外,他如王冰注于五运六气的发挥、马莳注于针灸经穴的详解、吴崑注于篇章大义的阐述、景岳注于五行生化的究诘、志聪注于就经解经的深切、士宗注于字句文义的参订,无不各有专长,能各取其所长而融会贯通之,进而参阅诸节注本,便可是非判然明辨诸掌矣。

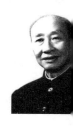

附3 《内经》中的唯物辩证法思想

关于《内经》中的唯物辩证法思想,我曾写过一篇文章专门讨论了这个问题,同学们在课后可以看看我的这篇文章,因为时间的关系,在这里只能讲一些重点内容。

《内经》是祖国医学的一部巨著,是我国古代文化的重要组成部分,是我国古代防治疾病的丰富经验和独特理论的结晶,为我国医学的发展作出了巨大的贡献,直至今天依然对中医学的医疗实践起着主要的指导作用。像这样能够经受长期实践检验的医学巨著,必然有一种指导思想存在其中,这个思想就是朴素的唯物辩证法。

《内经》中的唯物辩证法思想主要体现在《内经》的自然观、《内经》的生理观、《内经》的疾病观、《内经》的治疗观等方面。

第一节 《内经》的自然观

我们是讲求辩证法的,辩证唯物论指出,承认世界的物质性是一切科学研究的前提。

《素问·四气调神大论》内容不过600字,就有7次提到"万物"这一概念。如"天地俱生,万物以荣";"天地气交,万物华实";"交通不表,万物命故不施";"万物不失,生气不竭";"四时阴阳者,万物之根本";"与万物沉浮于生长之门";"阴阳四时者,万物之终始"。这里所谓的"万物",即是说世界的一切无一不是物质的,这也包括人类本身。所以《素问·宝命全形论》中说:"天覆地载,万物悉备,莫贵于人。"意思是说人固为万物之一,但人在万物中是最宝贵的。

宇宙充满了物质,因而宇宙的变化就是物质的变化。故《素问·天元

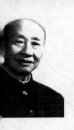

纪大论》中说:"物生谓之化,物极谓之变,阴阳不测谓之神。"《素问·六微旨大论》又进一步解释道:"夫物之生从于化,物之极由乎变,变化之相薄,成败之所由也。"

物质世界的变化是极其复杂的,《内经》至少提出了两点认识:第一,物质的变化是可以认识的,如《灵枢·五音五味》中云:"其非夫子,孰能明万物之精。"《灵枢·逆顺肥瘦》中云:"审察于物而心生之。"第二,物质的变化是有规律的,如《素问·至真要大论》说的"物化之常","常"就是规律。

以"万物"概括自然界乃至整个宇宙,毕竟还是笼统,古代劳动者通过长期对"万物"的认识,提出了"五行"概念,即万物都由水、火、金、木、土等五种元素所构成。继而又提炼出"五行学说"的理论,这一理论认为,自然之五种物质元素所以能够运动变化,是由于它们相互对立、相互依存、相互影响,因而万物变化无穷无尽。很明显这是一种朴素唯物论和辩证法的观点,这个观点在《内经》中是贯穿始终的。如《素问·天元纪大论》中说:"木火土金水火,地之阴阳也,生长化收藏下应之。"

古代劳动者在长期的生产斗争中,认识到事物的运动都有相互对立的两个方面,并提出事物对立的现象是普遍存在的。《素问·阴阳离合论》中说:"阴阳者,数之可十,推之可百,数之可千,推之可万,万之大不可胜数,然其要一也。"可见,自然界是无限大的,大到什么程度,我们无从知晓。

事物对立的两个方面,《内经》称之为"阴"与"阳",阴阳不是平平静静的,而是相互斗争的,故《素问·阴阳别论》中说:"阴争于内,阳扰于外,魄汗未藏,四逆而起。"《素问·疟论》中说:"阴阳上下交争,虚实更作,阴阳相移也。"阴阳双方既是对立的又是互为依存的,故《素问·阴阳应象大论》中云:"阴在内,阳之守也;阳在外,阴之使也。"阴阳双方不仅相互依存,在一定条件下还可以各自向着相反的一方转化,叫做"重阴必阳,重阳必阴"。《内经》中的这些认识都含有辩证法的元素。

历来的唯物论者，都把"天"解释为物质的自然界，人类应该认识自然界，掌握自然界的规律，进而改造和适应自然界。《内经》对此亦有相当的认识，单在《素问·阴阳应象大论》一篇中，就把客观存在之自然描写得十分清楚。如"积阳为天，积阴为地"；"清阳为天，浊阴为地；地气上为云，天气下为雨；雨出地气，云出天气"；"天有四时五行，以生长收藏，以生寒暑燥湿风"。

至于人与自然界的关系，《素问·咳论》则谓"人与天地相参，故五脏各以治时"。即是说人生存于自然界，就要受到自然的影响。那么人在自然界中是何角色呢？人存在于自然界中，便要参与自然界，要作自然界的主人，故《灵枢·玉版篇》中说："人者，天地之镇也。"《素问·上古天真论》中说："提挈天地，把握阴阳。"人掌握了自然界的运动规律，才可以进而改造它、维护它、适应它，所以人为"天地之镇"。

第二节 《内经》的生理观

人既是自然物质之一，人究竟是由什么物质构成的呢？《灵枢·经脉》中云："人始生，先成精。"《素问·金匮真言论》中云："夫精者，身之本也。"中医学经过长期医疗实践，认识到"精"可分为先天、后天两类。先天之精禀受于父母，是构成机体的原始物质，《灵枢·经脉》所说的"精"就是先天之精；后天之精来源于饮食水谷的化生，通过血液的运行，以营养五脏六腑；先天之精与后天之精相互依赖、相互为用，后天之精不断地转化为脏腑之精，而脏腑之精又不断地补充了先天之精。《素问·上古天真论》中云："肾者主水，受五脏六腑之精而藏之，故五脏盛乃能泻。"先天之精藏于肾，持续地得到后天之精的充养，从而成为机体生命活动的物质基础。

中医学还认为，"气"也是构成机体和维持生命活动的基础物质之一，"气"的存在是通过脏腑组织的机能活动反映出来的，所以又可以把"气"概括为机体脏腑组织各种不同的机能活动。如《灵枢·决气》中说："上

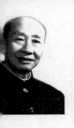

焦开发，宣五谷味，熏肤、充身、泽毛，若雾露之溉，是谓气。"在这一认识的基础上，又根据"气"在人体分布的部位及其不同的作用，而分别为元气、宗气、营气、卫气等。

中医学对"血"的生化来源、生理循环、功能作用等，都有比较精准的认识。如《灵枢·决气》中云："中焦受气取汁，变化而赤，是谓血。"《灵枢·本脏》中云："血和则经脉流行，营覆阴阳，筋骨劲强，关节清利矣。"这些论述认为，"血"由中焦水谷精微经过生理变化而成，"血"所含的丰富营养，通过"气"的推动而循行于经脉，供给全身各器官组织所需。这一认识在世界医学史上是居于前列的。

尤其可贵的是，《内经》对人之形体与精神的关系有深刻的认识，认为"形体"是第一性的、本原的，"精神"是第二性的、派生的。《灵枢·平人绝谷》中云："神者，水谷之精气也。"《素问·六节藏象论》中云："气和而生，津液相成，神乃自生。"也就是说，"神"是由精气所产生的。

关于精神活动的器官，我国民族的传统习惯称之为"心"，但在实践、认识、再实践、再认识的过程中，也逐渐考虑到精神活动与"脑"的关系。《素问·脉要精微论》中云："头者，精明之府，头倾视深，精神将夺矣。"当然亦无可讳言，其认识还是较肤浅的。汪昂在《本草备要·木部·辛夷》中云："吾乡金正希先生尝语余曰：人之记性，皆在脑中；小儿善忘者，脑未满也；老人健忘者，脑渐空也；凡人外见一物，必有一形影留于脑中。昂按：今人每记忆往事，必闭目上瞪而思索之，此即凝神于脑之意也。"这比《素问》的认识要进步多了。

中医学认为，人体中的各个器官组织都不是孤立存在的，而是有分工、有合作，彼此关联为一个整体。《素问·五脏生成》中云："心之合脉也，其荣色也，其主肾也。肺之合皮也，其荣毛也，其主心也。肝之合筋也，其荣爪也，其主肺也。脾之合肉也，其荣唇也，其主肝也。肾之合骨也，其荣发（髪）也，其主脾也。"《素问·阴阳应象大论》记载："肝生筋……在窍为目"；"心生血……在窍为舌"；"脾生肉……在窍为口"；"肺生皮毛……在窍为鼻"；"肾生骨髓……在窍为耳"。《灵枢·本脏》中云："肺合大肠，大肠者，皮其应；心合小肠，小肠者，脉其应；肝合胆，胆者，筋其应；脾合胃，胃者，肉其应；肾合三焦膀胱，三焦膀胱者，腠理毫毛其应。"这一以五脏为中心，把有关各部有机地联系起来的整体观，一直是中医学辨证论治的基本指导思想，这一理论在几千年的医疗实践中都行之有效，成为中医学的基本特点之一，是很有现实意义的。

中医学的生理观之所以具有辩证唯物论的元素，是和它在长期的医疗实践中不断总结提高分不开的，其中也包括对尸体解剖观察的实践。《灵枢·经水》中云："八尺之士，皮肉在此，外可度量切循而得之，其死可解剖而视之，其脏之坚脆，腑之大小，谷之多少，脉之长短，血之清浊，气之多少，十二经之多血少气，与其少血多气，与其皆多血气，与其皆少血气，皆有大数。"可见当时对人体和尸体的观察是相当仔细的，这足以说明中医学理论是唯物主义思想体系的产物，中医学以实践为依据是其科学性所在。

第三节 《内经》的疾病观

鬼神致病、死生有命的唯心论充斥于奴隶社会和封建社会，但《内经》的疾病观首先是反对鬼神迷信的。如《灵枢·贼风》中云："其毋所遇邪气，又毋怵惕之所志，卒然而病者，其故何也？唯有因鬼神之事乎？岐伯曰：此亦有故邪留而未发，因而志有所恶，及有所慕，血气内乱，两气相搏。其所从来者微，视之不见，听而不闻，故似鬼神。"

尽管往往致病的因子是很微细的，不容易被人的五官觉察到，但既然发生了病变，就必定有发病的原因存在，这个原因肯定不是鬼神，故《素问·宝命全形论》明确提出"道无鬼神"的主张，即说在医学之道中绝对没有什么鬼神的存在，宣扬鬼神者便不能叫做"医道"。《素问·五脏别论》亦谓："拘于鬼神者，不可与言至德。"

鬼神邪说既被排除，便当明确地找到致病的原因。《灵枢·玉版》中

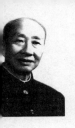

任应秋讲《黄帝内经》二

云:"夫痈疽之生,脓血之成也,不从天下,不从地出,积微之所生也。"疾病不是从天上掉下来的,也不是从地上长出来的,而是由致病因子的存在而逐渐形成的。疾病的成因,正如《素问·调经论》中所说:"夫邪之生也,或生于阴,或生于阳。其生于阳者,得之风雨寒暑;其生于阴者,得之饮食居处,阴阳喜怒。"《素问·至真要大论》中补充说:"夫百病之生也,皆生于风寒暑湿燥火之化、之变也。"

人类在长期的与自然界作斗争的过程中,逐渐摸索到四时六气的变化规律,并能适应之。但六气亦随时出现反常的变化,如当寒不寒、当热不热、不当寒而寒、不当热而热之类,这种不正常的六气《内经》称作"虚邪",最是致病的因素。故《灵枢·百病始生》中云:"风雨寒热,不得虚邪,不能独伤人。"这种"虚邪"即所谓的"六淫邪气"。六淫为病,从今天的临床实践来看,包括了生物的(细菌、病毒、寄生虫之类)、物理的、化学的等多种致病因子,这些致病因子作用于人体便引发疾病。限于社会历史条件和科学技术水平,古人虽没有完全看到致病的微生物等,但能用"六淫"概括病邪,既不排除致病因素的影响,更着重研究致病因素作用于人体后所引起的机体反应,这样将致病因子与机体反应综合在一起来研究疾病发生、发展规律的方法,仍是很可贵的。

所谓"阴阳喜怒",即指喜、怒、忧、思、悲、恐、惊等情志表现,简称"七情"。在一般情况下,七情本是大脑对外界事物的反应,属于正常的精神活动范围。但是,如果长期的精神刺激,或突然受到剧烈的精神创伤,超过了大脑生理所能调节的程度,就会引起脏腑气血等功能的紊乱,从而导致疾病的发生。故《素问·玉机真脏论》中云:"忧恐悲喜怒,令不得以其次,故令人有大病矣。"

所谓"得之饮食居处"即指饮食、劳倦所伤。劳动、饮食是维持人体健康的基本条件,但如果饮食没有节制,或劳动不适度,就会降低机体的抵抗能力而导致疾病的发生。正如《素问·痹论》所云:"饮食自倍,肠胃乃伤。"《素问·上古天真论》中云:"以酒为浆,以妄为常,醉以入房，以欲竭其精，以耗散其真，不知持满，不时御神，务快其心，逆于生乐，起居无节，故半百而衰也。"这些阐述都是有现实意义的。

以上是《内经》对病因的一些认识，既明确了病因，还要明确致病因子究竟是怎样作用于人的机体而发病的，概言之总不外阴阳对立统一的失调。《内经》认为阴阳失调的原因有二：一是机体自身的功能紊乱，一是外界致病因素对机体的影响。机体自身功能活动及其对外界致病因子的预防能力，即所谓"正气"；凡通过机体而导致疾病的发生和变化的因子，即所谓"邪气"；疾病的发生和发展，就是正气与邪气相互斗争的过程。就正气与邪气这一矛盾的双方而言，中医学一向认为正气是矛盾主要方面，只要机体的脏腑功能正常、气血和调、精力充沛，也就是正气强盛，邪气便无从侵入，疾病也就不会发生。故《素问·上古天真论》中云："精神内守，病安从来？"《素问·刺法论》（遗篇）中云："五疫之至，皆相染易……不相染者，正气存内，邪不可干。"这些都在说明这样一个道理：只有在正气虚弱，抵抗力不足时，病邪才有可能乘虚而入，导致疾病的发生。

《灵枢·五变》中更是反复地举例来说明这个道理，文中云："一时遇风，同时得病，其病各异，愿闻其故。少俞曰：善乎其问！请论以比匠人。匠人磨斧斤砺刀，削斲材木，木之阴阳，尚有坚脆，坚者不入，脆者皮弛，至其交节，而缺斤斧焉。夫一木之中，坚脆不同，坚者则刚，脆者易伤，况其材木之不同，皮之厚薄，汁之多少，而各异耶。夫木之蚤花先生叶者，遇春霜烈风，则花落而叶萎；久曝大旱，则脆木薄皮者，枝条汁少而叶萎；久阴淫雨，则薄皮多汁者，皮溃而漉；卒风暴起，则刚脆之木，枝折杌伤；秋霜疾风，则刚脆之木，根摇而叶落。凡此五者，各有所伤，况于人乎！"这段对话说明了三个问题：第一，致病因子是多种多样的，轻重、大小、缓急不等；第二，人的体质各不相同，抵抗力大小互异，因而所受病邪的浅深也就不一样；第三，若人体正气充沛，抵抗力强，一般来说不仅可以不受病邪的侵害，即使受邪也足以消灭病邪而很快康复。这个论点无疑是符合辩证法思想的。

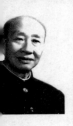

人体内的正气,既决定着疾病的发生,亦关系着疾病的发展、预后和转归。因为疾病的发展、预后、转归如何,要取决于正、邪双方力量的对比,正强邪弱,疾病就趋向好转或痊愈,反之正衰邪盛,病情便将恶化,甚至死亡。这种既强调人体正气的抵抗作用,又不排除外界致病因子的条件学说,有力地批判了唯心论者"死生有命""鬼神致病"的迷信思想,也驳斥了片面强调外因的形而上学观。只有运用唯物辩证法思想,才能更好地掌握正气与邪气的辩证关系,外因和内因的辩证关系,正确地认识和有效地防治疾病。

第四节 《内经》的治疗观

在古代社会,由于对疾病的认识不同,也就形成了根本对立的治疗路线,即"信巫"和"信医"。唯心论者用祈祷、祭祀、占卜、祝由等方式来求天意的宽恕,到头来,只落得"获罪于天,无所祷也"的自我解嘲,在疾病面前无能为力。《内经》在病因学中既不承认有鬼神,在治疗学中就必然要反对巫祝。

《素问·移精变气论》中云:"内至五脏骨髓,外伤空窍肌肤,所以小病必甚,大病必死,故祝由不能已也。"意思是说,祝由所治愈的只是些不需要治的小病,如果真是大病,祝由是不可能治好的。《灵枢·贼风》中记载:"黄帝曰:其祝而已者,其故何也?岐伯曰:先巫者,因知百病之胜,先知其病之所从生者,可祝而已也。"这一针见血地戳穿了祝由治病的骗术所在,不过是巫者预先掌握了病人的实际情况进行了相应的治疗,"祝由"只是个幌子。所以战国时扁鹊批评那些信巫不信医的病人是无药可治者。

《内经》既反对巫祝,就只能与疾病进行斗争,积极地进行治疗,战而胜之。《灵枢·九针十二原》中云:"五脏之有疾也,譬犹刺也,犹污也,犹结也,犹闭也。刺虽久,犹可拔也;污虽久,犹可雪也;结虽久,犹可解也;闭虽久,犹可决也。或言久疾之不可取者,非其说也。夫善用

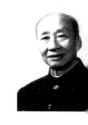

针者,取其疾也,犹拔刺也,犹雪污也,犹解结也,犹决闭也。疾虽久,犹可毕也。言不可治者,未得其术也。"这段话的精神是,对于疾病总是可以逐渐认识和征服的,也许目前确有许多疾病还没有被认识,也没有较好的治疗方法,这只是"未得其术",通过实践,认识,再实践,再认识,终归有"得其术"的一天。这是多么积极的辩证法思想,充分体现出我们的先人对待疾病的唯物主义态度。在今天,对某些病无所作为时,竟提出了"不治之症"的论点,这是违反唯物辩证法精神的。

究竟用什么方法来征服疾病?《内经》早在二千多年前便总结出治疗疾病的几个法则。首先是"治未病"。《素问·四气调神大论》中云:"不治已病治未病,不治已乱治未乱,此之谓也。夫病已成而后药之,乱已成而后治之,譬犹渴而穿井,斗而铸锥,不亦晚乎!"所谓"不治已病"就是不要等到已经病了才开始治疗,这种无病先防的思想是积极的,也是很现实的。"治未病"还包括"既病防变"的思想,已经病了就要争取早期治疗,防止疾病的发展与传变。《素问·阴阳应象大论》中云:"善治者,治皮毛,其次治肌肤,其次治筋脉,其次治六腑,其次治五脏。治五脏者,半死半生也。"这就是说,如果不从全局来看问题,不具有杜渐防微的思想,对疾病不作出及时的处理,病变就会逐步深入,由表及里,由轻而重,由简单变得复杂。因此,在防治疾病过程中,必须掌握疾病发生、发展的规律及其传变途径,做到早期诊断、有效治疗。"已病"与"未病"是一对矛盾,因此在治疗时既要解决好"已病",也要解决已病、未病之间的矛盾关系。

其次是"明标本"。标、本是相对的概念,随具体疾病和具体病人而各有不同。以病因与病变而论,引起疾病发生的病因是"本",各种临床病变表现为"标";以正、邪关系而论,正气是"本",邪气是"标";以原发、继发病位而论,原发病位是"本",继发病位为"标";以症状本身而论,原发症状是"本",继发症状为"标";以疾病的新旧而论,旧病是"本",新病为"标"。于此可见,一切错综复杂的病变,都可以

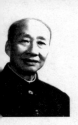

分析其为"标"为"本","标"是次要的,"本"是主要的。明确了标、本的问题,也就分清了主要矛盾和次要矛盾。疾病的发展和变化,特别是较复杂的疾病,往往存在着多种矛盾,其中必然有主要矛盾和次要矛盾,主要矛盾是"本",次要矛盾是"标"。《素问·阴阳应象大论》说"治病必求于本",就是说治病要抓主要矛盾。所以《素问·标本病传论》、《灵枢·病本》都一再阐明这个道理。如《素问·标本病传论》中云:"先病而后逆者治其本,先逆而后病者治其本,先寒而后生病者治其本,先病而后生寒者治其本,先热而后生病者治其本,先热而后生中满者治其标,先病而后泄者治其本,先泄而后生他病者治其本,必且调之,乃治其他病。先病而后生中满者治其标,先中满而后烦心者治其本。人有客气有同气,小大不利治其标,小大利治其本。"这就是说,十之八九的病均当治本,惟中满、大小便不利二者可以治标,因此两症为危急之候,虽属标病,亦当先治,即所谓"急则治其标"也。若病非危急,仍得治本,以解决主要矛盾。

第三是辨逆从。逆治与从治,其中也存有一种辩证关系,其关键是要辨识病情的真、假。无论是寒证、热证、虚证、实证,都应该是表里如一的,体征明确而无任何模糊不清或模棱两可的情况时,病情真确,则为"真证",便当逆其病势而治之,这是逆治法。如《素问·至真要大论》所说:"散者收之,抑者散之,燥者润之,急者缓之,坚者软之,脆者坚之,衰者补之,强者泻之,高者抑之,下者举之,客者除之,劳者温之,结者散之,留者攻之,损者温之。"即"散"与"收"相逆,"散"与"抑"相逆,"润"与"燥"相逆,通过种种与病势相逆的治疗方法,矫正其由病因作用所发生的病理变化,而达到恢复机体正常生理的目的。但也有些比较复杂的病变,内在的病理变化与反映出来的症状颇不一致。如"阴盛格阳"的真寒假热证,"阳盛格阴"的真热假寒证,脾虚不运而腹胀的真虚假实证,饮食积聚而腹泻的真实假虚证等,均为表里极不一致,似虚而实实,似实而实虚。这时便应透过现象认清本质,从其"本"而治疗。正如《素

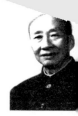

问·至真要大论》所说:"热因热用,寒因寒用,塞因塞用,通因通用。"即症有热象而用热药,症有寒象而用寒药,症有实象而用补药,症有虚象而用泻药,这就叫做"从治"法,言其方药的功用与症状的表现是相同的,便名之曰"从"。《素问·至真要大论》又说:"逆者正治,从者反治,必伏其所主,而先其所因,可使气和,可使必已。"说明无论用逆治法或从治法,要想达到"伏其所主"的目的,必须具有辨识"先其所因"的本领才行。因此说,无论用逆治法或从治法,都是针对着病因来治疗的。

第四是识同异。同中有异、异中有同,这一辩证法思想在《内经》的治法中亦有较突出的体现。《素问·五常政大论》中云:"西北之气,散而寒之,东南之气,收而温之,所谓同病异治也。"同一疾病,由于病因、病理以及其发展阶段的不同,就要采用不同的治法。例如同为"感冒",由于有"风寒证"与"风热证"的不同,治疗就有"辛温解表"与"辛凉解表"方法之各异。甚至同一"风寒证",由于季节、地域、体质种种的不同,还需要具体分析以区别对待,情况不同,处理的方法也就不同。《素问·异法方宜论》中云:"杂合以治,各得其宜,故治所以异,而病皆愈者,得病之情,知治之大体也。"有些虽为不同的疾病,但中医学认为其病因、病机相同,便可以采用相同的治疗方法。如慢性痢疾、慢性腹泻、肛门脱出、内脏下垂等,往往都是由"气虚下陷"所致的,便都可以用"益气升提"的方法来取得疗效。又如失眠、心悸、妇女月经不调等不同的疾病,若病变过程都处在"心脾两虚"的病程阶段,同用"补益心脾"的方法,均取得较满意的疗效。无论是"同病异治",还是"异病同治",都是符合透过现象看本质、具体问题具体分析的辩证法精神。

同学们,从以上几个方面看来,《内经》中所存在的朴素的唯物辩证法思想是十分明显的,在长时期的封建社会发展中,能运用这一思想作为指导,经过长期的医疗实践,蔚成我国医药学这个伟大的宝库,时至今日仍具有发掘、提高的巨大价值。但无可讳言,在历史发展的长河中,《内经》亦受到一些唯心主义天命论、先验论的影响。如《灵枢·邪客》有"人

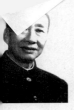

之肢节，以应天地"等说；又《灵枢·通天》把人分做五等；《灵枢·阴阳二十五人》又在五等分人的基础上，发展为"五五二十五人"。其中有些内容是与医学不相干的，这些内容对中医学的发展是不利的，历代大多数医学家都认为是糟粕而应予摒弃。我们要继承祖国医学，必须区分其中的精华与糟粕、主流和非主流。其其有朴素唯物辩证法思想的部分是中医学的精华，是中医学得以不断发展的主流，而其中受封建唯心论影响的一小部分内容是糟粕，是需要批判认识的，但这些毕竟不是主流。

　　某些民族虚无主义者，对中医学一概否定，这是违背了历史唯物主义的观点，实际上是否定了中国人几千年的医疗实践。毛主席说：清理古代文化的发展过程，遴除其封建性的糟粕，吸收其民主性的精华，是发展民族新文化，提高民族自信心的必要条件，但是决不能无批判的兼收并蓄。所以对待《内经》必须要持有一分为二的观点，既要肯定其伟大的成就，也要指出其历史的局限。我们评价中医学的理论，究竟是唯物的还是唯心的，通过实践的检验是唯一的方法。我们之所以认为，《内经》的学术思想是符合朴素的唯物辩证法的，就是在生理、病理、治疗等各方面，通过医疗实践的检验而得出的结论。今后，我们还要不断地通过医疗实践来促进中医学的发展，努力本着古为今用、推陈出新的精神，使祖国医学为当前的社会主义建设服务，为人类的健康事业做出更多的贡献，并与现代医学、现代科技结合起来，逐步发展成为我国独特的新医药学。